Lukas Nissen & Michael Sturm

Emotionsvermeidung überwinden

Eine integrative Methode zur Regulierung des inneren Alarmsystems

LUKAS NISSEN & MICHAEL STURM

EMOTIONSVERMEIDUNG ÜBERWINDEN

EINE INTEGRATIVE METHODE ZUR REGULIERUNG DES INNEREN ALARMSYSTEMS

Mit einem Vorwort von Eckhard Roediger

Junfermann Verlag
Paderborn
2018

Coverfoto © Mariia Loginovskaya – www.stock.adobe.com

Covergestaltung / Reihenentwurf JUNFERMANN Druck & Service GmbH & Co. KG, Paderborn

Satz & Layout JUNFERMANN Druck & Service GmbH & Co. KG, Paderborn

Bibliografische Information der Deutschen Nationalbibliothek

Die Deutsche Nationalbibliothek verzeichnet diese Publikation in der Deutschen Nationalbibliografie; detaillierte bibliografische Daten sind im Internet über http://dnb.d-nb.de abrufbar.

ISBN 978-3-95571-816-9
Dieses Buch erscheint parallel als E-Book.
ISBN 978-3-95571-817-6 (EPUB), 978-3-95571-819-0 (PDF), 978-3-95571-818-3 (MOBI).

Inhalt

Vorwort

Ich freue mich sehr über dieses Buch, begleite ich den Weg der beiden Autoren doch seit über zwölf Jahren. Ich halte den in diesem Buch vorgestellten Ansatz für wichtig. Er schlägt eine Brücke zwischen zwei erlebnisorientierten Ansätzen innerhalb der dritten Welle: der Schematherapie mit ihrer Betonung des therapeutischen Eingreifens im sogenannten Reparenting einerseits und der selbstmitfühlenden Haltung der Achtsamkeitsbewegung andererseits. Ihr Ansatz zielt darauf ab, in buddhistisch geprägter Tradition aus Gedankenkreisen und Handlungsdruck auszusteigen und in eine wohlwollende Beobachterhaltung zu wechseln.

Ursprünglich aus der schematherapeutischen Praxis entstanden, hat sich das Vorgehen zu einem therapieschulenübergreifenden, eigenständigen Ansatz gemausert. Es stellt ein Gegengewicht zu einer veränderungsorientierten Haltung in der Schematherapie im Besonderen und der Verhaltenstherapie im Allgemeinen dar und begleitet und bestärkt die Patienten auf einem akzeptanzorientierten Weg. Sobald die Alarmreaktion abgeklungen ist, können die im Aktivierungszustand blockierten Ressourcen zur Problembewältigung wieder wahrgenommen und flexibler genutzt werden. Somit ergibt sich indirekt auch eine Verbesserung der Handlungsfähigkeit im Alltag. Damit ist eine ergänzende, wichtige Aktivität des Erwachsenenmodus beschrieben, nämlich wohlwollend präsent zu sein, ohne etwas verändern zu wollen. Ich selbst erlebe diesen Zugang als deutliche Bereicherung meines (schema-)therapeutischen Repertoires, besonders in der zweiten Therapiehälfte, „when the going gets tough“. Daher habe ich diesen Ansatz auch in die aktuellen Neuauflagen meiner Lehrbücher aufgenommen.

Aus meiner Sicht stellt die Arbeit im sogenannten Emotionalen Resonanzraum (ERR), wie er in diesem Buch beschrieben wird, ein sehr wirksames Therapiemodul dar, um blockierte Therapieprozesse im Sinne Piagets „autoplastisch“ aufzulösen. Ich bin geneigt, von einer „kreativen Implosion“ bei den Patienten zu sprechen. Das bestätigt die Einschätzung der Autoren, dass ausufernde Alarmreaktionen und nachfolgend enthemmte autonome Denkprozesse vielen psychopathologischen Phänomenen zugrunde liegen. Mich fasziniert die detaillierte Beschreibung sowohl der Grundlagen als auch der einzelnen Therapieschritte. Hier wird die große Erfahrung der beiden Autoren deutlich. Diese Präzision zeugt von einer tiefen Liebe zu ihrer Arbeit und den Patienten.

Das Buch führt uns ganz kleinschrittig und systematisch, illustriert durch Fallbeispiele, fast „mikro-chirurgisch“ von der anfänglichen Psychoedukation zum Herzstück einer achtsamen und akzeptanzorientierten Therapiehaltung. Die Wachhund-Metapher bzw. das Alarmsystem als „Naturschauspiel“ zu betrachten stellen einen gelungenen Griff dar, die Patienten an eine entsprechende Sichtweise auf sich selbst heranzuführen. Denn auch im *being mode* (bzw. Erlebensmodus) zu sein ist eine Aktivität! Diese innere Bewegung vom Tun zum Sein ist in der zweiten Lebenshälfte ebenso fundamental frieden- und glückstiftend wie die einst von Fromm propagierte Wendung vom Haben zum Sein. Weisheit entsteht nicht im *doing mode* (bzw. Strebensmodus)!

Daher möchte ich das Buch zunächst allen schematherapeutischen Kollegen wärmstens empfehlen, ja ans Herz legen. Neben der beschriebenen Erweiterung des therapeutischen Repertoires wird in diesem Ansatz eine geduldig mitfühlende Grundhaltung beschrieben, die m. E. unbedingt zu einem umfassenden Verständnis von Nachbeelterung gehört. Es geht nicht immer darum, zu versorgen, zu begrenzen oder zu entmachten. Nicht selten geht es auch darum, mit einem ruhigen Blick begleitend „da zu sein“ und dadurch den emotional sicheren Raum zu schaffen, in dem die Selbstberuhigungsfähigkeit der zu Therapierenden wachsen kann. In der griechischen Mythologie hat der „Macher“ Prometheus nicht ohne Grund den Zwillingsbruder Epimetheus zur Seite, der Hirte ist und eigentlich „nichts tut“. Es ist eine durchaus interessante Erfahrung, dass man die destruktive Wirkung innerer Kritiker auch dadurch nachhaltig abmildern kann, dass man sie wahrnimmt, einordnet und ihnen dann anhaltend, ohne zu handeln, ins Auge schaut. Aber auch alle anderen Therapierenden, die die aktiv-mitfühlende, akzeptanzorientierte Seite in der Begleitung ihrer Patientinnen stärken möchten, finden in diesem Buch einen hilfreichen Begleiter. Und nicht zuletzt profitieren wir selbst, müssen wir doch das „Gepredigte“ zunächst auf uns selbst anwenden, um kompetente Prozessbegleiter zu werden. Damit ist allen gedient.

Eckhard Roediger, Frankfurt am Main im Januar 2018

Einleitung

Die in diesem Buch vorgestellte achtsamkeitszentrierte Imaginationstechnik haben wir entwickelt, um Therapeuten ein möglichst zielgenaues und ökonomisches Instrument zur Überwindung von Emotionsvermeidung und zur Förderung einer liebevollen und (selbst-)bejahenden Haltung bei Patienten – und bei sich selbst – in die Hand zu geben. Zu dieser Technik, die wir „Arbeit im Emotionalen Resonanzraum (ERR)" nennen (Nissen & Sturm, 2014), gehören nicht nur Vorschläge für das konkrete therapeutische Vorgehen, sondern auch eine Modellvorstellung für die Entstehung und Aufrechterhaltung von Emotionsvermeidung. Die in diesem Modell integrierten Informationen sind so zusammengefasst und aufeinander bezogen, dass sie ohne großen Aufwand in psychoedukative Interventionen einfließen können. Sowohl die Modellvorstellungen als auch die Interventionen im Rahmen der Arbeit im ERR orientieren sich an neurobiologischen Erkenntnissen und größtenteils an einfach wahrnehmbaren körperlichen Prozessen. In diesem Sinne ist die hier vorgestellte Technik weitgehend frei von einer bestimmten Ideologie und kann deshalb in die therapeutische Arbeit im Rahmen verschiedenster Therapiemodelle oder -schulen wie Verhaltenstherapie, psychodynamischer Ausrichtungen, klientzentrierter Psychotherapie oder systemischer Therapie integriert werden.

Um die Entstehung unserer Vorschläge nachvollziehbar zu machen, möchten wir in dieser Einleitung kurz den Weg nachskizzieren, den wir gegangen sind, und die Fragen und Motive aufzeigen, die uns bei der Entwicklung der Arbeit im ERR geleitet haben.

Ausgangspunkt der Entwicklungsarbeit war unsere Auseinandersetzung mit psychischem Leiden im Rahmen unserer mehrjährigen Tätigkeit als Schematherapeuten. Anknüpfungspunkte und stetige „Leitsterne" für die Entwicklung unserer Ideen waren (und sind) die offensichtlichen und gut belegten Stärken der Schematherapie:

1. die konsequente und klare Konzentration auf das Erleben des Patienten und Therapeuten, d. h. auf körperliche Prozesse und Emotionen, im Gegensatz zu einer *Über*gewichtung kognitiver Interventionen im Rahmen kognitiv-verhaltenstherapeutischer Interventionen *vor* der sogenannten „dritten Welle",
2. die Berücksichtigung der Wichtigkeit eines wohlwollenden Umgangs mit sich selbst und anderen Menschen für das psychische Wohlbefinden, das sich nur im Rahmen von Beziehungen einstellen kann, wo mindestens eine der beteiligten Personen über diese Fähigkeit bereits verfügt und

3. die konsequente Berücksichtigung der Tatsache, dass die Nicht-Erfüllung von basalen Bedürfnissen in der eigenen Lebensgeschichte bedeutsame Gedächtnisspuren legt. Deren Reaktivierung ist zwar stets mit aversiven Emotionen und dem Auftreten dysfunktionaler Bewältigungsmechanismen gekoppelt, aber gleichzeitig zur gezielten therapeutischen Integration der belastenden Erfahrungen in ein funktionierendes Selbst unumgänglich.

In der Schematherapie werden leidvolle psychische Zustände als aktivierte maladaptive Schemata verstanden und durch die damit einhergehende Modusdynamik erklärt. Gemeint sind ganz allgemein Zustände, in welchen Gedächtnisinhalte vergangener belastender Situationen und alte Bewältigungsreaktionen gleichzeitig wachgerufen werden. Das Leiden solcher Zustände besteht darin, dass sie einhergehen mit sehr negativen Gefühlen und dass die auf die damaligen Notsituationen zugeschnittenen Bewältigungsreaktionen die Situation für den Betroffenen in seinem Erwachsenenleben deutlich verschlechtern. In der Schematherapie erscheinen diese Zustände durch die Art der Beschreibung (18 Schemata, vier Grundkategorien von Modi) inhaltlich sehr diversifiziert. Wir begannen uns mit der Frage zu beschäftigen, ob diese Zustände möglicherweise einen gemeinsamen Kern, z. B. eine allen Schemata und Modi gemeinsame Dynamik, aufweisen, der in der Therapie dann auch ganz gezielt „angesteuert" werden könnte.

Im gleichen Zug stellte sich uns die Frage, ob die funktionalen Zustände, in der Schematherapie durch den Modus des „Gesunden Erwachsenen" charakterisiert, ebenfalls einen solchen Kern aufweisen, z. B. eine „Kernkompetenz", deren Ausübung allen funktionalen Zuständen eigen ist. Falls dem so wäre, könnten diese Kernkompetenzen dann ebenfalls sehr gezielt aufgebaut werden. Wir machten uns also jenseits inhaltlicher Vorgaben durch die in der Schematherapie benannten Schemata und Modi neugierig auf die Suche nach gemeinsamen „Kernmechanismen" leidvoller Zustände einerseits und allfälligen „Kernkompetenzen", deren Ausübung einen Zustand gefühlter psychischer Kraft, Leichtigkeit und Flexibilität ermöglichen könnten, andererseits. Uns interessierten das Verständnis des Prozesses der Aktivierung leidvoller Zustände *selbst,* unabhängig von ihrem Inhalt, und das Wesen der Prozesse, welche die Schematherapie im Konzept des Gesunden Erwachsenen zusammenfasst.

Auf unserer Suche erschienen, zunächst schwer fassbar, so etwas wie „Kristallisationspunkte": Beim Versuch, greifbare Anhaltspunkte für die Auslösung maladaptiver Schemata und das Einsetzen dysfunktionalen Bewältigungsverhaltens zu identifizieren, entstand beispielsweise regelmäßig der Eindruck, dass die betroffene Person, sei es nun Patient oder Therapeut, im Moment der Auslösung eines Schemas oder dem Auftauchen von Bewältigungsverhalten von einer mehr oder weniger ausgeprägten

„Welle" der Erregung, Anspannung und aversiver Gefühle erfasst werde; eine Welle, die für den aufmerksamen Beobachter auch sinnlich wahrnehmbar ist. Aufgrund der weiteren Beobachtung und Auseinandersetzung mit dieser „Welle der Erregung" kamen wir allmählich zu der Annahme, dass es sich dabei möglicherweise um den Ausdruck einer Dynamik handelt, die allen von Menschen als aversiv erlebten Zuständen eigen sein könnte. Wie in den folgenden Kapiteln ausführlich dargelegt, kamen wir weiter zu der Annahme, dass der Mechanismus der überlebensorientierten Alarmreaktion diese Welle der Erregung mit ihrer aversiven Emotionalität in Gang setzt.

In Bezug auf diesen möglicherweise für leidvolle Zustände verantwortlichen Mechanismus stellte sich weiter die Frage, aus welchem Grund und zu welchem Zeitpunkt er wohl entstanden sein mag. – Müssen wir beispielsweise davon ausgehen, dass er Ausdruck einer Krankheit ist, eines abnormen psychischen Systems? Oder wird er im Rahmen einer dysfunktionalen Eltern-Kind-Beziehung durch schädliches Elternverhalten in das Kind „implantiert"? Oder handelt es sich um einen Mechanismus, der ganz einfach zur Natur gehört und dem bereits die Eltern (und die Generationen vor ihnen) unausweichlich unterworfen waren? Und falls dem so ist, welchen guten Zweck könnte dieser leidbringende Mechanismus erfüllen? – Diese Fragen tauchten vor allem im Zusammenhang mit der schematherapeutischen Intervention der Bekämpfung innerer Elternstimmen und der Frage nach der sinnvollen Übernahme von Verantwortung für das eigene psychische Befinden auf. Wie in den folgenden Kapiteln ausführlich dargestellt, gibt es gute Gründe anzunehmen, dass es sich bei der als Kernmechanismus dysfunktionaler Zustände infrage kommenden Alarmreaktion um einen evolutionär sehr alten Mechanismus handelt, der allen lebenden Wesen eigen ist und der dem unmittelbaren Überleben dient. Der Mechanismus zeigt der betroffenen Person das Vorliegen einer Bedrohung an, indem er im Körper eine aversiv empfundene Emotionalität wachruft und sehr schnell vorbestehende Programme zur Flucht oder Eliminierung der Bedrohung auslöst. Mit der Fähigkeit des menschlichen Verstandes zur symbolischen Repräsentation können dann auch an sich ungefährliche Signale bedrohlichen Charakter bekommen und Alarmreaktionen auslösen.

Dieselben Fragen, die sich im Rahmen dysfunktionaler psychischer Zustände stellten, begannen uns natürlicherweise auch bezüglich funktionaler psychischer Zustände (diese entsprechen in der Schematherapie dem „Gesunden-Erwachsenen-Modus") zu beschäftigen. Was geschieht im Kern, wenn ein Mensch sich in einem als hilfreich empfundenen psychischen Zustand befindet, d. h. einem Zustand, wie er in der Therapie wesentlich angestrebt wird, in welchem die betroffene Person ihr Verhalten auf flexible Art steuern kann, verbunden ist mit sich und anderen und die Realität klar von Vorstellungen und Ideen unterscheiden kann? – Im Rahmen der Beschäftigung mit dieser Frage bekamen wir, neben dem in der Schematherapie bereits vorhandenen Wissen, wichtige Anregungen aus achtsamkeitsbasierten und -zentrierten Methoden wie der Acceptance and Commitment Therapy (ACT) (Hayes, Strosahl & Wilson, 2014), der Compassion Focused Therapy (CFT) (Gilbert, 2013), der Mindfulness Based Cognitive Therapy (MBCT) (Zindel, Segal, Williams & Teasdale, 2015), der Mindful Self-Compassion (MSC) (Germer, 2015) und der Pragmatic Experiential Method (PEM) (Atkinson, 2005). Wir kamen zu der Ansicht, dass möglicherweise ein Zustand der offenen und wohlwollenden Präsenz sich selbst und anderen gegenüber den Kern jeglichen funktionalen psychischen Zustands ausmacht, und dass Leiden unmittelbar einsetzt, wenn die Haltung offener und wohlwollender Präsenz verlassen wird.

Die Forschung im Rahmen achtsamkeitsbasierter und achtsamkeitszentrierter Therapiemethoden legt nahe, dass zwischen dem alarmierten Zustand und dem Zustand offener und wohlwollender Präsenz ein inverser Zusammenhang besteht. Dieser Zusammenhang gilt sowohl für einen bestimmten Zeitpunkt, d.h., dass die Aktivierung eines Zustands offener Präsenz das Auftreten einer Alarmreaktion in diesem Moment sehr viel unwahrscheinlicher macht als auch über die Zeit hinweg, d.h., dass die häufig wiederkehrende Aktivierung eines Zustands wohlwollender Beobachtung das Auftreten von Alarmreaktionen und damit auch – in der Sprache der Schematherapie – die Auslösung von Schemata und dysfunktionalen Modi zukünftig weniger wahrscheinlich macht. Dieser inverse Zusammenhang wird bei der Arbeit im ERR genutzt, indem sowohl Therapeuten wie Patienten ihre Fähigkeiten zur Einnahme einer wohlwollenden Beobachterrolle entwickeln und pflegen. Die *Gegenstände* der wohlwollenden Beobachtung sind dabei sowohl die eigenen Alarmreaktionen als auch diejenigen des Gegenübers. Die dabei vollzogene *Handlung* ist die stille, freundliche und annehmende Anerkennung jeglicher (Auf-)Regungen, die im Rahmen von Alarmreaktionen auftauchen können, seien dies nun Körperempfindungen, Gefühle, Handlungsimpulse oder Gedanken. Die Arbeit im ERR lässt sich also zusammenfassen als das Erlernen und die Pflege einer wohlwollenden Beobachterrolle, innerhalb derer jegliche Regungen im Rahmen von Alarmreaktionen still und freundlich anerkannt werden.

Der Emotionale Resonanzraum, der sich dabei öffnet, stellt gleichsam einen „Ort" dar, an dem sich die Dynamik der Alarmreaktion des Patienten frei ereignen und ausbreiten darf. Der Therapeut stellt sich in diesem Raum zur Verfügung, um aufgebrachte Reaktionen des Patienten offen, präsent und mitfühlend zu verfolgen und sie dem Patienten ruhig und wohlwollend zu spiegeln. Der Therapeut steht damit Modell für die Entwicklung der Fähigkeit des Patienten, sich mit der Zeit seinen eigenen Alarmreaktionen ruhig und wohlwollend zuzuwenden, sie anzuerkennen und damit zur Ruhe kommen zu lassen. Der ERR wird also zunächst etabliert zwischen dem

Patienten und dem Therapeuten, später dann im Patienten selbst (vgl. dazu genauere Ausführungen in Abschnitt 2.3 ab Seite 93).

Erfahrungen aus der langjährigen Praxis zeigen, dass sowohl die Vermittlung von Informationen über die Alarmreaktion als möglichen basalen Mechanismus aller leidvollen Zustände (unabhängig von deren *Inhalten*) als auch die konkrete Anleitung und Einübung der Einnahme einer wohlwollenden, offenen und präsenten Haltung (unabhängig vom Inhalt bestimmter *Handlungen*) eines „Gesunden Erwachsenen" eine hilfreiche Wirkung entfalten können. Beides lässt sich als zusätzliches Instrument in Kombination mit den angestammten Interventionsformen nicht nur der Schematherapie, sondern vieler verschiedener psychotherapeutischer Ausrichtungen gewinnbringend einsetzen.

Wir laden den geneigten Leser, die geneigte Leserin[1] herzlich ein, sich mit den folgenden Ausführungen zur Alarmreaktion und den Möglichkeiten zur Kultivierung einer offenen und wohlwollenden Präsenz auseinanderzusetzen. Es ist dabei etwas zu erfahren über die Herkunft der Alarmreaktion, ihre Funktionsweise und zeitlichen Abläufe, ihre Verkoppelung mit Bewältigungsreaktionen, ihre Wirkung auf Gedächtnisprozesse und über den Zusammenhang zwischen Alarmreaktionen und Bindungsprozessen in der Eltern-Kind-Beziehung sowie in therapeutischen Beziehungen. Ausgehend von dieser theoretischen Konzeption gehen wir im Weiteren ausführlich auf konkrete achtsamkeitszentrierte Interventionen ein, mit dem Ziel der emotionalen Selbstregulation und der Steigerung der psychischen Flexibilität.

Ein wichtiges Ziel wäre für uns erreicht, wenn unser Buch dazu anregt, die vorgeschlagenen Interventionen auszuprobieren, zu adaptieren, Erfahrungen damit auszutauschen und so an der faszinierenden Suche nach weiteren Erkenntnissen und Möglichkeiten auf diesem Gebiet teilzunehmen.

---

1 Im Text wechseln wir zwischen männlicher und weiblicher Bezeichnung. Der Wechsel erfolgt zufällig. Und in jedem Fall sind beide Geschlechter gemeint.

Teil I

Theoretische Grundlagen

1. Das Prinzip des Überlebens

Als zentral für das Verständnis des Wesens leidvoller Zustände erachten wir das Prinzip des Überlebens. Im Folgenden stellen wir zunächst grob die Bedeutung dieses Prinzips dar und erörtern, inwiefern es mit psychischem Leiden in Zusammenhang steht. Anhand einzelner Fallbeispiele zeigen wir auf, inwiefern die Mechanismen, die sich aus diesem Prinzip ergeben, spezifisch den Lebensalltag von Menschen beeinträchtigen können. Schließlich leiten wir ein Funktionsmodell ab, das die verschiedenen Mechanismen berücksichtigt und gleichzeitig Grundlage für die therapeutischen Interventionen darstellt.

1.1 Überlebensmechanismen

1.1.1 Homöostase und Verarbeitung überlebensrelevanter Reize

Der menschliche Organismus verfügt über ein evolutionär gewachsenes Steuerungssystem, das dem Prinzip des Überlebens dient. Es umfasst eine Vielzahl hoch automatisierter, unabhängig vom Bewusstsein ablaufender (teilweise aber bewusstseinsfähiger) Mechanismen, welche sich im Laufe der Evolution zur Sicherung des Überlebens entwickelt haben. Dieses Steuerungssystem zielt stets auf einen hypothetischen Zustand ab, den man als „ideale Homöostase" bezeichnen kann und in dem zu einem bestimmten Zeitpunkt alle Lebensprozesse im Individuum optimal unterstützt sind, der Organismus sich also in einem völligen Bedürfnis-Gleichgewicht befindet. Abweichungen von der idealen Homöostase sind für das Überleben relevant, je ausgeprägter sie ausfallen und je länger sie anhalten. Jedes Bedürfnis, dessen Befriedigung eingeschränkt ist, erscheint aus der Perspektive des Steuerungssystems als möglicher Beginn einer anhaltenden und lebensbedrohlichen Mangelsituation. Das Individuum tut in diesem Zusammenhang gut daran, diese Abweichungen frühzeitig zu bemerken und möglichst schnell und effizient rückgängig zu machen. Ganz dieser Aufgabe folgend ist das menschliche Steuerungssystem mit der Fähigkeit ausgestattet, einerseits lebensbedrohliche Einflüsse schnell und effizient zu orten (Alarm) und andererseits Situationen zu erkennen, die eine Bedürfnisbefriedigung versprechen (Belohnung). Überdies verfügt es über die Fähigkeit, je nach wahrgenommener Situation entsprechende Verhaltensprogramme in Gang zu setzen, letztlich mit dem Ziel, sich der idealen Homöostase so weit wie möglich anzunähern.

Wie weiter unten genauer ausgeführt wird, ist für das vertiefte Verständnis von Musteraktivierungen und die daraus abgeleiteten Interventionsformen in erster Linie der Teil des Steuerungssystems von Belang, der sich auf Bedrohungen bezieht (vgl. Kasten unten). Dies erklärt sich aus dem Umstand, dass es für den Organismus überlebensnotwendig ist, akute Bedrohungen prioritär zu behandeln. Erst wenn der Organismus in Sicherheit ist, kann er sich der Befriedigung weiterer Bedürfnisse zuwenden (vgl. dazu die Bedürfnispyramide von Maslow, 1943). Ein Spezialfall, bei welchem Bedrohung und das Streben nach Lust und Befriedigung eng miteinander verquickt sind, liegt bei Suchtverhalten vor, auf welches wir in Abschnitt 1.2.5 (ab Seite 52) spezifisch eingehen.

Da die Überlebensaufgabe für einen Menschen (wie für die meisten Säugetiere) alleine nicht zu bewältigen ist, müssen diese überlebenssichernden Mechanismen neben der Erhaltung des einzelnen Organismus auch den Zusammenhalt in der Gemeinschaft gewährleisten. Besonders bedeutsam sind dabei für den Menschen die Mechanismen, welche die Bindung des Säuglings an pflegemotivierte Bezugspersonen sichern.

Motivationssysteme in verschiedenen Therapieschulen

In verschiedenen Therapieschulen und Ordnungssystemen, z. B. in der CFT von Gilbert (2013) oder dem Konzept zur Selbststeuerung nach Bauer (2015), werden drei motivationale Systeme unterschieden:

- das Alarm- bzw. Bedrohungssystem,
- das Belohnungssystem und
- das Bindungssystem.

Dabei wird angenommen, dass die Systeme im Lauf der Evolutionsgeschichte in der genannten Reihenfolge entstanden sind. Da alle drei Systeme, auch wenn sie evolutionsgeschichtlich nicht denselben Epochen entstammen, für das Überleben des Homo sapiens in der Säuglings- und Kleinkindphase bis heute unmittelbar notwendig sind, fassen wir sie im Begriff des Überlebenssystems zusammen und konzentrieren uns in den folgenden Ausführungen auf das Alarmsystem. Dies erscheint insofern sinnvoll, als „Schräglagen“ in den beiden anderen Systemen dem Betroffenen immer in Form einer größeren oder kleineren Alarmreaktion angezeigt werden. Von der überlebensnotwendigen Anzeige, z. B. der Abwesenheit von Nahrung, Wärme und versorgender bzw. beschützender Bezugspersonen in der Kindheit oder im Erwachsenenalter bei realen Notsituationen, unterscheiden wir die Bedürfnisse Erwachsener nach Nähe, gutem Essen, Sex etc., von deren Befriedigung das Leben nicht abhängt.

In dem ständig laufenden Prozess der Suche nach einem Gleichgewicht zwischen der Erhaltung des eigenen Organismus und der Sicherung des gemeinschaftlichen Zusammenhalts verarbeitet das Gehirn unablässig Informationen (Siegel, 2012). Diese stammen einerseits aus dem Organismus selbst (Hunger, Durst, Infektionen, Körperhaltung etc.), andererseits aus der näheren oder weiteren Umwelt (Geräusche, insbesondere Stimmen anderer Menschen, Gerüche, Mimik, Körperrhythmus anderer Menschen etc.). Das menschliche Gehirn verfügt über eine Vielzahl bei Geburt bereits „verdrahteter" Reiz-Reaktions-Koppelungen, welche dem Betroffenen ein Ungleichgewicht sowohl im eigenen Organismus als auch in seinen Beziehungen zur Gemeinschaft bzw. den Beziehungen anderer Mitglieder der Gemeinschaft untereinander anzeigen.

Sämtliche eingehenden Reize werden laufend und automatisch hinsichtlich ihrer Bedeutung für das Überleben des Individuums geprüft. So können beispielsweise schnelle Bewegungen oder laute Geräusche in der Umwelt von bestimmten Neuronengruppen erkannt und als potenziell bedrohlich eingestuft werden. In diesem Fall handelt es sich um angeborene neuronale Strukturen und die damit einhergehenden Reaktionsbereitschaften.

1.1.2 Die Alarmreaktion

Wird nun über die eingehenden sensorischen Informationen ein Ungleichgewicht oder eine bedrohliche Reizkonstellation detektiert, wird dies durch eine zunächst unspezifische emotionale Erregung des Organismus angezeigt. Bleibt der Eindruck der Bedrohung bestehen, wird diese Erregung über Feedbackprozesse zwischen Gehirn und restlichem Organismus ausdifferenziert. Sie mündet in die Innervierung von Muskelgruppen und anderen Organen (Stress-Aktivierung) und kann sämtliche Funktionsebenen des menschlichen Nervensystems, einschließlich der höchsten kortikalen Funktionen nach sich ziehen. Dieser Prozess läuft zunächst im autonomen Nervensystem ab und wird vornehmlich durch die Tätigkeit des Sympathikus bestimmt. Dieser ermöglicht allgemein gesprochen die Mobilisierung von Energie zur Initiierung und zum Unterhalt von Verhaltensprogrammen, die für die Eliminierung der wahrgenommenen Bedrohung vorgesehen sind: Kampf, Flucht, Erstarren und Besänftigung des als bedrohlich empfundenen Gegenübers. Die emotionalen Zustände, welche diesen Aktivierungsprozess begleiten, können als Gefühle zu Bewusstsein kommen.

Eine zentrale Rolle bei der Mobilisierung und Ausführung der Alarm- und Bewältigungsreaktionen (der Einfachheit halber im Folgenden Alarmreaktion genannt) kommt den Amygdalae (Mandelkernen) zu. Hier werden alle bedeutsamen positiven wie negativen subjektiven Erfahrungen quasi emotional kodiert und können in der Folge während des ganzen individuellen Lebens zum Vergleich mit den gegenwärtigen sinnlichen Eindrücken herangezogen werden. Gleichen Letztere früheren bedrohlichen Erfahrungen, deuten die Amygdalae die Situation als Gefahr und schlagen gewissermaßen Alarm. Die damit zusammenhängenden neuronalen und hormonellen Mechanismen werden mit minimaler zeitlicher Verzögerung (300–400 ms) in „tieferen" Hirnregionen ausgelöst und laufen damit zunächst bewusstseinsfern ab (LeDoux, 2001).

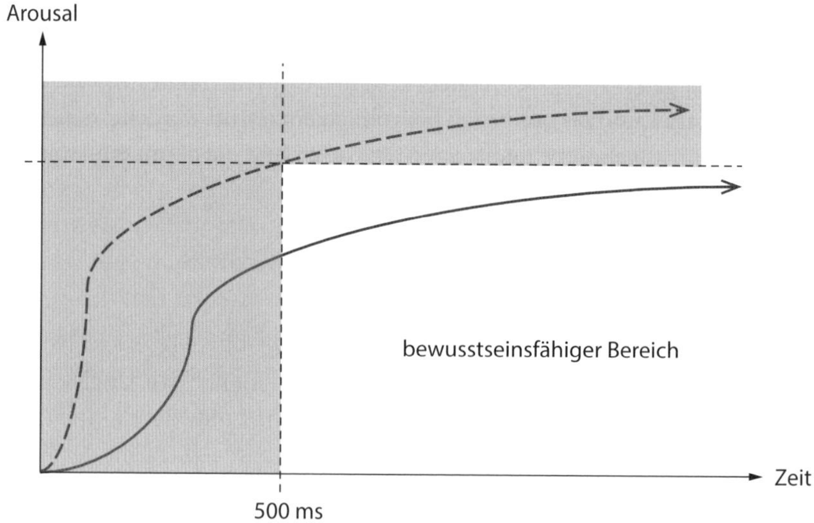

Abbildung 1.1: Zeitlicher Ablauf einer Alarmreaktion und der Zusammenhang zur Bewusstseinsfähigkeit

Der schwarze Pfeil in Abbildung 1.1 bildet den Verlauf einer Alarmreaktion ab, die mit mittlerer bis hoher physiologischer Erregung einhergeht. Bewusstseinsfähig wird die Reaktion frühestens nach ca. 500 ms. Um sich einer Alarmreaktion bewusst zu werden, braucht es bereits eine aktive Entscheidung, sich auf die bewusste Wahrnehmung der Reaktion einzustellen. Der gestrichelte Pfeil repräsentiert den Verlauf einer Alarmreaktion mit sehr hoher physiologischer Erregung. Überschreitet das Erregungsniveau eine gewisse Schwelle, „schaltet" das Gehirn die für den Aufbau von Bewusstseinsprozessen notwendigen neuronalen Bahnen nicht „dazu". In diesem Fall läuft die Reaktion mitunter längere Zeit gänzlich automatisch ab.

Zusammenfassend können die Prozesse, die während einer Alarmreaktion ablaufen, folgendermaßen beschrieben werden: Am Beginn steht die automatische und unbewusste Lenkung der Aufmerksamkeit. Es folgt die Interpretation konkreter Reizkonfigurationen hinsichtlich ihrer Bedeutung für das Überleben. Werden die eingehenden Signale als bedrohlich eingestuft, baut das Gehirn im Körper als Nächstes einen zunächst unspezifischen emotionalen Erregungszustand auf. Diesem folgt die Auslösung einer Verhaltensreaktion, welche ihrerseits in die Ausbildung einer Gefühlslage als Antwort auf die erlebte Reizsituation mündet. Der ganze Vorgang entspricht der Tätigkeit des *impliziten Gedächtnisses.* Für das Verständnis psychischen Leidens ist in diesem Zusammenhang der Hinweis wichtig, dass durch die Tätigkeit des impliziten Gedächtnisses die Auslösung einer Alarmreaktion nicht nur angesichts einer aktuellen und tatsächlichen Bedrohung stattfindet. Auch die Ähnlichkeit von Elementen einer eigentlich ungefährlichen aktuellen Situation mit Elementen einer vergangenen (und früher tatsächlich bedrohlichen) Situation kann eine Alarmreaktion auslösen. In Bezug auf die aktuell ungefährliche Situation kann dann von einem „Fehlalarm" gesprochen werden.

Um die genannten Prozesse dem *expliziten Gedächtnis* als dem Bewusstsein verfügbare Inhalte zugänglich zu machen, müssen zusätzlich Bewusstseinsprozesse initiiert werden. Das Bewusstwerden dieser Inhalte stellt für das Individuum allerdings lediglich eine Option dar, die ihrerseits nur über eine bewusste Entscheidung abgerufen werden kann, was einer gewissen Anstrengung bedarf. Die vom Gehirn vor allem im präfrontalen Kortex aufgebauten Bewusstseinsprozesse laufen zu langsam ab, um akuten Bedrohungen schnell genug begegnen zu können, und eignen sich daher nicht als evolutionär sinnvolle „Standard-Antwort" auf Bedrohungssituationen. Bewusstsein über die ablaufenden Prozesse kann deshalb immer erst (und frühestens) etwa 500 ms nach der Auslösung einer Alarm- und Bewältigungsreaktion erlangt werden. Das ist die Zeit, die das Gehirn benötigt, um die bewusste Wahrnehmung aufzubauen. Eine bewusste Steuerung der Prozesse ist somit immer erst im Nachhinein möglich, als willentlicher Akt und als Antwort auf die implizit ausgelösten Prozesse. Aus diesem Grund ist auch das Verhindern oder das Unterdrücken einer Alarmaktivierung grundsätzlich unmöglich.

Der weitere Verlauf der bereits in Gang gesetzten Alarmaktivierung ist variabel und richtet sich einerseits nach den automatischen Bewältigungsmaßnahmen, die das Alarmsystem selbst als Antwort auf die wahrgenommene Bedrohung initiiert, andererseits nach bewussten Strategien zur emotionalen Selbststeuerung, wie sie in der Psychotherapie vermittelt werden können. Im Falle der Verhaltensweisen im Rahmen von automatischen Bewältigungsmaßnahmen reduziert sich die anfängliche psychophysische Erregung oft auf ein Restniveau, auf dem das Alarmsystem nach wie vor aktiv ist und jederzeit mit erneuten Notmaßnahmen auf eine weitere akute Bedrohung reagieren kann. Allerdings sind es nur die bewussten Steuerungsmaßnahmen, welche die Automatismen des Alarmsystems gezielt außer Kraft zu setzen und ein vollständiges Abfallen der anfänglichen Erregung herbeizuführen vermögen. Dies hängt damit zusammen, dass im Falle eines „Fehlalarms" implizite Gedächtnisprozesse eine Verwechslung der Bedrohlichkeit der aktuellen Situation mit der Bedrohung der erinnerten früheren Situation bewirken. Der Betroffene ist dann der Überzeugung, dass die aktuelle (und eigentlich ungefährliche) Situation tatsächlich gefährlich sei. Die Erkenntnis, dass der Auslöser harmlos ist, kann nur durch bewusste Wahrnehmung erlangt werden. Die betroffene Person ist danach in ihrem Erleben, Denken und Verhalten nicht mehr unmittelbar dem Prinzip des Überlebens unterworfen und somit wieder frei, sich ihren sonstigen Bedürfnissen und Interessen zuzuwenden.

Die eben beschriebene Alarmreaktion folgt dem ökonomischen Prinzip, indem sie nur die Prozesse umfasst, die zeitlich unmittelbar ablaufen können und diejenigen Verhaltensweisen begünstigt, die am ehesten einen Überlebensvorteil versprechen. Sie funktioniert also hoch sensitiv und nur grob selektiv und wenig differenziert. Vermenschlicht dargestellt könnte das „Alarmhirn" also nach dem Motto funktionieren: „Lieber hundertmal falschen Alarm schlagen als einmal eine reale Gefahr übersehen!"

1.1.3 Alarmreaktionen und Gedächtnisprozesse

Im impliziten Gedächtnis werden als überlebensrelevanter Erfahrungsschatz sowohl die oben genannten angeborenen Reaktionsbereitschaften auf spezifische Reizkonstellationen als auch die in der individuellen Lebensgeschichte gesammelten Bedrohungserfahrungen als emotional kodierte Gedächtnisspuren zusammengefasst. Das Alarmsystem erscheint somit als Reaktionsprogramm mit einer angeborenen „Grundausstattung" und der zusätzlichen Fähigkeit, sein Reaktionsrepertoire laufend und unbegrenzt durch gesammelte Erfahrungen zu erweitern (vgl. Abbildung 1.2).

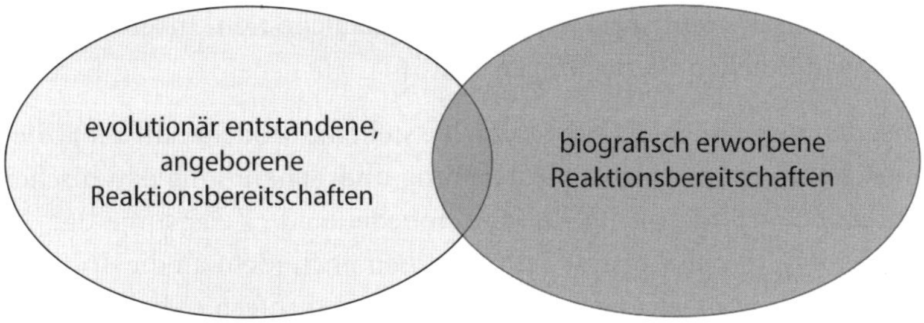

Abbildung 1.2: Überlappung evolutionär entstandener und biografisch erworbener Reaktionsbereitschaften

Der Mensch verfügt damit prinzipiell über dieselben neuronalen „Steuerungsschichten" wie seine evolutionären Vorläufer in der Tierwelt, nämlich die Fähigkeit zur reflexhaften Reaktion (das „Reptiliengehirn") sowie die beschriebene emotional-körperliche Aktivierbarkeit (welche er mit den Säugetieren teilt). Darüber hinaus ermöglicht es ihm die differenzierte Entwicklung seines Kortexes, über abstraktes assoziatives Denken mögliche Voraussagen über künftige Bedrohungsfaktoren in seiner Umgebung zu treffen und schließlich auch, sich selbst zu reflektieren und im Austausch mit dieser Umgebung zu begreifen. Es wird in diesem Zusammenhang auch von der Fähigkeit des Menschen gesprochen, implizite „kognitive Landkarten" (Tolman, 1948) – in anderen Zusammenhängen auch als Schemata (Bartlett, 1932), Skripts (Weick, 1985) oder mentale Modelle (Senge, 1990) bezeichnet – herzustellen, welche es ihm erlauben, sich gezielter in seiner Lebensumgebung zu orientieren und zu erwartenden Gefahren auszuweichen. Das Vorhandensein solcher Karten beschreibt z. B. Damasio (2005) im Zusammenhang mit dem Erkennen von Emotionen. Im Zustand der Alarmaktivierung werden auch diese höheren kognitiven Funktionen in den Dienst des Überlebens gestellt und durch Engramme im impliziten Gedächtnis gesteuert.

Auf diese Weise erreichte die Spezies Mensch ein Höchstmaß an Anpassungsfähigkeit an unterschiedlichste Lebensbedingungen, welche im gesamten Zeitraum der menschlichen Frühgeschichte herrschten. Die Frühgeschichte stellt, im Gegensatz zur Moderne, den weitaus überwiegenden Anteil an der bisherigen menschlichen Epoche dar. Es ist daher anzunehmen, dass die hier beschriebenen grundlegenden neuronalen Gegebenheiten des Menschen eine Anpassung an jene frühgeschichtliche Zeit darstellen. Hier findet auch die weiter oben beschriebene hoch sensitive und nur grob selektive Funktionsweise des menschlichen Nervensystems seine Entsprechung, in einer Lebensumgebung, welche geprägt ist durch eine mehr oder minder permanente und unmittelbare existenzielle Bedrohung durch Fressfeinde, widrige Witterungseinflüsse, Nahrungsknappheit, menschliche Konkurrenz um Nahrungsressourcen, Krankheiten, Verletzungen etc.

Gegenüber der menschlichen Frühgeschichte stellt die Moderne (in der ja die psychotherapeutische Beschäftigung mit Entstehung und Behandlung psychischer Leiden überhaupt erst stattfindet) lediglich eine unbedeutende Zeitspanne dar, innerhalb derer sich der psychische Apparat des Menschen noch nicht an die drastisch veränderten Lebensbedingungen anzupassen vermochte. Insofern ist beim Menschen von einem gleichsam „veralteten" neuronalen Steuerungssystem auszugehen, das sich nach wie vor an den frühgeschichtlichen Anforderungsbedingungen orientiert.

Entsprechend bewirkt die Mobilisierung des Organismus grundsätzlich eine erhöhte Aufmerksamkeit, Anspannung der Muskulatur und typische (archaische) Handlungsimpulse wie Flucht, Angriff, Erstarrung oder Beschwichtigung (des bedrohlichen Gegenübers). Die Alarm- und Bewältigungsreaktion klingt erst ab, wenn das Gehirn Signale von Sicherheit detektiert bzw. der Mensch die Abwesenheit akuter, realer Bedrohung bewusst wahrnimmt.

Aufgrund von Gedächtnisprozessen werden häufig ablaufende Reiz-Reaktions-Ketten gefestigt mit dem Ergebnis, dass genau diese Reaktionen als Erinnerungsvorgänge besonders leicht und durch besonders viele verschiedene Stimuli ausgelöst werden können. Es handelt sich dabei, wie schon erwähnt, um eine automatisierte vorbewusste Steuerung, die der in der Psychotherapie angestrebten freien und bewussten Selbststeuerung und damit der für das psychische Wohlbefinden so zentralen psychischen Flexibilität entgegensteht. Sie kann auf diese Weise einen erheblichen und unter Umständen lebenslangen Leidensdruck verursachen. Deshalb widmet die Schematherapie (Young, Rygh & Weishaar, 2005; Roediger, 2016; Arntz & van Genderen, 2010) diesen impliziten Gedächtnisinhalten mit ihrer je spezifischen Dynamik den Begriff „Schema" als einem überdauernden Muster, das sich in vielen Lebensbereichen eines Menschen auswirkt und eine ausgeglichene und befriedigende Lebensführung erschwert. Der Leidensdruck ergibt sich aus dem Umstand, dass diese Reiz-Reaktions-Ketten grundsätzlich nicht gelöscht werden können, und v.a. dadurch, dass sie aufgrund der assoziativen Arbeitsweise des Gehirns auch in Situationen auftreten können, in welchen keine akute Bedrohung besteht. Die Alarm- und Bewältigungsreaktion des Organismus läuft dann unabhängig von der aktuell wirksamen Realität schematisch ab. Dies ist z.B. der Fall, wenn eine bestehende Reiz-Reaktions-Kette allein schon durch das spontane Auftauchen von abstrakten assoziativen Inhalten ausgelöst wird, also durch rein symbolische Auslösereize (wie z.B. das gedachte Stichwort „Misserfolg"). Implizit ablaufende Alarmreaktionen können mit dem Auftreten sehr starker und belastender Emotionen verbunden sein, was zu einem äußerst aversiven Erleben führt.

Wie weiter oben erwähnt, produziert das Überlebenssystem häufiger und schneller Alarmreaktionen als beruhigende Reaktionen, weil dies in einer potenziell bedrohlichen Umwelt sicherer ist. Es zeigt also eine insgesamt „vorsichtige" oder Leben erhaltende (konservative) Funktionsweise, und zwar auch dann, wenn die Umgebungsbedingungen nicht unmittelbar existenziell bedrohlich sind.

1.1.4 Alarmreaktionen und zwischenmenschliche Interaktion

Ein weiteres für die Psychotherapie besonders wichtiges Merkmal von Alarmreaktionen ist ihre Rolle in der zwischenmenschlichen Interaktion. Menschen sind als nesthockende Säuglinge von Geburt an auf intensive Pflege durch erwachsene Bezugspersonen angewiesen. Eine ganz grundlegende Alarmreaktion beim Säugling wird durch die Abwesenheit von Bindungssignalen vonseiten des Erwachsenen ausgelöst. Die Alarmreaktion des Kleinkindes wiederum löst eine Alarmreaktion beim Erwachsenen aus. Diese Dynamik spielt sich ebenso zwischen Erwachsenen ab, was sich aus dem Umstand erklärt, dass der Anschluss an die Gruppe auch für das erwachsene Individuum in der Frühzeit einen wesentlichen Überlebensvorteil bot. Selbst wenn es in der modernen Welt möglich ist, als mehr oder weniger isoliertes Individuum zu überleben, orientiert sich das Gehirn nach wie vor an den frühzeitlichen Prämissen. Das menschliche Gehirn ist auf dieser evolutionär alten Ebene der Alarmmechanismen nicht in der Lage, eine Alarmreaktion des Gegenübers zu übergehen, und reagiert in jedem Fall mit einem stärker oder schwächer ausgeprägten Erregungszustand. Wie oben beschrieben, kommt diese Reaktion nicht in jedem Fall zu Bewusstsein. Ausführlichere Erörterungen zur Rolle der Alarmreaktion und ihrer Beruhigung in zwischenmenschlichen Interaktionen finden sich in Abschnitt 1.2.11.

1.1.5 Leidensdruck

Bei der therapeutischen Arbeit im Emotionalen Resonanzraum gehen wir davon aus, dass psychisches Leiden – wie immer es inhaltlich genau ausgeprägt ist – hervorgerufen wird durch ein hoch aktives Alarmsystem, dessen Alarmsignale sich oft gar nicht mehr auf reale Bedrohungen (existenzieller Art) beziehen und dessen Tätigkeit der Betroffene ausgeliefert ist, weil er bisher keine ausreichenden Fähigkeiten erwerben konnte, die ihm helfen, die Alarmreaktionen durch Steuerung des Bewusstseins zu modulieren.

Dementsprechend stellt in der Schematherapie ein maladaptives Schema einen thematischen Bereich des menschlichen Erlebens dar, innerhalb dessen akute Alarmaktivierungen wiederholt und musterhaft ablaufen, die dann zu aversiven emotionalen Zuständen, stereotyp auftretenden Interpretationen der Reizumwelt und zu automatischem Reaktionsverhalten führen. Weiter beinhalten Schemata oft längerfristige automatische Überlebensstrategien, die darauf abzielen, z. B. über die spezifische Vermeidung von Auslösereizen die psychophysische Erregung der Alarmreaktion abzudämpfen und zu begrenzen. Sowohl unmittelbares automatisches Reaktionsverhalten wie auch längerfristige Überlebensstrategien spiegeln sich im Begriff des „Autopiloten" wider, wie er in verschiedenen psychologischen Theoriekontexten verwendet wird. Alle diese Anpassungen geschehen zum Preis der Flexibilität in der Reaktion der betroffenen Person auf die sie umgebende Situation, was, zusammen mit den unangenehmen Erregungszuständen in der Alarmaktivierung, im Wesentlichen den Leidensdruck psychischer Beschwerden ausmacht.

Folgendes Beispiel soll das eben Gesagte veranschaulichen: *Ein heute 50-jähriger Mann wurde als Säugling von seiner Mutter getrennt und kam zu Adoptiveltern. In der neuen Familie erfuhr er von seinem Adoptivvater wenig Solidarität und Verständnis. Der Betroffene reagiert bis heute hochsensibel auf Signale, die ihm den (drohenden) Verlust von Loyalität und Verständnis in einer Beziehung anzeigen. Der aversive emotionale Zustand, der sich bei ihm einstellt, wenn eine entsprechende Alarmreaktion losgetreten wird, äußert sich in massiven Angstzuständen. Sein automatisches Reaktionsverhalten in für ihn beunruhigenden Situationen beinhaltet einerseits drängendes Einfordern von Nähe und Präsenz des Gegenübers oder aber Rückzug bzw. Flucht aus der Situation. Der Preis dieses Verhaltens ist eine ständig wiederkehrende Destabilisierung seiner Beziehungen.*

In den folgenden Abschnitten werden wir nun einzelne Merkmale von Alarmreaktionen und ihre Relevanz für das psychische Befinden und zwischenmenschliche Interaktionen anhand von Beispielen aus dem Therapiealltag schrittweise erläutern.

1.2 Alarmsystem und Alarmreaktionen im Rahmen psychischen Leidens

1.2.1 *Basale Eigenschaften der Alarmreaktion*

Frau Sommer: symbolische Auslösereize und die Folgen

Frau Sommer bewegt sich vom Wartezimmer in den Therapieraum. Sie geht schnell, öffnet brüsk die Tür, setzt sich ungeduldig hin, rutscht auf ihrem Stuhl hin und her, bis der Therapeut sich ebenfalls gesetzt hat, und setzt unmittelbar, gehetzt und kurzatmig, zu einer Schilderung an. Sie wisse nicht, was sie tun solle. Alle sagten ihr, sie solle jetzt wieder zu arbeiten beginnen. Sie wisse aber gar nicht, wie sie das bewerkstelligen solle. Sie wisse nicht, wie sie sich entscheiden solle, schließlich spüre sie sich gar nicht und wisse sowieso nicht, wie „leben" gehe. Sie bringt in ihren Worten deutlich zum Ausdruck, dass es sehr dringend sei, eine Entscheidung zu fällen, und dass sie eine Fehlentscheidung um jeden Preis vermeiden müsse. Für eine oder zwei Minuten kippt sie in der Rede hin und her: „Ich muss mich entscheiden, aber ich weiß nicht, was ich tun soll! – Aber ich muss! – Aber ich weiß nicht!" Schließlich bricht sie in verzweifeltes Weinen aus und schaut den Therapeuten unter Tränen und mit verzerrtem Gesicht hilflos und gleichzeitig ärgerlich fordernd an.

In dieser kurzen Fallbeschreibung kommt zum Ausdruck, wie sehr das Erleben und Verhalten der Patientin von einer ausweglos anmutenden und gleichzeitig sehr dringlichen Qualität geprägt ist. Angesichts der aktuellen Umgebung in diesem Moment ist das einerseits erstaunlich, ist Frau Sommer doch mit den Räumlichkeiten in der Praxis vertraut und kennt ihren Therapeuten als mitfühlendes, wertschätzendes und Sicherheit vermittelndes Gegenüber. Andererseits wird auch verständlich, dass sich ihre Gedanken und ihre Vorstellung auf eine andere Situation als die gegenwärtig anwesende beziehen, es sich also offenbar um symbolische Auslösereize handelt. Ihre Reaktion erfolgt auf physiologischer, emotionaler, kognitiver Ebene sowie auf der Ebene des Verhaltens. Wir gehen im Folgenden auf jede dieser Ebenen gesondert ein.

Physiologische Aspekte

Im Verhalten von Frau Sommer (obiges Fallbeispiel) wird die Alarmaktivierung im Sinne eines physiologischen Arousals äußerlich sichtbar durch ihre motorische Unruhe sowie ihre angestrengte Art zu berichten. Wie im vorangegangenen Abschnitt beschrieben, verhält sich ihr Alarmsystem so, als müsste sie einer real vorhandenen unmittelbaren existenziellen Gefahr durch eine körperliche Anstrengung wie Flucht oder Kampf begegnen. Entsprechend ist der Grundtonus ihrer Muskulatur erhöht, was sie angespannt wirken lässt und verschiedentlich zum Zittern führt, außerdem ist ihre Pulsfrequenz vergleichsweise hoch und ihre Atmung flach und schnell.

Physiologisches Arousal

Im Rahmen der körperlichen Alarmreaktion ist eine Vielzahl von körperlichen Veränderungen feststellbar, die sich der sympathikusgesteuerten Stressreaktion zuordnen lassen. In der folgenden (unvollständigen) Auflistung sind einige der am häufigsten zu beobachtenden Symptome genannt.

- Hitzeempfinden, Schwitzen
- Kälteempfinden, v. a. in den Händen und Füßen
- Erhöhte Pulsrate
- Erhöhter Blutdruck oder Blutdruckabfall (Schockzustand)
- Erhöhter Grundtonus der Muskulatur bis hin zum Zittern
- Motorische Unruhe
- Flaues Gefühl in der Magengegend, Übelkeit und Erbrechen, durchfallartige Darmentleerung, starker Harndrang
- Flache Atmung, Brustatmung, Hyperventilation
- Schwindel
- Schutzhaltung mit hochgezogenem Schultergürtel, gekrümmtem Rücken und angespannter Bauchdecke
- Druckgefühle auf der Brust
- Ohrensausen
- Einengung des Gesichtsfeldes („Tunnelblick")
- ...

Allerdings wird aus ihrer Schilderung deutlich, dass die Alarmreaktion nicht aufgrund einer äußeren Bedrohung ausgelöst wurde, sondern auf symbolische Inhalte in ihrem Denken zurückgeht. Inhaltlich spielen dabei andere Menschen und deren Meinung über sie eine Rolle, außerdem ihre Vorstellung von „arbeiten" und „leben", überdies hat sie ein Bild von sich selber als einer Person, die zu wenig Klarheit hat, wie zu entscheiden sei, und die zu wenig spürt. Dabei handelt es sich durchwegs um Abstraktionen von unmittelbar erlebbaren Eindrücken.

Emotionale Aspekte

Frau Sommer ist aufgewühlt, ängstlich und fühlt sich stark unter Druck, etwas tun zu müssen. Zu handeln erscheint ihr aber in ihrer inneren symbolischen Repräsentation als (zu) großes Risiko, mit der (gefühlt) bedrohlichen Konsequenz einer möglichen Fehlentscheidung. Der erlebte emotionale Druck ist, aus evolutionärer Perspektive gesehen, dazu da, das Individuum zu einer raschen Nothandlung zu bewegen. Je nach Art des Auslösereizes und je nachdem, wie die Alarmaktivierung in der Folge ausdifferenziert wird und wie die Auswirkungen dieser Aktivierung wiederum durch das Alarmsystem interpretiert werden (siehe weiter unten), bilden sich verschiedene emotionale Zustände aus, die auch in rascher Folge hintereinander auftreten können.

Emotionale Dimension des Arousals im alarmierten Zustand

- (Undifferenzierte) Irritation
- Angst, Panik
- Ekel
- Wut („heiß“ und „kalt“), Hass, Verachtung
- Schmerz
- Verzweiflung (verzweifelte Trauer)
- Hilflosigkeit
- Scham
- Schuld
- Getriebenheit, Eifer, Gier
- Neid
- Dünkel, Überlegenheit, Stolz
- (Selbst-)Mitleid
- …

In der Literatur finden sich hoch differenzierte Konzepte zur Einordnung des emotionalen Geschehens im Rahmen psychischer Prozesse. Nur zwei Beispiele (von vielen weiteren, hier nicht genannten) sind die von Panksepp (2010) ausgearbeiteten Funktionen von Emotionen im Rahmen evolutionär entstandener Motivationssysteme und die von Greenberg (2011) im Rahmen der Emotionsfokussierten Therapie genauer ausgearbeitete Unterteilung in primäre und sekundäre Emotionen. Im Wesentlichen werden Emotionen von allen Autoren als Anzeige für die Notwendigkeit bestimmter Handlungsmaßnahmen gesehen, welche das Individuum entweder zum unmittelbaren Überleben oder zum Erhalt des letztlich ebenfalls lebenswichtigen guten Kontakts zur Gemeinschaft, der es angehört, in Gang setzen sollte. Weiter besteht unseres Wissens auch Konsens darüber, dass der Charakter und die Erfahrung einzelner Emotionen sich sowohl im zeitlichen Verlauf einer einzelnen Alarmreaktion wie auch in der kindlichen Entwicklung insgesamt verändern. Im Rahmen einer einzelnen Alarmreaktion stellt sich sofort nach deren Auslösung zunächst eine unspezifische Irritation ein, die sehr schnell von unmittelbar antreibenden Emotionen wie Angst, Ekel, Wut oder Trauer abgelöst wird. Je nach weiterem Verlauf des Geschehens, d.h. abhängig davon, ob die im Fokus stehenden Bedürfnisse des Individuums erfüllt werden oder ob eine aversive Bedingung bestehen bleibt, beginnen die Emotionen sich zu verändern, indem sie sich im Falle der Bedürfnisbefriedigung etwa in Freude oder Stolz, im Falle der weiter bestehenden aversiven Bedingung z. B. in weiter gesteigerte Wut oder Hilflosigkeit bzw. Resignation wandeln. Über einen längeren Zeitraum, d.h. im Laufe der weiteren Entwicklung sowie im Umgang mit weiteren einzelnen Enttäuschungen oder Verletzungen, entwickeln sich Emotionen, welche die längerfristige Adaptation des Individuums an seine Lebensbedingungen widerspiegeln (vgl. Standby-Coping, Abschnitt „Kognitive Aspekte", siehe unten). In diesem Zusammenhang typischerweise auftretende Emotionen sind Scham, Schuld, Neid, Missgunst, Rache, Selbstmitleid etc.

In der Arbeit im ERR berücksichtigen wir die mögliche Unterteilung von Emotionen in verschiedene Typen indessen nicht. Wie in Kapitel 2 genauer dargelegt wird, gibt es gute Gründe anzunehmen, dass unabhängig von der Emotionalität die grobe Unterscheidung zwischen dem Zustand des „blinden" Gefangenseins in einer Alarmreaktion einerseits und dem achtsamen Zustand wohlwollender Beobachtung des Alarms andererseits für die Erreichung der Therapieziele (wie beispielsweise die Verbesserung der Selbststeuerung, die Steigerung der Flexibilität und der Stressresistenz) vollkommen ausreicht.

Kognitive Aspekte

Parallel zum Anstieg des physiologischen Arousals kommt es zu der typischen kognitiven Einengung, welche die menschliche Alarmreaktion kennzeichnet. Sie führt in der Wahrnehmung, im Denken und in den verfügbaren Handlungsoptionen zu einer unwillkürlichen Fokussierung auf den bedrohlichen Reiz. In Abbildung 1.3 (Seite 36) ist diese zunehmende Einengung mit steigendem körperlichem Arousal als nach oben verengter Trichter dargestellt. Die Denkinhalte sind, je mehr sich die Aktivierung zuspitzt, umso stärker negativ gefärbt und beschäftigen sich einerseits mit möglichen Risiken und Bedrohungen und sind andererseits in hektischer Weise fixiert auf das Verstehen der Situation und das Suchen nach einer schnellen Lösung oder nach einem Ausweg. Die alarmtypische Qualität der Kognitionen innerhalb der beschriebenen Einengung unterstreicht die Tatsache, dass sich das Alarmsystem sowohl subkortikal-reflexhafter wie auch höherer kortikaler Funktionen bedient, um das Überleben des Individuums sicherzustellen. Im Zustand der Alarmaktivierung werden, ganz entsprechend der höchsten Priorität, die das unmittelbare Überleben gegenüber allen anderen Aufgaben genießt, die Kapazitäten aller Hierarchieebenen im Gehirn in Anspruch genommen. In den Abschnitten 1.2.2 und 1.2.8 wird einerseits auf die Verankerung der alarmbedingten Kognitionen im sozialen Kontext einer Person eingegangen, andererseits auf deren Konstrukt-Charakter nach den Gesichtspunkten von „Wenn-dann"-Verknüpfungen und „Gut-schlecht"-Kategorien.

Kognitive und sprachliche Dimension der Alarmreaktion

- Eingeengt
- Unflexibel
- Auf Negatives und mögliche Risiken fokussiert
- Suche nach Erklärungen und Einflussmöglichkeiten
- Automatische Zuschreibung von (negativen) Eigenschaften, kritisches Denken, Vorurteile
- Sprunghaft-assoziativ, Bildung von Assoziationsketten mit negativem Inhalt
- Inkohärent
- Beherrscht von Modalverben (müssen, sollen, wollen, dürfen etc.)
- Vergangenheitsform, Zukunftsform, Konjunktiv
- „Warnender" Charakter
- U. a. inhaltlich beschäftigt mit eigenem Bezug zur sozialen Gruppe, körperlichen und emotionalen Auswirkungen des Arousals bei sich und anderen, kritischer Bewertung der Sensibilität des Alarmsystems bei sich und anderen, Schuldfrage
- ...

Eine weitergehende Charakterisierung kognitiver Phänomene im Rahmen von Alarmaktivierungen findet sich in Abschnitt 4.4.

Verhaltensaspekte

Führen wir uns nochmals die bei Frau Sommer beobachtbaren Handlungen vor Augen. Sie geht schnell, öffnet brüsk die Tür, setzt sich ungeduldig hin und rutscht auf ihrem Stuhl hin und her. Während des Gesprächs bricht sie schließlich in verzweifeltes Weinen aus und schaut den Therapeuten unter Tränen und mit verzerrtem Gesicht hilflos und gleichzeitig ärgerlich fordernd an.

In Anlehnung an das schematherapeutische Konzept der Bewältigungsmodi (Young, Rygh & Weishaar, 2005) sowie bei anderen Autoren (z. B. Gilbert, 2013) genannte Klassifikationen kann man sich grob an folgenden Erscheinungsformen von Bewältigungsverhalten (Coping) orientieren, die alle einen biologischen Ursprung (unmittelbare Verhaltensantwort auf Bedrohung) aufweisen:

- **Flucht (Vermeidung):** Verhaltensweisen, die dem Betroffenen helfen, sich von der Quelle der Bedrohung zu entfernen oder sie zu umgehen. Oft zielen diese Verhaltensweisen auch nur schon auf die Vermeidung der Wahrnehmung und des Ausdruckes physiologischen Arousals selbst ab (wie im Fallbeispiel von Herrn Baum in Form des distanzierten Copings; vgl. Kasten Seite 41).
- **Kampf (Kompensation):** Diese Verhaltensweisen stellen den Versuch dar, die mobilisierte Energie dafür aufzuwenden, die Ursache für die wahrgenommene Gefährdung durch eine kämpferische Gegenmaßnahme aufzuheben. Dazu ist es in einer lebensfeindlichen Umgebung grundsätzlich von Vorteil, sich mit aller Härte anzutreiben oder Verhaltensweisen, die diese Härte vermissen lassen, unerbittlich zu kritisieren. In dieser Bewegung wird die Brisanz möglicher Fehlleistungen, welche das Überleben gefährden könnten, verdeutlicht. Diese Überlebensstrategie wird u. a. in Familien im Rahmen fordernder und kritischer Äußerungen der Eltern gegenüber sich selbst oder ihren Kindern vermittelt. Im Sinne des Überlebens ist es für das Kind von Vorteil, solche elterlichen Äußerungen im Gedächtnis bevorzugt abzuspeichern und als „innere fordernde oder kritische Elternstimmen“ verfügbar zu halten.
- **Unterwerfung:** Bewältigungsversuche im sozialen Umfeld, in denen durch unterwürfiges, gehorsames und aufopferndes prosoziales Verhalten ursprünglich auf den Erhalt des Anschlusses an die Gruppe resp. die Minimierung des befürchteten Schadens durch einen Aggressor abgezielt wird.
  In diese Kategorie ist auch das sogenannte reflexhafte Kontaktverhalten einzuordnen (siehe Kasten unten). Im Gegensatz zu den vorgenannten Varianten stellt dieses Verhalten keine Reaktion auf aggressiv-feindselige Akte eines Gegenübers dar, sondern soll ursprünglich die Aufmerksamkeit einer versorgenden Bezugsperson gegenüber dem Säugling oder Kleinkind aufrechterhalten resp. wiedergewinnen.
- **Erstarrung:** „Totstellreflex“, der die Motivation eines Angreifers durch die Blockade jeglicher Gegenwehr und das Vortäuschen von Totenstarre dämpfen soll.

Diese grundlegenden Verhaltensqualitäten werden durch das weiter oben beschriebene physiologische Arousal begleitet, das die für die jeweiligen Handlungen notwendigen Energien mobilisiert. Die entsprechenden körperlichen Zustände sind subjektiv wahrnehmbar über die damit einhergehenden körperlichen Empfindungen. Sowohl die letztgenannte Eigenschaft, dass die Alarmaktivierung körperlich wahrnehmbar ist, als auch die Bedeutung des Gesehenwerdens spielen bei der Selbstregulation emotionaler Zustände eine wesentliche Rolle (vgl. Kasten Seite 35).

Reflexhaftes Kontaktverhalten

Das weiter oben genannte reflexhafte Kontaktverhalten spielt unserer Ansicht nach eine zentrale Rolle in der Entwicklung des Individuums und somit auch in der emotionalen Regulation des Menschen. Das kleine Kind ist aufgrund seines hohen Maßes an Unselbstständigkeit im Hinblick auf die Befriedigung seiner Bedürfnisse existenziell auf das Gesehenwerden durch Bezugspersonen angewiesen. Gleichzeitig verliert das Kind die erwartete Präsenz seiner Bezugspersonen im Lebensalltag immer wieder, etwa wenn diese Dinge erledigen müssen, die mit dem Kind nichts zu tun haben, oder wenn sie sich um Geschwister kümmern müssen. Um diesen vom Alarmsystem sofort bemerkten Mangel auszugleichen, sendet das Kind entsprechende Notsignale aus, welche die Aufmerksamkeit des Erwachsenen wieder an sich binden sollen. Diese Tendenz bleibt auch im Erwachsenenalter erhalten und wird immer dann automatisch aktiviert, wenn die Ressourcen einer Person auszugehen drohen, oder nach einem einschneidenden Erlebnis, insbesondere einer Störung im Rahmen einer Beziehung. Dieser Automatismus manifestiert sich in einem mehr oder weniger drängenden Bedürfnis, gesehen, gehört und verstanden zu werden (vgl. Abschnitt 1.2.8, Seite 60).

Aufgrund der Fähigkeit zur Ausbildung hochkomplexer Verhaltensmuster auf der einen Seite und zur sprachlich-symbolischen Abstraktion auf der anderen sind diese Verhaltensvarianten beim erwachsenen Menschen stark überformt. Das konkrete Verhalten einer Person lässt sich daher oft nur noch entfernt den oben genannten Varianten zuordnen. Obschon letztere nicht wirklich konzeptuell sauber voneinander abgrenzbar sind, erlauben sie dennoch eine gewisse Orientierung im Verständnis von konkret gezeigtem Verhalten als Bewältigungsmaßnahme.

Frau Sommer zeigt im Lauf der erwähnten Sitzung und mitunter in sehr schneller Folge Ansätze fast aller der genannten Formen von Coping: Sie „flüchtet“, indem sie eine Entscheidung vermeidet, sie „greift an“, indem sie schnell geht, brüske Bewegungen macht und sich dem Therapeuten gegenüber ärgerlich fordernd verhält, und sie „unterwirft sich“, indem sie sich, unwillkürlich verzweifelt weinend, als hilfloses Opfer misslicher Umstände präsentiert und vom Therapeuten eine rettende Antwort erwartet. Lediglich die Bewältigungsreaktion des Erstarrens taucht im genannten Beispiel nicht auf.

Hoher Handlungsdruck: Streben als überlebenswichtiger und einengender Impuls

Die drängende Aktivität, die sich in der laufenden Alarmreaktion Frau Sommers entfaltet, kann als „Streben“ bezeichnet werden, das mit steigendem Arousal immer mehr Handlungsdruck auf das Individuum ausübt. Die entsprechenden Mechanismen auf den Ebenen der Wahrnehmung, der Physiologie, der Kognitionen und des Handelns würden Frau Sommer in einer urzeitlichen Umgebung (mit ihren unmittelbaren existenziellen Gefahren) vermutlich bestens auf den Umgang mit einer Gefahrensituation vorbereiten und ihr ein schnelles überlebenssicherndes Handeln ermöglichen. Die Einengung, die mit steigender physiologischer Anspannung auf den verschiedenen Ebenen einsetzt, ist in Abbildung 1.3 veranschaulicht.

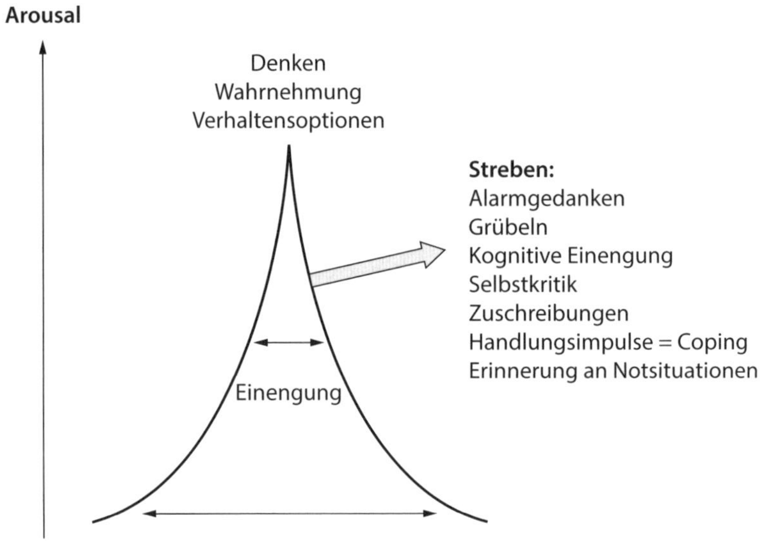

Abbildung 1.3: Einengende Wirkung erhöhten Arousals auf Wahrnehmung, Denken und Verhaltensalternativen

Die im Zuge einer Alarmreaktion produzierten kognitiven Inhalte wirken allerdings nicht nur als Szenarien und Handlungsoptionen auf einer „kognitiven Landkarte“, sondern stellen mit ihrer negativen inhaltlichen Qualität gleichzeitig neuerliche Auslösereize für das Alarmsystem dar. Die innere Repräsentation eines drohenden Fehlentscheids etwa weist Frau Sommer auf denkbare weitere Risiken in ihrer Umgebung hin (z. B. die darauffolgende Abwertung durch andere oder die antizipierte Unzufriedenheit und Scham darüber) und trägt dazu bei, das Arousal aufrechtzuerhalten oder gar zu erhöhen. Wahrnehmung und Denken engen sich noch stärker auf die Qualitäten „Dringlichkeit“ und „Gefahr“ hin ein und heben das Niveau der Alarmaktivierung weiter an. Je stärker das Arousal im Rahmen einer Alarmreaktion ausfällt, desto stärker werden Wahrnehmung, Denken und die Auswahl an Handlungsoptionen eingeschränkt.

Aufschaukeln der Alarmreaktion

Diese positive Rückkoppelung erklärt die Tendenz des menschlichen Alarmsystems, sich in seiner Aktivität aufzuschaukeln und über längere Zeit auf einem hohen Erregungsniveau zu funktionieren, wie es z. B. im Verlauf einer Panikattacke geschieht (vgl. Abbildung 1.4). Dies ergibt sich aus der Fähigkeit des menschlichen Gehirns, sich auf abstrakte symbolische Inhalte zu beziehen, die auch dann eine maßgebliche Wirkung auf das Gesamtsystem ausüben können, wenn die symbolisch bezeichneten Inhalte überhaupt keine reale Entsprechung in der konkreten Umgebung des Individuums haben, also in Wirklichkeit keine Gefahr vorhanden ist.

Auf das Beispiel von Frau Sommer bezogen bedeutet dies: Die anderen mit ihrer Meinung über Frau Sommer sind momentan nicht anwesend, genauso wenig wie ihre Arbeitsumgebung, mögliche Defizite oder Fehler, die bei der Ausübung ihrer beruflichen Tätigkeit zutage treten könnten, oder eine mögliche Unzufriedenheit, die sie erleben könnte, falls sie sich für einen Stellenwechsel entscheiden würde etc.

Außer den negativ gefärbten Kognitionen wird auch die Wahrnehmung des körperlichen Arousals selbst in die laufende Auswertung der Situationsmerkmale mit einbezogen. Viele der oben aufgeführten körperlichen Veränderungen sind bewusst oder vorbewusst wahrnehmbar, werden allerdings zunächst unbewusst und automatisch vom impliziten Denken als Faktoren interpretiert, die untermalen, dass es sich bei der vorliegenden Situation um eine existenzielle Gefahr handelt. Diese Interpretation trägt ebenso wie das Auftauchen negativer Gedanken zum beschriebenen positiven Rückkoppelungsprozess bei (vgl. Abbildung 1.4).

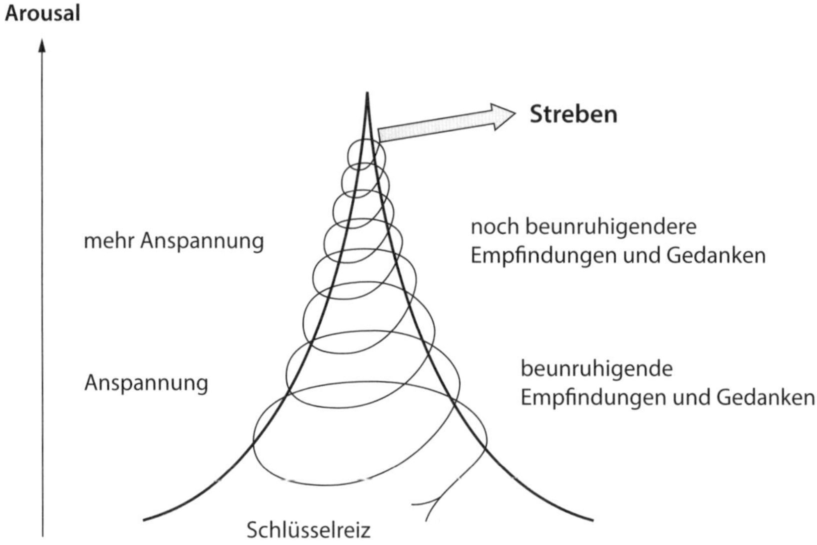

Abbildung 1.4: Typischer Aufschaukelungsprozess im Rahmen einer Alarmreaktion durch positive Rückkoppelung

Zurück zum Fallbeispiel mit Frau Sommer (vgl. Seite 29): Die aufgeschaukelte und auf hohem Aktivierungsniveau verbleibende Alarmreaktion mobilisiert Frau Sommer zwar im Sinne einer frühgeschichtlichen existenziellen Bedrohungslage, steht aber einem pragmatischen Umgang mit ihrer Situation im modernen Berufsleben diametral entgegen. Um eine Entscheidungsfindung anzubahnen, schließlich relevante neue Erfahrungen zu ermöglichen und daraus abgeleitete Entscheidungen zu treffen, wäre es eigentlich ideal, wenn die physiologische Aktivierung von Frau Sommer auf dem Niveau eines angeregten Wachzustandes stehen könnte, auf dem sie Zugriff auf die gesamte Bandbreite ihrer geistigen Fähigkeiten, bisherigen Erfahrungen und ihr kreatives Potenzial hätte.

Im Leben des modernen Menschen entstehen im Allgemeinen nur selten – wenn überhaupt – Situationen, die den ursprünglichen existenziellen Entwicklungsbedingungen entsprechen und in denen die mobilisierte Energie und die übrigen Leistungen des Alarmsystems etwa im Sinne einer Fluchtbewegung tatsächlich gebraucht würden. Vor diesem Hintergrund – nämlich der Auslösung des Alarmsystems ohne reale Bedrohung mit all seinen äußerst aversiven emotionalen und körperlichen Folgeerscheinungen – erstaunt es nicht, dass diese leichte und störende Aktivierbarkeit selbst als etwas Defizitäres und somit wiederum Bedrohliches im warnenden

Denken der Person aufscheint und die Aufrechterhaltung der Alarmaktivierung unterstützt. In diesem Sinne macht sich Frau Sommer immer wieder sorgenvolle Gedanken. Sie fragt sich z. B., ob sie nicht übersensibel sei, was mit ihr nicht stimme und warum sie nicht endlich gelassener sein könne. Weiter vergleicht sie sich immer wieder mit anderen Menschen, die sie als stabiler wahrnimmt.

1.2.2 Bedeutung sozialer Aspekte für die Alarmreaktion

Dass die Alarmreaktion im Fallbeispiel von Frau Sommer u. a. durch die Äußerungen anderer Personen aktiviert wurde, weist auf eine weitere bezeichnende Eigenschaft des menschlichen Alarmsystems hin: die starke Orientierung am sozialen Umfeld. Die laufend erfolgende Auswertung aller wahrgenommenen Umgebungsdaten hinsichtlich möglicher Gefährdungen schließt nämlich bevorzugt das Verhalten und den kommunikativen Ausdruck der Personen in der unmittelbaren Umgebung eines Menschen mit ein. Diese Daten sollen laufend Aufschluss darüber geben, wie der Betreffende in seine soziale Bezugsgruppe eingebunden ist, ob ihm mit Wohlwollen und einer unterstützenden Haltung begegnet wird oder ob er im schlimmsten Fall gar Gefahr läuft, aus der Gruppe ausgeschlossen zu werden. Auf die Lebensbedingungen der menschlichen Frühzeit bezogen, würde das nämlich mit hoher Wahrscheinlichkeit den Tod bedeuten.

Im selben Maße, wie der Anschluss an die Gruppe Schutz und den Zugang zu überlebenssichernden Ressourcen bedeutet, orientiert sich das Individuum am kommunikativen Verhalten der Mitglieder in seiner Gruppe. Außerdem neigt es dazu, seinen Beitrag zum Wohl und Wehe der Gruppe immer wieder zu hinterfragen, was zur nachhaltigen Beschäftigung mit Fragen und Feststellungen führt wie:

- „Welche Fähigkeiten und Leistungen kann ich beisteuern, wie stehe ich damit im Vergleich zu anderen Gruppenmitgliedern da?“
- „Durch welche Anstrengungen kann ich meine Bedeutung und mein Ansehen in der Gruppe steigern?“
- „Wie werde ich von den anderen wahrgenommen, werde ich mit meinen Eigenschaften und meiner Art wertgeschätzt und geliebt?“
- „Bestimmt wird bezüglich meines Verhaltens schon schlecht über mich geredet!“
- …

Die Fähigkeit des Menschen zum selbstreflexiven Denken wird hier gleichsam in den Dienst der Rückversicherung über den Anschluss an die Gruppe gestellt und erhöht damit das Maß an Kontrolle über diesen maßgeblichen Überlebensfaktor.

Diese Aktivität auf der Ebene der kognitiven Selbstorganisation mobilisiert über die Aktivierung des oben dargestellten mehrdimensionalen Arousals wiederum Energien, die dazu dienen sollen, die Anstrengungen zugunsten des Anschlusses an die Gruppe zu intensivieren resp. einen wahrgenommenen diesbezüglichen Rückstand baldmöglichst auszugleichen.

Die hohe Bedeutung dieser sozialen Orientierung erklärt, weshalb Zuschreibungen und Forderungen, die das Individuum aus seinem sozialen Umfeld hinsichtlich der eigenen Person entgegennimmt, so bevorzugt im impliziten und auch expliziten Gedächtnis berücksichtigt werden und als Inhalte des in der Schematherapie als kritisch bzw. fordernd bezeichneten Modus in Erscheinung treten. Gerade für das Kind, das noch über keine oder nur sehr bruchstückhafte Ressourcen im Hinblick auf die Bewältigung des (Über-)Lebensalltags verfügt, gewähren diese sozialen Rückmeldungen eine maßgebliche Orientierung, wenn sie zur künftigen Verwendung als strenge Direktiven im impliziten Gedächtnis abgespeichert werden können. Diese Sichtweise auf die Bedeutung von kritisch-fordernden Anteilen (resp. Inneren Eltern) erklärt auch, weshalb wir sie in unserem leicht abgewandelten schematherapeutischen Moduskonzept den Bewältigungsmodi zuordnen (vgl. Abschnitt 1.2.4).

In der Schematherapie wird das Phänomen verinnerlichter elterlicher Äußerungen als „Elternstimmen" oder „Elternmodi" bezeichnet. Elternmodi werden von Bewältigungsmodi abgegrenzt und auch in der Behandlung anders berücksichtigt. Während Bewältigungsmodi in der Schematherapie grundsätzlich empathisch konfrontiert werden, werden Elternmodi argumentativ und (in der Vorstellung) auch handgreiflich bekämpft. Wie an der schematherapeutischen Nomenklatur ersichtlich, wird davon ausgegangen, dass fordernde, kritische und strafende innere Stimmen etwas repräsentieren, das spezifisch von fordernden, kritischen und strafenden Eltern verursacht werde. Bei der therapeutischen Arbeit begegnen wir solchen inneren Stimmen indessen derart häufig und regelmäßig, dass wir daran zu zweifeln begannen, ob diese Stimmen tatsächlich etwas „Elterliches" repräsentieren oder vielleicht nicht einfach etwas „Menschliches". Wir begannen uns zu überlegen, ob solche antreibenden und sogar strafenden Stimmen möglicherweise eine bestimmte Form automatischen Copings darstellen. Wäre diese Annahme korrekt, müssten Patienten angeben können, welcher gefühlten Bedrohung mit dieser Form von Bewältigung begegnet wird. Wir haben deshalb gefragt, wozu es ihrem Gefühl nach wichtig ist, solche fordernden und strafenden inneren Stimmen zu haben. Die Antworten waren so verblüffend wie einfach und verwiesen allesamt entweder auf den drohenden Ausschluss aus der sozialen Gemeinschaft oder (wenn auch meist indirekt) auf die Auflösung des eigenen Organismus.

Die folgenden Beispiele illustrieren das Gesagte (Therapeut = Th, Patient = P):

Th: „Wozu ist es wichtig, dass Sie jetzt gerade so streng *(fordernd, kritisch, strafend)* sind mit sich selbst?"

P1: „Damit mir niemand etwas nachsagen kann! – Wenn ich perfekt arbeite, dann kann mir niemand kommen!“
P2: „Damit meine Frau mich endlich ernst nimmt!“
P3: „Damit ich später einmal nicht am Hungertuch nagen muss.“
P4: „Damit ich nicht ausgelacht werde.“

In diesem Zusammenhang sind wir dazu gekommen, innere Antreiber und Kritiker als Ausdruck von Coping angesichts gefühlter Bedrohungen zu verstehen und zu behandeln.

1.2.3 *Alarmreaktion ohne Arousal?*

Nicht in jedem Fall ist das Wirken der Alarmreaktion im Sinne einer akuten Alarmaktivierung so deutlich über das Ausdrucksverhalten einer Person sichtbar wie bei Frau Sommer im ersten Fallbeispiel. Das folgende Fallbeispiel von Herrn Baum soll dies illustrieren:

Herr Baum: Beschreibung von Bewältigungsverhalten bzw. dysfunktionalem Coping

Herr Baum wirkt bei der Begrüßung etwas ernst, macht es der Therapeutin aber durchaus leicht, mit ihm in Kontakt zu treten. Dies kommt zustande, indem er Blickkontakt herstellt und bereitwillig auf ein paar Takte Small Talk eingeht. Er macht es sich im Therapiesessel sichtlich bequem, wirkt dabei leger und ungezwungen, wenn auch deutlich wird, dass er auf die Gelegenheit wartet, seine emotionale Situation schildern zu können. Auf die Nachfrage der Therapeutin hin tut er das dann auch in einem flüssigen und gut zusammenfassenden Erzählstil. Dabei fällt auf, dass er einzelne Details über sein Befinden in den letzten Tagen mit Worten wie „lustig“, „speziell“ und „typisch“ beschreibt, was ihm einen etwas distanzierten Ausdruck verleiht, insbesondere im Zusammenhang mit für Herrn Baum eher belastenden Inhalten. Als leidvoll beschreibt er dann auch seine morgendlichen Anlaufschwierigkeiten, seine ängstliche Selbstbeobachtung im Hinblick auf Anzeichen für sich entwickelnde Panikzustände und seine Sorgen im Zusammenhang mit seiner beruflichen Perspektive.

Als die Therapeutin im weiteren Gespräch Herrn Baum mit einer Skizze einer möglichen Zukunft konfrontiert, in der er bei seiner beruflichen Tätigkeit mehr auf seine aktuellen Leistungsgrenzen Rücksicht nehmen würde, wird deutlich, dass er stark an dem festhält, was als „ideal“ denkbar ist, und dass er nicht bereit ist, dahinter zurückzustehen. Gemessen an diesem hohen Leistungsmaßstab, befindet er sich stets unter einem hohen Risiko, zu scheitern, und muss daher alle möglichen Perspektiven im Voraus verwerfen. In der Folge fühlt er sich hilflos ausgeliefert, was sich in seinem Bedrohtsein angesichts von Panikanfällen widerspiegelt.

Im Gegensatz zu Frau Sommer aus dem ersten Fallbeispiel erscheint es bei Herrn Baum nicht offensichtlich, dass sein Alarmsystem in der geschilderten Szene aktiviert ist. Vielmehr täuscht seine etwas lässige Art des Auftretens auf den ersten Blick über seine Not hinweg. Diese zeigt sich allerdings bei genauerem Hinsehen inhaltlich in einer hilflosen Lebensperspektive, die sich in folgendem gedanklichem Muster widerspiegelt:

„Eigentlich wäre es für mich gar kein Problem, den von mir geforderten Arbeitseinsatz zu leisten, das habe ich ja früher auch schon gemacht. Aber dann fühle ich mich an den meisten Tagen schon beim Aufwachen so komisch und weiß dann: Ich kann mich in diesem Zustand überhaupt nicht auf mich verlassen, sonst riskiere ich einen Panikanfall, dann geht gar nichts mehr. Auf der anderen Seite hat es ja keinen Sinn, dass ich eine Tätigkeit auf einem wesentlich tieferen Niveau verfolge, da könnte ich mich nicht mehr ernst nehmen, das kann niemand von mir verlangen. Es kann doch nicht sein, dass ich dermaßen zurückschrauben muss!“

Herr Baum beschreibt sich in diesem Zusammenhang als frustriert und gleichzeitig verärgert über sich selbst sowie über Außenstehende, die grundsätzlich eine Arbeitsleistung von ihm erwarten könnten. In der Sitzung allerdings wirkt er weiterhin ruhig und wenig durch das Geschilderte betroffen.

Eine Erklärung für diese mangelnde Übereinstimmung zwischen seiner schwierigen Alltagsperspektive und seinem distanzierten Verhalten in der Sitzung kann in seinem spezifischen Bewältigungsverhalten, seinem maladaptiven Coping gesehen werden. Sein legeres Auftreten wie auch seine distanzierte Art, über sein Problem zu sprechen, erscheinen dann als Leistung seines Alarmsystems (in Form des Modus, der in der Schematherapie als „Distanzierter Beschützer“ bezeichnet wird). Herr Baum folgt dabei einerseits unbewusst dem Ziel, sich in seinem Erleben von den berichteten Inhalten „fernzuhalten“, um nicht noch zusätzlich durch die bewusste Wahrnehmung seines aktivierten Zustandes verunsichert zu werden. Es handelt sich also in gewisser Hinsicht um eine „Fluchtreaktion“ mit dem Ziel, die bereits beschriebene positive Rückkoppelung (vgl. Seite 37) zu unterbrechen.

Andererseits soll sein distanziertes Coping auch äußerlich wirken, indem es sichtbare Zeichen für sein Arousal unterbinden und ihm, ganz in Entsprechung zu seinen bewussten hohen Leistungsstandards, einen überlegenen Ausdruck verleihen soll. Er signalisiert damit sich selbst und den Menschen in seinem Umfeld etwa folgende Botschaft: *„Dass ich in jedem Fall die Ruhe bewahren kann, zeigt, dass ich viele Kompetenzen habe, viel Sicherheit bieten, mich aber auch gegen mögliche Rivalen zur Wehr setzen kann. Es lohnt sich also, mich nicht anzugreifen, sondern mich am Leben und den Ressourcen der Gruppe teilhaben zu lassen.“*

Wie das Fallbeispiel mit Herrn Baum zeigt, können gewohnheitsmäßige Bewältigungsreaktionen (hier die Vermeidung der eigenen Betroffenheit) zu Zuständen führen, die kein akutes Arousal erkennen lassen. Dieses Phänomen stellt für Therapeuten eine große Herausforderung dar, sie dürfen nämlich das Ausbleiben einer nach außen deutlich sichtbaren Alarmaktivierung nicht in dem Sinne fehldeuten, dass sich das System beim Patienten in diesem Moment in einem relativen Ruhezustand befinde. Weil ja Patienten in der Therapiesitzung in der Regel belastende Aspekte ihres Alltags thematisieren, müssen Therapeuten in jedem Fall von emotionalen Reaktionen ausgehen, welche die Schilderung darüber begleiten. Eine solche Reaktion kann sich einerseits als Betroffenheit äußern, andererseits als Kampf gegen das Erleben eben dieser Betroffenheit. Das Ausbleiben einer akuten emotionalen Reaktion stellt einen verbindlichen Hinweis dar, dass das Alarmsystem des Patienten eine sichtbare Reaktion im Verhalten oder eine für den Betroffenen spürbare physische und / oder emotionale Reaktion aktiv, wenn auch dem Betroffenen immer noch unbewusst, unterdrückt. Dieses unbewusste Bestreben weist deutlich darauf hin, dass die psychophysische Steuerung auf diese Weise immer noch mit der Situation beschäftigt ist, die das ursprüngliche Erleben einer Bedrohung im System hinterlassen hat, und damit indirekt mit der Bedrohung selbst. Die psychische Dynamik steht also, auch wenn sie nicht durch ein hohes Arousal in Erscheinung tritt, in den beschriebenen Zuständen nach wie vor unter dem Vorzeichen des Überlebens und wird entsprechend durch das Alarmsystem gesteuert.

Lange andauerndes Copingverhalten

Dieser Aktivitätstypus des Alarmsystems kann als „Standby-Coping" bezeichnet werden, im Gegensatz zum „Akut-Coping", wie es im Beispiel mit Frau Sommer zum Ausdruck kommt. Ganz anders als bei Herrn Baum fällt beim Akut-Coping von Frau Sommer die körperlich-motorische Unruhe und Anspannung auf, dazu ein ruheloses und sprunghaftes Denken, das unter unmittelbarem Entscheidungsdruck steht sowie appellatives und verzweifeltes Weinen. Diese Bewältigungselemente dienen in einer akuten Gefahrensituation dazu, schnell körperlich reagieren zu können (Kampf, Flucht und Erstarrung), die Gefahr in ihren Zusammenhängen zu erfassen, damit gezielt ein Ausweg daraus gesucht werden kann, und dazu, durch kommunikative Signale Hilfe aus der sozialen Umgebung zu erhalten.

Das Standby-Coping von Herrn Baum dagegen ist keine Maßnahme im Hinblick auf eine unmittelbare Bedrohung, sondern richtet sich gegen die Verunsicherung, die er akut erleben würde, wenn er sich sein Leiden im Alltag vollumfänglich eingestehen würde.

Beispiele für Akut-Coping sind in der Kommunikation von Herrn Baum ebenfalls zu finden: Empörung („Es kann doch nicht sein, dass ...!“) und die ängstliche Befürchtung weiterer Panikattacken. Neben der oben beschriebenen vermeidenden Copingaktivität („Standby“) bilden diese Inhalte (Empörung, ängstliche Befürchtung) ein kämpferisches resp. ängstlich-vorausschauendes Bezogensein auf sich und seine Situation ab.

Aus der Beschreibung des Bewältigungsverhaltens von Herrn Baum geht somit deutlich hervor, dass die Alarmaktivierung in ganz verschiedene Bewältigungsstrategien münden kann, sei es in Form einer überdauernden Emotionsvermeidung oder einer schnellen Reaktion auf eine akute Bedrohungslage. Außerdem können sich diese Strategien auf unterschiedlichste Aspekte der inneren und äußeren Situation des Individuums beziehen: Kompetent und attraktiv von seinem Gegenüber wahrgenommen werden, Hilfe und Zuspruch von außen bekommen, sich gegen das Erleben des eigenen Aufgewühltseins dauerhaft absichern, eine aufkeimende Panik frühzeitig erkennen, einer physischen Gefahr durch Flucht entkommen, eine unbefriedigende Situation als Zumutung abwerten, durch Grübeln endlich eine Lösung finden wollen etc. Die Vielfalt der möglichen Erscheinungsweisen von Bewältigungsverhalten erklärt auch die recht unterschiedlichen Qualitäten und Inhalte von Alarmaktivierungen auf physiologischer, kognitiver und emotionaler Ebene (siehe entsprechende Kästen oben, Seite 30 ff.).

Würde man Herrn Baum fragen, wie es sich unmittelbar in seinem Erleben auswirkt, wenn er sich etwa in empörten Gedanken über sein Schicksal ergeht, würde er wahrscheinlich, wie viele Patienten, antworten, dass er sich dann weniger hilflos und ausgeliefert fühlt und ihm die empörte Argumentation immerhin eine Ausrichtung seiner Aufmerksamkeit bietet. Das Bewältigungsverhalten verspricht also ein gewisses Maß an empfundenem Schutz, Orientierung und damit an Entlastung.

Bei genauerer Betrachtung zeigt sich, dass *alle* Formen von Bewältigungsverhalten dem Zweck dienen, einen befürchteten Schaden zu begrenzen, und somit die Reduktion des wahrgenommenen Risikos und in der Folge die Beruhigung der Alarmaktivierung verfolgen.

> Ob nun durch Flucht, Kampf, Unterwerfung oder Erstarrung: Alle Bewältigungsvarianten stellen dem Individuum in Aussicht, dass durch die jeweilige Bewältigungsmaßnahme schließlich die aversiv empfundene Alarmaktivierung abklingen wird.

Im folgenden Informationskasten haben wir (ohne Anspruch auf Vollständigkeit) einige typische Beispiele für mitunter über sehr lange Zeit wirksame und im klinisch-therapeutischen Rahmen häufig zu beobachtende Bewältigungsformen zusammengetragen.

Die implizite Steuerung der Alarmreaktion veranlasst das Individuum in jedem Fall dazu, Maßnahmen zu treffen, die eine Abnahme der Alarmaktivierung versprechen. Dies gilt selbstverständlich auch dann, wenn die Aktivierung über symbolisch-abstrakte Inhalte und nicht aufgrund einer tatsächlichen äußeren Bedrohung geschieht, wie weiter oben beschrieben wurde.

Beispiele für Copingverhalten, die im therapeutischen Alltag häufig auftreten

Anmerkung: Diese Verhaltensweisen und Haltungen können der Bewältigung im Rahmen einer Alarmreaktion dienen. Viele der genannten Verhaltensweisen können aber auch Ausdruck einer bewussten Entscheidung oder bewusst eingenommenen Haltung sein. Die Zuordnung einzelner Verhaltensweisen zu einer der vier grundlegenden Formen des Copings ist unseres Erachtens jeweils nur annäherungsweise möglich, weil Handlungstendenzen sich überlagern können. Beispielsweise ist es denkbar, dass sich jemand in einer Beziehung vom anderen zurückzieht (Vermeidung) und dabei innerlich einen Groll hegt (Kompensation).

Flucht (Vermeidung):

- Selbstberuhigendes Verhalten wie Vielsprechen, stereotype Bewegungen, Shoppen, Arbeiten, Essen, Suchtverhalten jeglicher Art (s. dazu Abschnitt 1.2.5)
- Tagträumen
- Rationalisieren, exzessives gedankliches Systematisieren
- Distanzierung von Gefühlen und Gedanken (innere Leere, „Weiss nicht!")
- Grübeln, Suche nach Erklärungen und Ursachenzuschreibungen, Hadern mit der erlebten Situation
- Beschäftigung mit der Schuldfrage
- Selbststimulation, „Sensation Seeking"
- Dissoziation
- Einzelgängertum, Rückzug aus Kontakten und Aktivitäten
- Beschäftigung mit körperlichen Beschwerden

Kampf (Kompensation):

- Leistungsorientierung, Ehrgeiz, Härte gegen sich selbst und andere, „Selbstoptimierung" („fordernde innere Eltern")
- Kritische, vorwurfsvolle Haltung nach innen und außen („kritische innere Eltern")
- Dominanzverhalten, kompetitive und aggressive Verhaltensweisen, Feindseligkeit
- Übertriebene Selbstbehauptung
- Defensive und ausgeprägt argumentative Haltung im Denken und in der Kommunikation
- Anhaltende Streitgespräche führen, im tatsächlichen Austausch mit anderen und in der Vorstellung
- Manipulation und Betrug
- Übertriebene Ordnung, Zwanghaftigkeit
- Fokussierung auf Moralvorstellungen und Bestrafung

- Misstrauisches Kontrollverhalten
- Vorstellungen von Größe und Mächtigkeit
- Rebellion und Empörung
- Ausbeutung, verächtliches Verhalten, Diskriminierung

Unterwerfung:
- Suche nach Anerkennung und Status
- Selbstaufopferung
- Übertriebene Rücksicht auf andere, Zurückhaltung mit eigenen Wünschen, ständiges Sichentschuldigen
- Sich präsentieren in der Opferrolle
- Abhängige Kontaktsuche

Erstarrung:
- Zustand starrer Spannung und Sprachlosigkeit

Weil repetitiv und über lange Zeiträume auftretendes Copingverhalten dem Betroffenen immer wieder vorübergehend ein Gefühl relativer Entspannung verschafft, kann es so scheinen, als ob die ursprüngliche Alarmierung, wenn nicht ganz verschwunden, so doch nicht mehr weiter beeinträchtigend sei. In Wirklichkeit kommt aber die mit der Alarmierung verbundene Sorge beim Betroffenen innen nicht zur Ruhe. Die in der Wahrnehmung sich ständig erneuernde „Notwendigkeit“, das Copingverhalten weiterhin zu „brauchen“, weist vielmehr implizit darauf hin, dass da eben noch etwas lauert im Untergrund, das „gut im Auge behalten“ und bekämpft werden muss. Diese scheinbare Notwendigkeit kann so energieraubend sein, dass Betroffene in der Folge häufig an Erschöpfung zu leiden beginnen. Åsberg (zitiert in Williams, 2015) beschreibt diesen Prozess als „Erschöpfungsspirale“. Über verschiedene Stationen wie Schlaflosigkeit, Energieverlust, Schmerzen, Schuldgefühle, Freudlosigkeit und depressive Stimmung kann sich schließlich ein Zustand nachhaltiger Erschöpfung (Burnout) einstellen.

Im gleichen Zusammenhang lässt sich der Einfluss lange anhaltenden dysfunktionalen Copings auf die Entwicklung und Aufrechterhaltung von Persönlichkeitsstörungen verstehen. Die Persönlichkeitsstörung ist dann Ergebnis und Ausdruck über längere Zeit auftretender Versuche des Alarmsystems, eine meist weit zurückliegende Alarmaktivierung aus dem Bewusstsein zu drängen. Resultat ist eine maßgebliche Behinderung des Realitätsbezugs sowie, über das dadurch verursachte Erleben von Nicht-Kontrolle, die permanente Reaktivierung maladaptiver Copingstrategien.

1.2.4 *Integration der Alarmreaktion in ein Modusmodell*

Die verschiedenen Copingformen, die sich bei einer bestimmten Person in ihrem Denken und Verhalten beobachten lassen, können mithilfe des Modusmodells übersichtlich dargestellt werden, was die Fallkonzeption, die Psychoedukation und die Orientierung des Therapeuten bei weiterführenden Interventionen in der Therapie wesentlich erleichtert. Das Modusmodell, das wir für die Arbeit mit dem Resonanzansatz empfehlen, orientiert sich an dem in der Schematherapie geläufigen Modusmodell (Young, Rygh & Weishaar, 2005; Roediger, 2016), weist jedoch im Vergleich dazu mehrere Anpassungen an das Konzept der Alarmaktivierung auf.

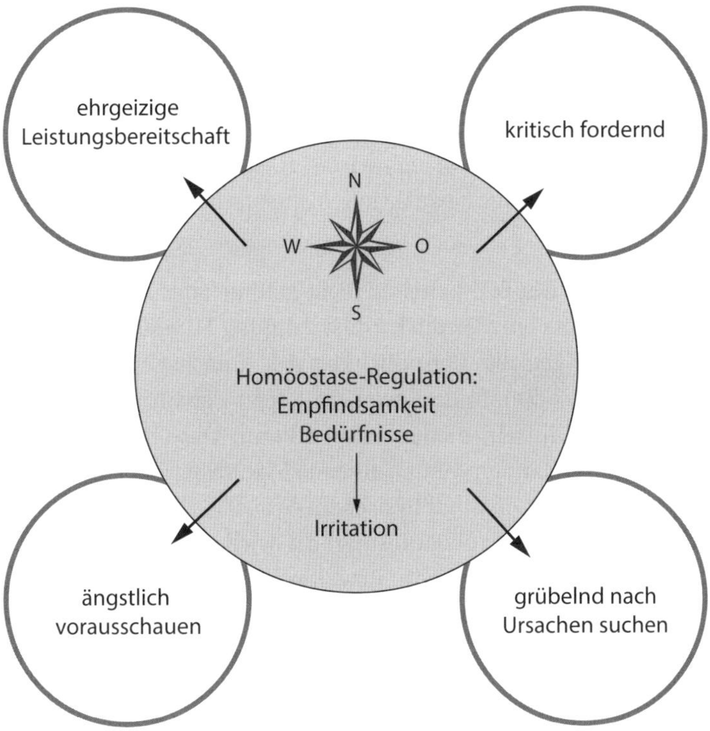

Abbildung 1.5: Grafische Darstellung des Modusmodells im Rahmen der Arbeit im ERR (am Beispiel von Herrn Baum, Seite 41 ff.)

Ihren Ausgang nimmt die durch das hier gezeigte Modusmodell (Abbildung 1.5) veranschaulichte Dynamik in den vitalen Körperprozessen. Sie stellen die zentrale Steuerungseinheit für die beschriebene psychophysische Homöostase dar und umfassen die aktuelle Bedürfnislage einer Person mit ihren laufend auftauchenden und längerfristigen Bedürfnissen. In der schematischen Darstellung werden die Bedürfnisse stark vereinfacht mit dem Symbol eines Kompasses dargestellt, der in einem bestimmten Moment jeweils die Bedürfnislage anzeigt, die bei entsprechender Aufmerksamkeit zu Bewusstsein kommen kann. Ebenfalls bewusstseinsfähig sind die homöostatischen Zustände des psychophysischen „Systems", die sich abhängig vom Grad der Bedürfnisbefriedigung einstellen. Diese Zustände äußern sich auf der emotionalen Ebene entsprechend als Zufriedenheit, Wonne, Genuss und Glücksempfinden im Falle einer geglückten Bedürfnisbefriedigung. Weil diese angenehmen Befindlichkeiten dem Empfinden von Bedrohung und der Auslösung einer Alarmaktivierung direkt entgegenstehen, werden sie in der Darstellung des Modusmodells der Einfachheit halber nicht eigens aufgeführt. Sie können jedoch sehr wohl zur Entwicklung und Aufrechterhaltung von psychischen Problemen beitragen, wenn das Streben nach Bedürfnisbefriedigung selbst als Bewältigungsverhalten in Reaktion auf eine gefühlte Bedrohung verwendet wird (vgl. Abschnitt 1.2.5). Im Spektrum der oben beschriebenen Bewältigungsreaktionen entspricht dieses Streben der Variante „Flucht".

Falls die Befriedigung des Bedürfnisses nicht gelingt oder Anzeichen dafür wahrgenommen werden, dass einer Bedürfnisbefriedigung Hindernisse im Wege stehen, stellt sich eine negativ gefärbte Befindlichkeit ein, zunächst eine ganz unspezifische „Irritation", die sich im Empfinden der betroffenen Person als Unbehagen, innere Unruhe oder Aufgewühltsein niederschlagen kann. Die „Irritation" kann auf der körperlichen Ebene verstanden werden als erste Manifestation, gleichsam als „Zündfunke" des beschriebenen psychophysischen Arousals. Dieses ebnet ursprünglich den Weg für eine konkrete Problemlösung, die wiederum grundsätzlich den oben genannten Erscheinungsformen von Bewältigungsverhalten folgt und dem Ziel dient, die Homöostase zu gewährleisten. Der psychophysische Organismus bleibt also nicht bei der Irritation stehen, sondern mobilisiert sich im Hinblick auf Bewältigungsverhalten mit dem Ziel, letztlich das Überleben zu sichern. Aus der Perspektive des Überlebensprinzips bedeutet das in der Irritation erlebte Unbehagen, dass eine mögliche Bedrohungssituation besteht, die eine sofortige Gegenmaßnahme erfordert. Die Irritation mündet demnach unmittelbar in Bewältigungsreaktionen.

In Abbildung 1.5 sind die Bewältigungsreaktionen als konkrete, erleb- und beobachtbare Bewältigungsmodi dargestellt, die es erlauben, das Verhalten und Erleben von Herrn Baum im beschriebenen Fallbeispiel einzuordnen und nachzuvollziehen. Sie sind wie Blütenblätter um die vitalen Körperprozesse herum angeordnet. Auf diese Weise lässt sich leicht vorstellen, dass die Irritation im Zusammenhang mit der Wahrnehmung von Hindernissen bei der Bedürfnisbefriedigung in die Aktivität eines jeden der dargestellten Bewältigungsmodi münden kann. Grundsätzlich sind als Bewältigungsmodi alle Verhaltensweisen im Sinne der Aufstellung auf Seite 45 f. vorstellbar, z. B. die weiter oben bereits genannten Modi des Inneren Kritikers oder des Distanzierten Beschützers.

Im Vergleich mit den bewährten Darstellungsformen des Modusmodells in der Schematherapie nach Young fällt auf, dass das oben abgebildete Modusmodell weder Eltern-Modi noch Kind-Modi enthält. Die in der Schematherapie thematisierten „Inneren Eltern" im Sinne von kritischen Bewertungen und fordernden Selbstansprüchen werden in dieser Form der Darstellung als „Kritischer" resp. „Fordernder Modus" ebenfalls den Copingmodi zugeordnet (vgl. Informationskasten auf Seite 40 f.). Dies ergibt sich aus deren ursprünglicher Funktion für das Überleben, nämlich das Individuum angesichts bedrohlich wahrgenommener Situationen zu Höchstleistungen anzutreiben und ihm mögliche Verhaltensfehler und sonstige Unzulänglichkeiten eindringlich vor Augen zu führen. Wie bereits weiter oben dargestellt wurde, gilt dies insbesondere für die Orientierung im sozialen Umfeld, welches ursprünglich für das Überleben des Einzelnen entscheidend war. So verstörend und streng diese fordernden und kritischen Modi für die betroffene Person auch sein mögen, so stehen die Inhalte immer im Dienst des Überlebens und spiegeln in ihrer Strenge lediglich die Dringlichkeit dieser Aufgabe wider.

Der in der Schematherapie gebräuchliche Modus des „Wütenden Kindes" wird hier ebenfalls als Bewältigungsform verstanden. Die wütende Reaktion versucht ursprünglich, den erlittenen Verlust, der als irritierend wahrgenommen wurde, durch Unmutsäußerungen und Drohgebärden rückgängig zu machen. Indem wütend auf die äußere Auslösesituation eingewirkt wird, soll die Ursache für die erlebte Irritation markiert und unschädlich gemacht werden. Diese Reaktionsvariante bringt den Vorteil mit sich, dass die betroffene Person unter der Wirkung dieses Modus subjektiv ein gewisses Maß an Kontrolle über die akute Situation erfährt und sich nicht hilflos fühlen muss.

Im Hinblick auf den Modus des „Undisziplinierten und impulsiven Kindes" im klassischen Modusmodell sind wir der Ansicht, „undisziplinierte" Verhaltensweisen seien a priori Lösungsversuche, in denen das Individuum mit möglichst wenig Selbstkontrolle und damit kleinstmöglichem Energieaufwand versucht, eine Situation zu bewältigen. Stößt es nun auf Widerstand in seinem sozialen Umfeld, weil es durch sein Verhalten etwa die Bedürfnisse anderer einschränkt, wird es diesen Widerstand in seinem künftigen Verhalten würdigen, indem es entsprechend mehr Aufwand, z. B. durch Zurückhaltung gegenüber anderen oder verstärkte Anstrengung zugunsten seiner Bedürfnisbefriedigung, betreibt. Schließlich ist ihm ja die möglichst konfliktfreie Einbindung in sein soziales Netz als wesentlicher überlebenssichernder Faktor intuitiv wichtig. Fehlt dagegen eine gewohnheitsmäßige Anpassung an das soziale Umfeld in diesem Sinne, ist dies als Hinweis darauf zu verstehen, dass sich dieses Verhalten bei vorausgehenden Lerngelegenheiten gelohnt hat resp. die Begrenzung durch das soziale Umfeld gefehlt hat. Insofern lässt sich „undiszipliniertes Verhalten" im Sinne eines verfestigten Modus als im sozialen Umgang gelernte Bewältigungsform auffassen, die sich durch die copingtypische Inflexibilität auszeichnet, und weniger als ursprünglich-kindliches Verhaltensprogramm, das erst durch Erziehung überformt werden muss. Aus diesem Grund wird „undiszipliniertes" und „impulsives" Verhalten in dieser Darstellung des Modusmodells auch nicht als „Kindmodus" eingeordnet, sondern als Bewältigungsmodus.

Aufgrund des Modusmodells von Herrn Baum im Fallbeispiel ab Seite 41 lassen sich seine Reaktionen auf Enttäuschungen im Alltag nachskizzieren und auf eine begrenzte Anzahl von Bewältigungsmodi zurückführen. So führt z. B. das Erleben unnötiger und energiezehrender Arbeitsabläufe in seiner ehemaligen Arbeitsabteilung zunächst zur Irritation und sodann zu einem fordernd-kritischen Bewältigungsmuster. Letzteres veranlasst ihn, die Situation etwa mit dem Gedanken zu quittieren: „So etwas dürfte doch eigentlich gar nicht passieren, da müsste mal jemand einen tauglichen Neuentwurf vorlegen!" Diese Forderung setzt sich in einem weiteren Modus fort, der sich als Nächstes auf Herrn Baums „innerer Bühne" zeigt: dem „leistungsbereiten Überflieger". Dieser setzt sich, ohne Rücksicht auf die natürliche Begrenztheit der Ressourcen und das Verhältnis von Aufwand und Ertrag, bedingungslos für die Lösung des Problems ein. Dieses Engagement verheißt aus der Sicht von Herrn Baum letztlich Entspannung und die Zuversicht, künftig diesem spezifischen Problem nicht mehr begegnen und folglich in diesem Zusammenhang keine Irritation mehr erleben zu müssen.

Im Zuge dieser Anstrengung stößt Herr Baum unweigerlich an verschiedene Grenzen, was seinen Ideenreichtum, seine körperliche und geistige Leistungsfähigkeit, die Bereitschaft in seinem privaten und beruflichen sozialen Umfeld, ihn in diesem Vorhaben zu unterstützen resp. die von ihm vorgeschlagenen Veränderung mitzutragen, anbelangt etc. Jede dieser Erfahrungen von Grenzen zieht wiederum Irritation nach sich, die Herr Baum mit einer erneuten Anstrengung beantwortet.

Was Herrn Baum als Reaktionsweise offenbar fehlt, ist die Fähigkeit, die angetroffenen Hindernisse und Limitierungen mit Betroffenheit anerkennen zu können (vgl. Abschnitt 2.3.2). Es erweist sich im Gegenteil in der Therapie mit ihm immer wieder, dass das Hinnehmen von Nachteilen für ihn in erster Linie eine als bedrohlich empfundene Niederlage darstellt. Entsprechend bewertet er diese Haltung als Schwäche und lehnt sie als Verhaltensvariante für die eigene Person strikt ab. Dadurch verausgabt er sich zunehmend, die damit einhergehenden körperlichen und psychischen Empfindungen interpretiert er automatisch und mit steigender Tendenz als bedrohlich, bis er schließlich seinem inneren Erleben nur noch misstrauisch und ängstlich gegenüberstehen kann.

An diesem Punkt folgt die psychische Aktivität dem „ängstlich-vorausschauenden Modus". Dieser Modus versucht den Hindernissen, die sich nicht durch leistungsmäßigen Einsatz beseitigen lassen, mit vermeidendem Verhalten beizukommen, ohne jedoch die weiter oben genannten fordernd-kritischen Erwartungen per se fallen zu lassen.

Die eben geschilderte Dynamik vermittelt fälschlicherweise den Eindruck eines festen zeitlichen Ablaufes der Alarmaktivierung, der sich von einem Modus zum nächsten in einer bestimmten Reihenfolge fortsetzt. Dabei soll der beschriebene Ablauf lediglich als vereinfachtes Modell dienen, um die Art, wie die Modi durch ihre Funktion miteinander verbunden sind, beispielhaft sichtbar zu machen. In Wirklichkeit läuft die Wechselwirkung zwischen den Modi oft so schnell ab, dass eine klare zeitliche Einordnung der Abläufe nicht möglich ist. Außerdem können die Alarmaktivierung und die darauffolgende Dynamik zwischen den Modi aufgrund der weiter oben genannten Generalisierung von jedem beliebigen inhaltlichen Aspekt ausgelöst werden, der assoziativ mit dem beschriebenen thematischen Problemfeld verknüpft ist.

Im Beispiel von Herrn Baum stellt damit die Aktivität des ängstlich-vorausschauenden Modus keineswegs den Endpunkt der Dynamik dar, sondern sie kann wiederum in den Modus der grüblerischen Suche nach Ursachen münden, die sich in der Bemühung um Kontrolle über seine Ängste gedanklich im Kreise dreht usw.

Insgesamt lassen sich mithilfe des Modusmodells die Entstehung und die aufrechterhaltende Dynamik der Angstsymptomatik von Herrn Baum verstehen, die ihn schließlich in die eingangs beschriebene Therapiesituation geführt hat. Im Kontakt zur Therapeutin sieht sich Herr Baum der schwierigen Aufgabe gegenüber, ihr Auskunft über sein Leiden zu geben, dabei aber weiterhin an seiner Auffassung von „Stärke" festzuhalten und gleichzeitig zu vermeiden, sich durch die Schilderung selbst wieder hilflos und ausgeliefert zu fühlen. Alle diese Bestrebungen führen in ihrer Gesamtheit bei Herrn Baum zum weiter oben beschriebenen inkongruenten Verhalten.

Das Modusmodell, in der Form wie in Abbildung 1.5 dargestellt, bildet lediglich die Aktivität des alarmierten Zustandes ab und damit die Teile, die im Dienste des Prinzips des Überlebens stehen und tendenziell die Alarmaktivierung aufrechterhalten.

Der in der Schematherapie gebräuchliche Modus des Gesunden Erwachsenen und mit ihm die Möglichkeit, die Aktivierung herunterzuregeln, sind darin noch nicht berücksichtigt. Die Erweiterung des Modusmodells um den Gesunden Erwachsenen resp. das Erwachsene Bewusstsein findet sich in den Abschnitten 2.2.1 und 2.3. Es sei an dieser Stelle schon darauf hingewiesen, dass in dieser Form des Modusmodells lediglich zwei verschiedene Typen von Modi unterschieden werden, nämlich auf der einen Seite der alarmierte Zustand, wie er in der oben dargestellten und beschriebenen Dynamik zum Ausdruck kommt. Auf der anderen Seite steht das Erwachsene Bewusstsein, das diese Dynamik liebevoll beobachten und auf diese Weise beeinflussen kann (Gesunder Erwachsener). Der alarmierte Zustand umfasst alle Prozesse, die im Rahmen einer Alarmaktivierung ablaufen, einschließlich der physiologischen und emotionalen Veränderungen sowie der Bewältigungsversuche im Denken und Verhalten einer Person. Die bei der Person im alarmierten Zustand beobachtbaren konkreten Bewältigungsmodi lassen sich, wie in der oben gezeigten Darstellung, spezifisch für die betreffende Person benennen.

1.2.5 Streben nach Bedürfnisbefriedigung

Wie zu Beginn des Buches erwähnt, verfügt das Überlebenssystem nicht nur über Mechanismen zur Detektion bedrohlicher Reize und zur Ingangsetzung geeigneter, den Organismus schützender Verhaltensprogramme. Ganz ähnlich – mit umgekehrten Vorzeichen – vermag unser Wahrnehmungsapparat außerdem attraktive Reize zu identifizieren und darauf mit Annäherungsverhalten zu reagieren. Gelingt die Annäherung bzw. das Ergreifen des attraktiven Dinges, werden angenehme, lustvolle Gefühle wach. Dieser Belohnungsmechanismus ist der Alarmreaktion insofern „nachgeschaltet", als er üblicherweise erst in Gang kommt, wenn wir uns in Sicherheit wähnen. Angst und Lust schließen sich in der Regel aus.

Die Suche nach angenehmen, lustvollen Erfahrungen wird vom Gehirn unter den entsprechenden Bedingungen, nämlich der Wahrnehmung der Abwesenheit von Bedrohungen, automatisch in Gang gesetzt und erfolgt zunächst unbewusst. Lustsuchende Handlungsimpulse sind aber ebenfalls bewusstseinsfähig und können damit grundsätzlich auch gesteuert werden. Wie das Auftauchen von Alarmreaktionen gehört das regelmäßige Wachwerden von Lustimpulsen zur natürlichen menschlichen Bedingung.

Eine einflussreiche Studie über die Rolle der Fähigkeit zum Aufschub einer Bedürfnisbefriedigung stammt von Mischel, Shoda & Peake (1988). Im sogenannten Marshmallow-Test (Mischel, Shoda & Rodriguez, 1989) wurde vierjährigen Kindern ein Marshmallow auf einem Teller offeriert. Sie bekamen eine doppelte Portion Marshmallows in Aussicht gestellt, wenn sie es schafften, das vor ihnen liegende Marshmallow eine gewisse Zeit lang liegen zu lassen. Auf den Videoaufnahmen dieser Versuchsanordnung (Mischel, ↗ http://www.youtube.com, 2009) wird ersichtlich, wie bei den Kindern Handlungsimpulse in Gang kommen, nach dem Marshmallow zu greifen, daran zu riechen oder Stücke davon wegzureißen und zu essen. Einige Kinder sind fähig, die auftauchenden Impulse zu unterdrücken und das vor ihnen liegende Marshmallow ganz in Ruhe zu lassen. Andere können der Versuchung nicht widerstehen und beginnen, das Marshmallow zu essen, bevor die für eine doppelte Ration verlangte Zeitspanne abgelaufen ist. Mischel et al. untersuchten dieselben Kinder 13 Jahre später erneut und fanden, dass diejenigen, welche als Kinder länger warten konnten, im jungen Erwachsenenalter erfolgreicher waren in ihrer Ausbildung, als sozial kompetenter wahrgenommen wurden und weniger Drogenprobleme hatten als diejenigen, welche als Vierjährige größere Mühe hatten, ihre Bedürfnisbefriedigung aufzuschieben.

Unter bestimmten Bedingungen kann es zu einer leidvollen Verquickung von der Flucht vor Bedrohung einerseits und der Suche nach Belohnung andererseits kommen. In Situationen, in denen der Betroffene über keinerlei Möglichkeiten verfügt, eine laufende Alarmreaktion selbst herunterzuregulieren und damit wieder ein Gefühl der Sicherheit herzustellen, kann das Gehirn über verschiedene Wege eine „Als-ob-Körperschleife" aufbauen (Damasio, 2013). Das heißt, es kann dem Bewusstsein vorgaukeln, etwas zu fühlen, z. B. ein angenehmes Gefühl des Aufgehobenseins und der Wärme, welches dem wirklichen aktuellen Körperzustand diametral entgegenläuft.

Eine solche Als-ob-Körperschleife kann erzeugt werden durch die Ausführung bestimmter Verhaltensweisen, die an frühere reale angenehme Erfahrungen erinnern. Ein kleines Kind kann beispielsweise am Daumen nuckeln und wird dadurch an Gefühle, die beim Stillen präsent waren, erinnert. Die Wirkung dieses Als-ob-Gefühls der Wärme und Erfülltheit ist indessen nicht so stark und nachhaltig wie das echte Gefühl, das im direkten Kontakt mit der Haut der Mutter und beim Trinken der Muttermilch entstanden ist. Wenn diese vorübergehend beruhigende Möglichkeit vom Kind realisiert wird unter Umständen, in denen es sich in Wirklichkeit alleingelassen und abgetrennt fühlt, wird es sofort wieder auf seine Angst zurückgeworfen, sobald die kurzfristige Wirkung des Nuckelns nachlässt. Wenn keine andere Möglichkeit besteht, die Alarmreaktion zu beruhigen (was bei kleinen Kindern nur durch die erneute physische und psychische Präsenz der wichtigsten Bezugspersonen möglich ist), wird das Kind sofort wieder zum Nuckeln zurückkehren und dieses bei Bedarf noch intensivieren. Im Erwachsenenleben können *alle Handlungen*, die vom Gehirn mit einmal gemachten angenehmen Erfahrungen assoziiert werden, diesem Zweck dienen.

Eine andere Möglichkeit, Als-ob-Körperschleifen aufzubauen, besteht in der Einnahme von Substanzen, welche die Übertragung von Körpersignalen ins Gehirn oder deren „Kartierung" im Gehirn so verändern, dass unangenehme, schmerzhafte Zustände vorübergehend „überblendet" werden.

Jeglichen der Flucht vor aversiven emotionalen Zuständen dienenden Verhaltensweisen (die Einnahme von bewusstseinsverändernden Substanzen eingeschlossen) ist die hohe Repetitivität und die Neigung zur Intensivierung der Handlung eigen.

Beispiele für Substanzen und Handlungen, die „Als-ob-Körperschleifen" aufbauen können:

Substanzen:

- Alkohol
- Benzodiazepine
- Nikotin
- Cannabis
- Kokain
- Heroin
- etc.

Handlungen:

- Sensation-Seeking-Verhalten
- Spielsucht
- Derma- und Trichotillomanie
- Sex / Masturbation
- Arbeiten
- Internetsurfen
- Gamen
- Serien schauen
- Lesen
- Hungern, Binge-Eating, Erbrechen
- Shopping
- etc.

Alle diese Substanzen und Handlungen können Als-ob-Körperschleifen aufbauen. Zur Abhängigkeit bzw. Verhaltenssucht kommt es wahrscheinlich aber nur im Falle eines auf andere Weise nicht zu beruhigenden Alarmsystems. Im Rahmen der laufenden Aktivität des Alarmsystems wird dem Betroffenen ein andauerndes Gefühl der Bedrohung vermittelt, welches die gefühlte Notwendigkeit nach sich zieht, etwas zur eigenen Beruhigung tun zu müssen. Weil die Impulse aus dem Alarmsystem, solange sie nicht ins Bewusstsein gelangen und herunterreguliert werden können, immer einen zwingenden Charakter haben, kann aus der Suche nach gegensteuernden beruhigenden Gefühlen resultierendes Suchtverhalten sich so zäh und beharrlich halten.

1.2.6 Die Verlagerung der Alarmauslöser im modernen Alltag

Wie in den vorangegangenen Kapiteln beschrieben, reagiert das Alarmsystem auf plötzliche und / oder starke Abweichungen von Zuständen, die für das Überleben des Individuums wichtig scheinen, mit Arousal und der Aktivierung von Bewältigungsreaktionen. Sei dies nun ein plötzliches lautes Geräusch, das nicht sofort in die wahrgenommene Umgebung eingeordnet werden kann und über die Erhöhung des Muskeltonus zu einer sofortigen Schutzhaltung führt, oder ein intensives und anhaltendes Empfinden von Hunger, welches das Denken in der Folge in Überlegungen rund um die Möglichkeiten für das Beschaffen von Nahrung engagiert: Die autonome Steuerung regelt alle Prozesse stets in die Richtung, die am ehesten eine Annäherung an das *Ideal der Homöostase* verspricht. Die absolute Homöostase, der hypothetische Zustand, in dem alle Bedürfnisse gleichermaßen perfekt abgedeckt sind, erscheint als der Fluchtpunkt, in dem die Vitalität in ihrem höchsten Maß verwirklicht scheint und auf den folglich alle Regelprozesse abzielen.

Dies spiegelt sich beim Menschen auch kognitiv in seinen Vorstellungen von Erfüllung, seinen Sehnsüchten und dem weitverbreiteten Konzept des Paradieses. In diesen kognitiven Konstrukten taucht als wiederkehrendes Element stets die Vorstellung eines Ortes oder Zustandes auf, bei dem man ankommen könne und nach dessen Erreichen kein weiteres Streben mehr notwendig sei. Demgegenüber fühlt sich der Mensch, der sich diesen Ort noch nicht „verdient“ hat, dazu verdammt, sich „im Schweiße seines Angesichts“ immer wieder mit der Mühsal des Alltags und dessen vielfältigen Unzulänglichkeiten bezüglich der eigenen Bedürfnisbefriedigung herumzuschlagen. Dabei mag wohl nicht nur das Erleben von unerfüllten Bedürfnissen eine zentrale Rolle spielen, sondern auch die damit zusammenhängenden aversiven Alarmzustände, einschließlich der dadurch evozierten negativen Interpretationen über seine Umwelt und die darauffolgende belastende Emotionalität.

Im Vergleich mit seinen vorgeschichtlichen Vorfahren hat sich der moderne Mensch vermutlich schon sehr weit an die absolute Homöostase angenähert, zumindest was die drängendsten körperlichen Bedürfnisse anbelangt: Er braucht in aller Regel keine körperlichen Anstrengungen mehr zu fürchten, die seine Ressourcen ernsthaft angreifen und damit seine Überlebenschancen mindern könnten. Man denke in diesem Zusammenhang etwa an einen Stamm vorgeschichtlicher Menschen, der aufgrund von Nahrungsknappheit oder ungünstigen Witterungseinflüssen gezwungen war, seine angestammte Umgebung auf der Suche nach besseren Lebensbedingungen zu verlassen. In diesem Fall war es absolut ungewiss, ob die Überquerung einer Bergkette in ein fruchtbares Tal oder aber in Ödland führen würde. Im Gegensatz dazu sind die kurz- und mittelfristigen Perspektiven des modernen Menschen auf seine Alltagsumgebung ziemlich absehbar.

Auch im Hinblick auf die Regulation seines körperlichen Wärmehaushaltes verlangt die Umwelt in den industrialisierten westlichen Kulturen dem Menschen kaum noch etwas ab. Diesbezügliche Herausforderungen und damit der Anlass für eine berechtigterweise alarmierte Beschäftigung mit den Möglichkeiten zur Erhaltung der Körpertemperatur, Beschaffung von Brennmaterial etc. entfallen weitgehend.

Besonders eindrücklich begegnet uns dieses Phänomen im Zusammenhang mit der Sicherung der Ernährung des Individuums: Durch die zumindest in den Industrienationen immerwährende Verfügbarkeit von Nahrung läuft der Drang, sich stetig um ein genügendes Maß an Lebensmitteln zu kümmern, gewissermaßen ins Leere (bzw. Volle!). Somit fällt ein ursprünglich zentrales „Betätigungsfeld" des menschlichen Alarmsystems gänzlich weg.

Damit könnte man meinen, der Mensch sei, abgesehen von einigen weniger dringlich wirkenden Bereichen, im Paradies angekommen. Trotz des Umstandes, dass Menschen in unserer Kultur dem Überlebenskampf weitestgehend enthoben sind, scheinen sie aber nicht im selben Maß von den aufwühlenden Alarmaktivierungen befreit zu sein. Vielmehr hat es den Anschein, der Fokus des menschlichen Alarmsystems habe sich in neuerer Zeit von den ursprünglich lebensbedrohlichen Umständen weg hin zu peripherereren Inhalten verlagert. Dies erklärt sich zum einen aus der bereits beschriebenen Fähigkeit des Gehirns, in assoziativen Ketten mögliche negative Ereignisse vorwegzunehmen und das Alarmsystem mit den daraus entstehenden symbolischen Auslösern zu triggern.

Zum anderen scheint das Alarmsystem gewissermaßen auf ein Mindestmaß an auslösenden Bedingungen „angewiesen" zu sein. Es entsteht der Eindruck, dass, wenn die ganz unmittelbaren Bedrohungen bewältigt sind, das Alarmsystem seine Aufmerksamkeit der nächsten Abstraktionsstufe von Bedrohungen zuwendet, also dem Bereich, in dem die erwähnten symbolischen Auslöser relevant werden. Diese Auslöser entbehren jeglicher unmittelbareren Bedrohung für Leib und Leben und hängen meist lediglich noch mit einer tatsächlichen oder möglichen zu erwartenden Enttäuschung (vgl. Abschnitt 2.3.2) zusammen.

Die folgenden Beispiele sollen dies verdeutlichen:

Herr Wolke: der Preis einer Uhr als existenzielle Bedrohung

Herr Wolke hat sich über eine Versteigerungsplattform im Internet eine wertvolle Designeruhr gekauft, mit der er schon lange geliebäugelt hatte, die er aber bisher für überteuert hielt, bis er nun auf ein vergleichsweise günstiges Angebot stieß. Kurze Zeit später erscheint auf seinem Computerbildschirm eine Pop-up-Werbung mit derselben Uhr, zu einem noch günstigeren Preis. Schlagartig verwandelt sich seine anfängliche Freude über das Schnäppchen in Schrecken und Ärger sowie die kognitive Suche danach, wie sich dieser Missgriff hätte verhindern lassen. In den folgenden Stunden leidet Herr Wolke unter einer aufgewühlten Stimmung und grübelt darüber nach, weshalb ihm immer wieder solche Dinge passieren und wie abwertend wohl bestimmte Menschen in seinem Umfeld dieses Ereignis beurteilen würden. Er steigert sich schließlich in eine Wut und Verzweiflung hinein, in der er Gott für dieses Schicksal und seine Rolle als vermeintlicher Verlierer verflucht und Fantasien nachhängt, in denen er Gott mit einem Maschinengewehr erschießt oder ihn mit einer eisenbewehrten Keule zu Tode prügelt.

In diesem Beispiel ist festzuhalten, dass für Herrn Wolke aus der Differenz zwischen dem tatsächlichen Kaufpreis, für den er die Uhr gekauft hat, und dem möglichen tieferen Preis kein tatsächlicher spürbarer Nachteil entsteht. Der Unterschied in den beiden Preisen besteht nur aus Ziffern, die er von seinem Computerbildschirm abliest, und einem unwesentlich tieferen Kontostand nach Abwicklung der Überweisung des Kaufbetrages.

Im nächsten Beispiel suggeriert das Alarmsystem einer Mutter, dass ihre (vollkommen unbedenklichen) Stimmungsschwankungen den Kindern nachhaltigen Schaden zufügen.

Frau Busch: normale Stimmungsschwankungen als Gefahr für die Kinder?

Frau Busch macht sich Sorgen über ihr Verhalten gegenüber ihren Kindern: Immer wieder lasse sie sich von den Kindern aus der Fassung bringen und reagiere dann kühl und schroff. Aufgrund seines empfindsamen Charakters sorge sie sich v. a. um das Wohl ihres jüngeren Sohnes und befürchtet, sie könnte ihn durch ihr impulsives Verhalten dauerhaft schädigen. Dementsprechend fühlt sie sich aufgewühlt, schämt sich für ihren Kontrollverlust und sucht nach dem „tiefer liegenden Problem", das sie so reagieren lässt. Sie nimmt sich jeweils fest vor, sich auf keinen Fall (!) aus der Ruhe bringen zu lassen, was sie regelmäßig in einen Zustand ausgeprägter Spannung versetzt, wenn sie längere Zeit zu Hause mit den Kindern verbringt.

Der anzunehmende Imperativ vonseiten der Evolution, der hinter dieser Umorientierung des Alarmsystems auf abstraktere Auslöser stehen könnte, lässt sich wie folgt skizzieren:

> „Strebe mit allen verfügbaren Ressourcen nach dem Ideal der absoluten Homöostase, d. h., reagiere sofort auf jede wahrnehmbare Abweichung von der perfekten Bedürfnisbefriedigung, denn diese könnte eine existenzielle Bedrohung darstellen. Die Homöostase selbst wirst du dabei sowieso nie erreichen. Falls die aktuellen Wahrnehmungen dies jemals anzeigen sollten, richte deine Aufmerksamkeit sowohl auf peripherere Wahrnehmungen als auch auf alle Inhalte im Reich der kognitiven Abstraktionen und suche intensiv nach möglichen Bedrohungen, die sich hinter dem günstigen ersten Eindruck verbergen könnten. Und belasse es nicht dabei, dich nur auf Bedrohungen zu konzentrieren, sondern bedenke, dass jede Möglichkeit einer Steigerung deines Wohlbefindens unbedingt anzustreben ist, um allfälligen Bedrohungen vorzubeugen. Als Alarmsystem bist du für das primäre Überleben verantwortlich und darfst deshalb nie zur Ruhe kommen."

Oft widerspricht der nach außen demonstrierte rationale Lösungsansatz betroffener Personen ganz klar den Befürchtungen, welche die starken emotionalen Reaktionen bedingen. So kann jemand nach außen die Haltung vertreten: „Ich sage mir ja auch ‚Was soll's!?' 150 Euro sind ja auch nicht die Welt! Wenn ich's nicht wüsste, würde ich es gar nicht merken." Ohne weitere therapeutische Bearbeitung kann die Person sich jedoch kaum vom verpflichtenden Charakter des psychophysischen Alarmzustands distanzieren und damit auch nicht von den entsprechenden kognitiven Inhalten.

Die gegenteilige Tendenz lässt sich oft bei Menschen beobachten, die sich zwar mehrheitlich in der modernen Lebensumwelt bewegen, aber beispielsweise in der Freizeit beabsichtigt oder unbeabsichtigt existenziell bedrohliche Erfahrungen machen, in denen das Alarmsystem eine adäquate Reaktion überhaupt erst ermöglicht (z. B. riskante Bergtouren, Wüstendurchquerungen oder Einsätze in Kriegsgebieten). Solche Momente stellen die Ausnahme im sonst weitgehend homöostatischen modernen Lebensalltag dar und die seltene Gelegenheit, den Vorteil, den der „Überlebens-Service" des Alarmsystems mit sich bringt, zu nutzen. Nach einem solchen Erlebnis berichten Betroffene nicht selten von einem anhaltenden Zustand, der in seiner emotionalen Qualität von Gelassenheit und Zuversicht bis hin zur Euphorie reicht. In diesem Zustand erscheinen die Ungereimtheiten des modernen Alltags nur noch als unbedeutend und werden, wenn überhaupt, nur am Rande mit Bewältigungsmaßnahmen beantwortet. Das erweckt den Anschein, als ob das Alarmsystem bei tatsächlichem Auftreten von überlebensrelevanten Situationen seinen Fokus wieder von den alltäglichen und für das nackte Überleben unbedeutenden Widernissen abwenden würde. Dieser emotionale Zustand liefert zugleich eine Erklärung dafür, weshalb es Menschen gibt, die in ihrer Freizeit absichtlich Erlebnisse aufsuchen, die objektiv gefährlich sind und daher mit einer starken Alarmaktivierung einhergehen:

Sie nehmen offenbar bei dieser Erregungssuche die vitalisierende Wirkung beim Abklingen der Alarmaktivierung vorweg und zielen außerdem auf die nachfolgend veränderte Wahrnehmung von Stressoren und die damit einhergehende Entlastung ab. Es versteht sich, dass etwa die Verfolgung der oben genannten Freizeitaktivitäten nicht ohne Weiteres zu einem bewussten und gezielten Umgang mit dem Alarmsystem führen.

1.2.7 Das Scheitern der Bewältigungsmodi im modernen Alltag

Die Bewältigungsreaktion mit ihrer überlebenssichernden Funktion hat sich in der Frühgeschichte als Antwort auf die damalige Lebensumgebung herausgebildet, die reich war an konkreten Bedrohungen. Symbolisch-abstrakte Denkinhalte, die der Mensch ebenfalls als bedrohlich interpretieren kann, führen im modernen Leben oft genauso zu Alarmaktivierungen und den damit verbundenen Bewältigungsreaktionen resp. Bewältigungsmodi. Auch wenn die Bewältigungsreaktionen in diesem Kontext einen Zugewinn an Kontrolle und Handlungsperspektive versprechen (zumindest aus der Sicht der betroffenen Person), sind sie doch gänzlich ungeeignet, diese unkonkreten, denkbaren, aber nicht real anwesenden Bedrohungen abzuwenden und damit zu einer Entwarnung zu führen. Einerseits ist das lediglich gedanklich repräsentierte Problem durch Handeln (auch auf rein kognitiver Ebene, wie z. B. Hadern, Grübeln, Analysieren etc.) nicht zu lösen, andererseits führt die weitere Beschäftigung damit in Gedanken und Handlungen durch die oben beschriebene positive Rückkoppelung zu einer noch zusätzlich verstärkten Aktivierung. Entgegen der intuitiv mit dem Bewältigungsverhalten verbundenen Erwartung von Kontrolle und Perspektive trägt der Überlebensmechanismus im Umgang mit symbolisch-abstrakten Inhalten tatsächlich nicht zu einer Lösung bei, sondern führt im Gegenteil tendenziell zu einer Perpetuierung der Alarmaktivierung. Außerdem schießt die Mobilisierung von Energien im Rahmen einer Alarmaktivierung hinsichtlich „moderner", also nicht überlebensrelevanter Situationen weit über das Maß hinaus, das für den pragmatischen Umgang mit diesen Situationen erforderlich ist, und führt für den Betroffenen nur zu unnötiger Erregung und nachfolgender Erschöpfung. Diesen Sachverhalt bezeichnen wir in der Psychoedukation mit unseren Patienten als das „Überschießen" der Alarmreaktion.

In diesem Sinne hat sich die psychische Aktivität im Alltag von Herrn Baum (Fallbeispiel Seite 41 ff.) hinsichtlich einiger Reiz-Reaktions-Verbindungen gleichsam in festen Bahnen etabliert und über die Jahre seit seiner erstmaligen psychischen Krise dazu geführt, dass alle möglichen inhaltlichen Aspekte, die sich mit diesen Bahnungen assoziieren lassen, mittlerweile die Funktion von Auslösereizen erworben haben. So verhält sich Herr Baum in seinem Alltag emotionsvermeidend respektive reagiert in verschiedensten thematischen Bereichen mit automatischer Gedankentätigkeit, die sich um das mögliche Auftreten einer Panikattacke dreht. Man könnte sagen, sein Alarmsystem neigt zu einer Generalisierung der etablierten Bahnungen über verschiedene Lebensbereiche hinweg und erlaubt kaum mehr eine psychische Dynamik, die nicht durch diese Bahnungen geprägt ist.

Die Schematherapie spricht in diesem Zusammenhang daher von „frühen maladaptiven Schemata". Innerhalb dieser Schemata sind die assoziativen Bezüge hochgradig automatisiert, was sich in immer wiederkehrenden Gedankengängen und Überzeugungen der Person über sich selbst und über seine Umwelt äußert. Genau das ist es, was ACT als „fusionierte Gedanken" oder einfach „Fusion" bezeichnet (Hayes, Strosahl & Wilson, 2014). Herr Baum geht implizit davon aus, dass sein Gefühlsleben und sein psychischer Antrieb tatsächlich verrücktspielen würden, er immer wieder durch die Sorge über seine Zukunft heimgesucht werde etc. und dass von all diesen Übeln eine reale und relevante Gefahr ausginge.

1.2.8 Der existenzielle Charakter von zwischenmenschlichem Kontakt

Das folgende Fallbeispiel mit Frau Stein enthält in verdichteter Form verschiedene typische Erfahrungen aus der therapeutischen Praxis der Autoren und soll bestimmte zwischenmenschliche Aspekte hervorheben.

Frau Stein: reflexhaftes Kontaktverhalten als unbewusste Bewältigungshandlung

Im Vorfeld der Sitzungen mit Frau Stein bemerkt Therapeutin Mirjam bei sich stets ein deutliches Maß an Nervosität. Nicht, dass Frau Stein sie mit hohen Erwartungen bezüglich ihrer Interventionen belasten oder sie mit Abwertungen bedrohen würde. Es reicht aus, dass sie Frau Stein als sehr mitteilsame Patientin kennt, welche die Zeit in den Sitzungen nach dem Motto zu nutzen scheint: „Teile der Therapeutin möglichst in allen Details mit, was dir alles widerfahren ist, damit sie sich überhaupt in deine Lage hineinversetzen kann." Entsprechend ausführlich fallen ihre Beschreibungen der aktuellen Situation und des kürzlich Erlebten aus. Ihre emotionale Reaktion auf die geäußerten Inhalte lässt sich dabei deutlich an ihrem lebhaften nonverbalen Verhalten ablesen.

Zudem fällt Mirjam immer wieder auf, welch negative Vermutungen Frau Stein hinsichtlich der Motive hinter dem Verhalten anderer Personen hegt. So deutet Frau Stein das Verhalten von Personen in ihrem Umfeld als grundsätzlich aus einer eigennützigen, wenn nicht sogar feindlichen oder abwertenden Haltung heraus motiviert und verhält sich dementsprechend zurückhaltend und vermeidend. Selbst in Situationen, in denen Menschen mit offensichtlich besten Absichten auf sie zugehen, reagiert sie mit einem negativen Vorbehalt und bewirkt damit nicht selten, dass sich die anderen von ihr zurückziehen. Diese Eigenheit erschwert es Mirjam, Frau Stein in ihrem geäußerten Erleben laufend zu validieren. Wird Frau Stein in ihrem Alltag von anderen tatsächlich enttäuscht, achtlos oder abwertend behandelt, steigert sie sich in ihrer Schilderung in eine Empörung, in der sie klar zum Ausdruck bringt, dass die berichteten Erlebnisse eigentlich unzumutbar sind.

Nach einer gewissen Zeit hält Frau Stein kurz inne und bemerkt: „O Gott, was ich da alles erzähle, Sie müssen ja denken ...!“ Dann fährt sie mit ihrem Erzählstrom fort. Was Mirjam am meisten belastet, ist, dass Frau Stein außerdem am Gesicht der Therapeutin zu „hängen“ scheint, als wenn sie auf eine ganz bestimmte Reaktion im Ausdruck von Mirjam warten würde. Mit fortschreitender Sitzungsdauer bemerkt Mirjam, dass sie selbst zunehmend ungeduldig und sogar ein wenig ärgerlich auf die Patientin wird. Die vereinzelten „verständnisvollen“ Rückmeldungen, die sie sich trotzdem abringt, scheint Frau Stein allerdings dankbar entgegenzunehmen. Im Gegensatz zu Mirjam, die am Ende der Sitzung über deren Verlauf enttäuscht ist und von sich ein aktiveres Eingreifen ins Geschehen während der Stunde erwartet hätte, wirkt Frau Stein bei der Verabschiedung durchaus zufrieden und zeigt sich eifrig beim Vereinbaren eines neuen Sitzungstermins. Bei Mirjam verhärten sich die unattraktive Perspektive auf viele weitere solcher Sitzungen mit Frau Stein und der Eindruck, dass sie keine Entwicklung der Patientin in ihrem Umgang mit ihren Problemen erkennen kann.

Wie im ersten Fallbeispiel mit Frau Sommer erscheint auch hier die Patientin in einem sehr aktiven handelnden Zustand, bedingt durch die beschriebene mehrdimensionale Aktivierung.

Beeindruckend an diesem Fallbeispiel ist darüber hinaus sicherlich die Hartnäckigkeit, mit der Frau Stein Sitzung für Sitzung Erlebtes in aller Ausführlichkeit schildert. Fast entsteht der Eindruck, sie würde regelmäßig „schweres Gepäck“ bei der Therapeutin abladen, um sich am Ende der Sitzung, um ein gutes Stück erleichtert und dankbar, wieder in ihre unbefriedigende Lebenssituation zu begeben, mit der Aussicht auf erneute und künftige Entlastung. Offenbar trägt diese vorübergehende Linderung zu einem relativen Gleichgewicht der Patientin bei, das es Frau Stein selbst nicht nötig erscheinen lässt, die Probleme an ihrer Wurzel anzugehen. Dieses Verhalten lässt sich als Äußerung eines sich ausführlich mitteilenden Bewältigungsmodus verstehen.

Aus der Perspektive des kollektiv-evolutiven und auch des individuell-biografischen Verständnisses erweist sich das Gesehenwerden in seiner Situation und in seinem

Erleben als fundamental wichtiges Prinzip des Individuums im Überlebenskampf. Nur wenn ein Kind sich der Aufmerksamkeit seiner erwachsenen Bezugspersonen sicher sein kann, ist eine gezielte Versorgung in Bezug auf seine Bedürfnisse möglich. Letztere kann das Kind selbst, v. a. als Säugling und Kleinkind, nicht leisten und ist daher von der Aufmerksamkeit vonseiten der Erwachsenen existenziell abhängig (Siegel, 2006). Das Gehirn des Kindes ist darauf ausgerichtet, auch kleinste Signale, die eine Unterbrechung oder einen Abbruch dieses Kontaktes zu seiner Bezugsperson signalisieren könnten, sehr schnell zu identifizieren und den Kontakt mithilfe reflexhaft ablaufender Reaktionen wiederherzustellen. Hier findet sich der im Fallbeispiel auf Seite 60 f. erwähnte Bewältigungstypus „reflexhaftes Kontaktverhalten" wieder. Ein eindrückliches Beispiel dafür aus der psychologischen Forschung liefert das Experiment von Tronick (2009):

Das „Still-Face"-Experiment

In einer experimentellen Versuchsanordnung hat Edward Tronick die Reaktion von Kleinkindern auf das Ausbleiben von Kommunikationssignalen der Mutter untersucht. Die Mutter wird in diesem Experiment angeleitet, zunächst wie gewohnt mit ihrem einjährigen Kind zu interagieren. Sie geht auf die Mimik, das Lächeln, die Handzeichen, die Laute des Kindes ein, reagiert darauf ihrerseits – passend zum „Angebot" des Kindes – mit einem Lächeln, Worten und Gesten. Dann dreht die Mutter sich weg, setzt ein versteinertes Gesicht auf *(still face)* und wendet sich so dem Kind wieder zu. Innerhalb etwa einer halben Sekunde zeigt das Kind eine Orientierungsreaktion. Dann versucht es mit den ihm gewohnten Mitteln, die Mutter wieder in den Kontakt zu holen. Es macht Laute, zeigt, lächelt, schaut fragend etc. Die Mutter zeigt keine Regung. Das Kind wird bald unruhig, gibt unmutige Laute von sich, quietscht sehr laut, der Körper beginnt sich zu winden, das Kind schaut weg und beginnt nach etwa zwei Minuten verzweifelt zu weinen. Dann gibt die Mutter ihre versteinerte Miene auf und wendet sich wieder aktiv dem Kind zu, berührt es und reagiert erneut auf die Signale des Kindes. Die starke Stressreaktion klingt sofort ab und das Kind beginnt wieder zu lächeln.

Im Verhalten von Frau Stein spiegelt sich dieses existenzielle Bezogensein in ihrem Drang, ihre äußere wie auch ihre innere emotionale Situation in allen Details vor der Sicherheit spendenden Therapeutin auszubreiten, ursprünglich, um damit die Voraussetzung zu schaffen, optimal von ihr versorgt werden zu können. Während ihrer Schilderung beobachtet sie genau das Gesicht und den Ausdruck von Mirjam, um sicherzugehen, dass ihre Botschaft beim Gegenüber auf Verständnis und Mitgefühl trifft, was ihr die Rückversicherung gibt, dass ihre Botschaft angekommen ist und sich damit die Wahrscheinlichkeit einer bedürfnisgerechten Versorgung erhöht.

Es ist in unserem Fallbeispiel auch genau dieses implizite Übergeben von Verantwortung und die unausgesprochene Erwartung, die Mirjam so belasten, wenn Frau Stein auf diese Weise an ihrem Gesicht „hängt". Außerdem werden Mirjams Unwille und ihre Besorgnis hinsichtlich des weiteren Verlaufs von Frau Steins Therapie vor diesem Hintergrund verständlich und tatsächlich sogar bestätigt.

So sehr die Aufmerksamkeit ihrer Therapeutin in ihrem momentanen Erleben für Frau Stein eine existenzielle Qualität aufweist, so sehr zeigt sie sich in ihrer Schilderung auch zutiefst enttäuscht von Menschen in ihrem Umfeld, die sich offenbar nicht so „versorgend" auf Frau Stein einstellen konnten wie Mirjam. Angesichts der erlebten existenziellen Abhängigkeit von anderen steigert sich diese Enttäuschung im Gespräch mit Mirjam in Empörung über einen Umstand, der so bedrohlich erscheint, dass er, aus der Sicht von Frau Stein, „eigentlich gar nicht vorkommen dürfte". In diesen Momenten wechselt sie in einen empört-klagenden Modus. Aus der Perspektive des bedürftigen Kindes gesehen, stellt sie damit klar, dass sie nicht nur auf Versorgung angewiesen ist, sondern in dieser Abhängigkeit auch schon empfindlich im Stich gelassen worden ist, was den Appell an Mirjam noch verstärkt.

Der Umstand, dass sich hier ein Verhaltensprogramm zwischen zwei erwachsenen Menschen abspielt, das seine Bedeutung aus der existenziellen Abhängigkeit des Kindes von seinen Bezugspersonen schöpft, bedeutet allerdings keineswegs, dass sich Frau Stein hinsichtlich ihrer Entwicklung auf dem Niveau eines Kindes befindet. Das Auftreten dieses Interaktionsmusters ist auch bei Erwachsenen völlig normal, man denke nur einmal an das verbreitete Bedürfnis, einer Vertrauensperson nach einem einschneidenden Erlebnis sein „Herz auszuschütten". Das Kriterium, das entscheidet, ob eine Person in diesem Zusammenhang einen Leidensdruck entwickelt, ist darin zu sehen, ob die Person über verschiedene Verhaltensalternativen verfügt oder aber auf dieses Muster festgelegt ist und folglich auch in der Flexibilität im Umgang mit belastenden Situationen.

1.2.9 Wahrgenommene Realität als kognitives Konstrukt des Alarmsystems

Neben diesem angeborenen Verhaltensrepertoire, das alles daransetzt, die Aufmerksamkeit und Fürsorge einer erwachsenen Person für sich zu gewinnen und zu sichern, ist im Verhalten von Frau Stein noch ein weiteres evolutionär angelegtes Reaktionsprogramm sichtbar. Gerade die Reaktion auf die enttäuschenden Erfahrungen im Umgang mit anderen Personen zeigt eine grundsätzliche Qualität der kognitiven Verarbeitung von (auch im weiteren Sinne) überlebensrelevanten Situationen: die automatische Suche nach Ursachen und konditionalen Verknüpfungen sowie die Tendenz, diese in negativen und bedrohlichen Zuschreibungen zu suchen. Das Generieren von negativen Zuschreibungen ist ein Phänomen, das sowohl auf die weiter oben genannte kognitive Einengung (vgl. Seite 32) als auch auf die Funktionsweise des Strebens (vgl. Abschnitt 1.2.5, Seite 52) zurückgeht.

Auf diese Weise versucht unser Gehirn, bisherige Erfahrungen, in denen unsere Bedürfnisse enttäuscht wurden, auf einen gemeinsamen Erklärungsnenner zu bringen. Auch und gerade die Frustration des grundsätzlichen Bedürfnisses nach Gesehen- und Versorgtwerden spielt bei dieser Suche nach ursächlichen Erklärungen eine zentrale Rolle. Unter die so hergestellten Erklärungen werden in der Folge alle weiteren Erfahrungen subsummiert. Das Gehirn erweist sich in dieser Funktion als „Vorhersage-Organ", welches die gemachten Erfahrungen im Kontext des Überlebens in einen „handhabbaren" Zusammenhang stellt, im Sinne einer Regelextraktion. Der negative Vorbehalt, die Zuschreibung negativer Bedeutung hinsichtlich der eigenen Bedürfniserfüllung verheißt dem Individuum Orientierung und Kontrolle in künftigen Situationen und soll verhindern, dass es einer erneuten (und möglicherweise existenziell bedrohlichen) Frustration seiner Bedürfnisse unvorbereitet ausgeliefert ist. Den Irrtum, dabei bedürfnisfreundliche Situationen fälschlicherweise als bedrohlich einzuschätzen, nimmt das evolutionäre Überlebensprinzip zugunsten der Vereinfachung und des Gefühls der Sicherheit in Kauf. Dies geschieht gleichermaßen nach der impliziten Devise: „Wenn ich überlebe, kann ich mich auch später noch um die Verfolgung meiner sonstigen Bedürfnisse kümmern." Insofern ist das unmittelbare Überleben die Voraussetzung für alle weiteren Lebensinhalte und genießt uneingeschränkte Priorität, und mit ihm auch die beschriebene negative Zuschreibung. Aus demselben dringlichen Grund braucht das Gehirn nicht unbedingt auf eine bereits erlebte Vorläufersituation zurückzugreifen, in welcher Bedürfnisse enttäuscht wurden, sondern geht im Zweifelsfall a priori eher von einer negativen Erwartung aus.

Die ursprüngliche Wichtigkeit dieser vorsichtigen Vorhersage für das Überleben erklärt die Resistenz von gedanklichen Überzeugungen gegenüber therapeutischen Bemühungen, wie sie im Begriff der „kognitiven Fusion" zum Ausdruck kommt (Hayes, Strosahl & Wilson, 2014).

Die Tatsache, dass es sich bei dieser automatischen kognitiven Verarbeitung um ein allgemeines evolutionär entstandenes Reaktionsprogramm handelt, ermöglicht außerdem ein Verständnis dafür, weshalb der Kritische und / oder Fordernde Modus eine grundsätzliche Gegebenheit zu sein scheint und nicht nur bei einzelnen Individuen auftritt, die in ihrer Lebensgeschichte besonders prägende Erfahrungen mit bewertenden und fordernden Bezugspersonen aufweisen. Selbstverständlich müssen in diese Betrachtung auch kulturelle Einflüsse mit einbezogen werden, also die kollektive Prägung vieler Individuen, z. B. durch die Leistungsnormen der modernen Industriegesellschaft. Dennoch scheint es vor dem Hintergrund der Überlegungen zu den Auswirkungen des Alarmsystems zulässig, die Neigung des menschlichen Denkens zur Unterscheidung von „gut" und „schlecht" selbst als „prägende Erfahrung" für das Individuum zu verstehen. Aus dem grundsätzlich bewertenden Denken und der Fähigkeit, Vorstellungen darüber zu generieren, wie die Welt (und die eigene Person in ihr) sein müsste, resultieren die strengen urteilenden und fordernden Modi, die in der Schematherapie herkömmlicherweise auf das biografische Erleben der eigenen Eltern oder sonstiger Bezugspersonen zurückgeführt werden. Die urteilende und fordernde Qualität der tatsächlich erlebten Bezugspersonen wird an die vorbestehende angeborene Erregungsbereitschaft angegliedert und stellt Erfahrungen dar, welche die grundsätzliche Tendenz zur instinktiven Einordnung in die Kategorien „gut" und „schlecht" individuell untermauern.

Aber nicht nur das Wesen des Kritischen und/oder Fordernden Modus speist sich aus dieser impliziten kognitiven Verarbeitung. Jegliche Bewältigungsmodi basieren auf überlebensorientierten Bewertungen der inneren und äußeren Verhältnisse, z. B. ein hilflos-verzweifelter Modus, der mit Gedanken einhergeht wie: „Die Lage ist schlecht und bedrohlich, ich müsste eigentlich etwas dagegen tun, weiß aber nicht, was, und würde mich dazu auch nicht in der Lage fühlen" (vgl. alle bisherigen Fallbeispiele).

Bei Frau Stein äußert sich die bewertende Qualität des Denkens in den negativen Annahmen, die sie im Zusammenhang mit Absichten und Motiven anderer Menschen hegt. Tragisch erscheint hier, dass Frau Stein sich immer wieder in ihren negativen Annahmen über andere bestätigt sieht, nämlich dann, wenn sie auf ihr misstrauisches Verhalten wiederum ebenso zurückhaltende oder anders geartete negative Reaktionen der anderen erntet (im Sinne einer „Self-Fulfilling Prophecy").

Das automatische Aufstellen von negativen Zuschreibungen stellt eine Leistung höherer kortikaler Netzwerke dar, welche im Rahmen einer Alarmreaktion im Sinne des Überlebens genutzt werden. Sie stellen einen integralen Bestandteil jeglicher Alarmreaktion dar. So finden sich auch in den vorangehenden Beispielen von Frau Sommer (Seite 29) und Herrn Baum (Seite 41 ff.) entsprechende kognitive Konstrukte:

Frau Sommer: Beispiel von Zuschreibungen, die im Rahmen von Alarmreaktionen Realitätscharakter erhalten

Frau Sommer sagt von sich nicht etwa, sie habe bisher noch zu keiner Entscheidung gefunden. Das würde ihr immer noch die Möglichkeit lassen, in der kommenden Zeit eine Entscheidung reifen zu lassen. Stattdessen betrachtet sie sich als jemand, die ...

- ... nicht weiß, was zu tun sei.
- ... nicht weiß, wie sie sich entscheiden solle.
- ... sich nicht spüre.
- ... nicht weiß, wie „leben" gehe.

Damit schreibt sie sich Schwächen zu, die, ganz abgesehen vom Wunsch, bezüglich ihrer beruflichen Zukunft eine Wahl treffen zu können, zu scheinbar eigenständigen problematischen Größen werden. Sie zeigt sich selbst und dem Therapeuten, dass bei ihr grundsätzlich etwas nicht stimme und sie deshalb auf Hilfe von außen angewiesen sei. Dieser beklagte „Zustand" verlangt implizit nach einer schnellen Maßnahme, die baldmöglichst Abhilfe schaffen kann, was sowohl die Patientin wie auch den Therapeuten unbesehen stark unter Handlungsdruck setzen kann. Im Hintergrund dieser kognitiven Konstrukte stehen weitere Zuschreibungen, etwa die, dass man doch etwas tun müsse, wie auch die, schließlich zu einer Entscheidung kommen zu müssen. Insgesamt entsteht also, nicht durch die Tatsachen des Geschehenen, sondern durch deren Interpretation, ein Bild, das in hohem Maße beunruhigend ist und entsprechend bei allen beteiligten Personen zu einer Alarmaktivierung führen kann.

Im Beispiel Herrn Baums stechen die Zuschreibungen aufgrund seiner distanziert wirkenden Schilderung nicht unmittelbar ins Auge:

Herr Baum: Beispiel von Zuschreibungen, die im Rahmen von Alarmreaktionen Realitätscharakter erhalten

Die Schilderung seiner aktuellen Situation beginnt etwa so: „Der Morgen heute war wieder lustig, dabei hatten wir noch so viel zu erledigen." Herr Baum verwendet häufig Adjektive wie „lustig", „speziell" und „typisch", die allerdings offenbar Eigenschaften bezeichnen sollen, die er ablehnt und die er, würde er sich nicht gewohnheitsmäßig von allem, was betroffen machen könnte, fernhalten, vielleicht eher mit den Worten „traurig", „enttäuschend", „schmerzlich" oder „bewegend" umschreiben würde. Seinen Zustand beim Erwachen bezeichnet er außerdem als „merkwürdig", was einer direkten Bewertung schon näher kommt. Die Qualität „merkwürdig" ist für ihn ein Hinweis dafür, dass er sich nicht auf sein normales Funktionieren verlassen kann, und darüber hinaus ein Signal für einen drohenden Panikanfall. Auf die konkreten Empfindungen, die diese „merkwürdige" Befindlichkeit ausmachen, geht er gar nicht weiter ein. Stattdessen hat er in der Folge mit einem aus seiner Sicht faktischen bedrohlichen Vorzeichen für eine Panikattacke „zu tun", das sein Alarmsystem zu einem noch höheren Niveau der Aktivierung anregt. Die Auswirkungen davon nimmt Herr Baum wiederum ängstlich und erwartungsvoll als unangenehme Körperempfindungen wahr, sie scheinen seine ursprüngliche Zuschreibung zudem zu bestätigen („Angst vor der Angst").

Die Erfahrung, eine berufliche Tätigkeit auf einem fachlich tieferen Niveau anzunehmen, lehnt er von vornherein ab, während er sich auf die konditionale Zuschreibung stützt, er könne sich dann selbst nicht mehr ernst nehmen. Diese kognitive Verknüpfung nimmt in der Folge die Qualität einer Tatsache an. Aus diesem Grund ist er nachvollziehbarerweise der Meinung, das könne niemand von ihm erwarten. Allerdings handelt es sich in Wirklichkeit auch hierbei nur um eine gedankliche Konstruktion, die tatsächliche Erfahrung könnte allenfalls enttäuschend sein, ihn betroffen machen oder ihn zu schmerzlichen Anpassungen zwingen. Die Konsequenz, er könne sich dann selbst nicht mehr ernst nehmen, scheint bei genauerem Hinsehen allerdings nicht wirklich plausibel. An diesem Beispiel wird gut ersichtlich, wie diese zuschreibenden kognitiven Konstrukte tatsächlich einengend wirken und den Erfahrungen „aus erster Hand" im Wege stehen.

Selbstverständlich gilt für alle in den bisherigen Fallbeispielen vorkommenden Zuschreibungen, dass sie zum beschriebenen Aufschaukelungsprozess des Alarmsystems beitragen, indem sie selbst als bedrohlich wirkende „Reize" auf das System zurückwirken und dessen Mobilisierung verstärken oder zumindest aufrechterhalten.

Gefangen in den kognitiven Konstrukten: die Dynamik von Entscheidungsschwierigkeiten

Im vorangehenden Abschnitt wurde gezeigt, wie das Alarmsystem die Entstehung kognitiver Konstrukte begünstigt, welche die betroffene Person in zweierlei Hinsicht einengen, nämlich indem (a) die beschriebenen Zuschreibungen als Gewissheiten erlebt werden und diese (b) durch ihre negative Qualität den Charakter einer Bedrohung annehmen. Im Fallbeispiel von Herrn Baum (Seite 41 ff.) ziehen diese Konstrukte weitreichende Konsequenzen nach sich, etwa dass er sich nach der Wahrnehmung einer „merkwürdigen" körperlichen Befindlichkeit in Erwartung einer nahenden Panikattacke sehr vermeidend verhält oder dass es ihm ganz abwegig erscheint, sich auf eine berufliche Tätigkeit unter seinem angestammten fachlichen Niveau einzulassen. In beiden Fällen bringt er sich dadurch um wichtige weiterführende Erfahrungen und um einen beträchtlichen Anteil an Flexibilität.

Eine häufige Folge der eben genannten Einengungen ist die Schwierigkeit, im Alltagsleben zu einer Entscheidung zu gelangen und deren Konsequenzen pragmatisch zu begegnen. Diese Schwierigkeit spielt in Psychotherapien immer wieder eine große Rolle und stellt in einigen Fällen sogar das zentrale Problem dar, weswegen therapeutische Hilfe aufgesucht wird.

Anhand des hier referierten Konzepts der Bedeutung von Alarm- und Bewältigungsmechanismen für das psychische Leiden kann die Dynamik von Entscheidungsschwierigkeiten leicht eingeordnet werden: Die Aufgabe, zwischen zwei oder mehr Entscheidungsvarianten auszuwählen, wird vom Alarmsystem a priori stets im Hinblick auf die aktuelle Bedürfnislage des Individuums aufgefasst. Dem Alarmsystem geht es immer um die Annäherung an die perfekte Homöostase hinsichtlich einzelner Bedürfnisse und damit immer auch um die Möglichkeit, dass diese Annäherung mehr oder weniger gut gelingt, was für das Alarm-Denken eine unausweichliche Problemstellung bedeutet: Wird bei der Wahl von Alternative A die Befriedigung von Bedürfnis X zugunsten von Bedürfnis Y zurückgestellt und bei der Alternative B im umgekehrten Sinn, entsteht aus der Sicht des Alarmsystems ein Dilemma. Die Möglichkeit einer suboptimalen Bedürfnisbefriedigung nimmt dann, wie oben aufgeführt, die Qualität sowohl einer Gewissheit wie einer Bedrohung an. Sofern die Situation ein längeres Abwägen zwischen beiden Entscheidungsvarianten zulässt (wie es in der Regel der Fall ist, wenn keine unmittelbare Lebensgefahr besteht; es wird in diesem Zusammenhang nochmals auf die Lebensbedingungen des modernen Menschen in der westlichen Überflussgesellschaft hingewiesen, welche die beschriebenen Prozesse in besonderem Maße begünstigen), versucht das Denken, die Konsequenzen einer jeden möglichen Entscheidung hypothetisch so genau wie möglich vorwegzunehmen. Es versteht sich, dass dabei die negativen Aspekte absoluten Vorrang haben. Die tatsächliche Freiheit, die Entwicklung der Situation auf sich zukommen zu lassen, nachdem eine Entscheidung getroffen worden ist, und auch die enttäuschenden Aspekte davon bewusst hinzunehmen, scheint in diesem Zustand gar nicht auf. Das Resultat ist ein aufgewühlter emotionaler Zustand und ein unwiderstehlicher Drang, über die anstehende Entscheidung nachzugrübeln, Vor- und Nachteile abzuwägen, sich die möglichen negativen Konsequenzen lebhaft vorzustellen und sich gleichzeitig dafür zu kritisieren, dass keine schnelle und schlüssige Entscheidung getroffen wird.

Die Aktivierung auf körperlicher, emotionaler und kognitiver Ebene, die das Alarmsystem auch im Angesicht einer bevorstehenden Entscheidung mobilisiert, schießt damit weit über die Bedingungen hinaus, die für das Fassen eines Entschlusses tatsächlich nötig sind. Dieses Überschießen hindert die betreffende Person vielmehr daran, auf pragmatische Weise zu handeln. Auch in diesem Zusammenhang lässt sich das Überschießen vor dem Hintergrund der urtümlichen Lebensbedingungen verstehen, in denen eine starke Mobilisierung von Energien überlebenssichernd war.

1.2.10 Das Alarmsystem als lernfähiges Programm

Die in den vorangehenden Abschnitten beschriebenen Aspekte, nämlich das psychophysische Arousal, die verschiedenen Erscheinungsformen von Bewältigungsreaktionen resp. Bewältigungsmodi im Verhalten, das Streben nach Gesehenwerden im sozialen Raum und das Aufstellen von kognitiven Zuschreibungen stellen angeborene archaische „Maßnahmen" des Menschen dar, mit einer wahrgenommenen Bedrohung umzugehen. Sie sind als evolutionäre Reaktionsprogramme zu verstehen, die sich im Laufe der Entwicklung der Spezies Mensch als „Grundausstattung" des Individuums herausgebildet haben.

Wie schon mehrfach erwähnt, verfügt das Alarmsystem außerdem über die Fähigkeit, konkrete individuell erlebte Ereignisse im Erfahrungsschatz des Individuums zu integrieren. Dadurch wird sein System laufend mit Daten aus aversiven Erfahrungen angereichert, die es in der Verfolgung seiner Bedürfnisse und in der Begegnung mit bedrohlichen Situationen sammelt. Dabei werden nicht nur die für eine Alarmreaktion relevanten Auslösereize im impliziten Gedächtnis vermerkt, sondern auch diejenigen Reaktionen auf der physischen, der emotionalen, der kognitiven Ebene und der Ebene des Handelns, die sich bisher im Umgang mit der erlebten Bedrohung bewährt haben.

Die „Bewährtheit" einer Reaktionsantwort ergibt sich allerdings in erster Linie daraus, ob sie eine Situation herbeiführen kann, in der das Arousal unmittelbar abnimmt. Damit ist aber keineswegs gewährleistet, dass ein reales Problem im Leben des modernen Menschen, das eine Irritation herbeigeführt hat, dann auch gelöst ist. Wie im Beispiel von Herrn Baum ist es für das kurzfristige Abklingen des Arousals durchaus ausreichend, wenn der auslösende Reiz vermieden wird. Seine berufliche Entfaltung beispielsweise wird dadurch aber nachhaltig behindert.

Ein einleuchtendes Beispiel hierfür ist das Bewältigungsverhalten des Aufschiebens (Modus des Distanzierten Beschützers): Wird eine als unangenehm empfundene Aufgabe aufgeschoben, so sinkt aus der Perspektive des Alarmsystems gesehen deren Bedrohungscharakter in diesem Moment, und die physiologische Alarmaktivierung wird „heruntergefahren". Dies geschieht, obwohl die Aufgabe noch nicht erledigt ist, die im Zusammenhang mit der Erledigung erwarteten Mühen noch nicht durchlitten und überdies nun sogar zusätzliche Nachteile durch das Aufschieben zu erwarten sind. In diesem Beispiel kommt die sehr kurzfristige Ausrichtung des Alarmsystems zum Ausdruck, welche ganz auf die unmittelbaren Gefahren in der Frühzeit abgestimmt ist.

In den folgenden Abschnitten wollen wir anhand der Fallvignetten von Frau Sommer, Herrn Baum und Frau Stein aufzeigen, wie sich spezifische Erfahrungen in der

Biografie dieser Menschen auf ihre heutigen Reaktionsgewohnheiten resp. Bewältigungsmodi auswirken und die flexible Verfolgung ihrer Bedürfnisse erschweren.

Frau Sommer: Einarbeitung biografischer Erfahrungen in das Alarmsystem

Frau Sommer wuchs in einem von Strenge und emotionaler Kälte geprägten Elternhaus auf. Als Kind erlebte sie unzählige Situationen, in denen ihre Eltern sehr hohe Erwartungen an sie stellten, denen gegenüber sie sich überfordert und ängstlich fühlte. Dies umso mehr, als sie oft die Verantwortung für ihren um drei Jahre jüngeren Bruder übertragen bekam, um dessen Wohlergehen sie sehr besorgt war. Regelmäßig wurde sie, wenn sie an den Erwartungen der Eltern scheiterte, auf sehr abwertende Art kritisiert und bestraft. Nicht selten musste das Geschwisterpaar die Sanktionen gemeinsam ertragen, was dazu führte, dass sich Frau Sommer nicht nur beschämt und minderwertig, sondern auch ihrem Bruder gegenüber schuldig fühlte. Die Erfahrung, dass sie als Kind die für die Entwicklung ihrer Fähigkeiten nötige Zeit zugestanden bekommt und dass ihren Fehlern mit Wohlwollen begegnet wird, fehlt ihr gänzlich.

Die im Fallbeispiel beschriebene Verzweiflung in der Therapiestunde stellt bei Frau Sommer einen Modus dar, der in ihrem Alltagserleben häufig vorkommt. Er spiegelt gleichzeitig ihre Situation in der Kindheit wider und wiederholt die absolute Dringlichkeit, mit der sie in ihrem Erleben eine Entscheidung finden muss, sowie den als existenziell empfundenen Erfolgsdruck.

Herr Baum – Einarbeitung biografischer Erfahrungen in das Alarmsystem

In Herrn Baums Entwicklungsgeschichte steht die Abwesenheit des Vaters im Vordergrund, die sich einerseits aus seinem beruflichen Engagement, andererseits aus seiner emotionalen Zurückhaltung seinem Sohn gegenüber erklärt. Weil er faktisch als Einzelkind aufwuchs, konzentrierte sich sein Kontakt auf diese Weise innerhalb der Familie auf die Person seiner Mutter. Diese wiederum stützte sich zur Befriedigung ihrer Bedürfnisse nach Nähe in erster Linie auf ihren Sohn und setzte ihn immer wieder der Situation aus, dass er als Tröster für sie da sein musste. So bekam er ihre Einsamkeit und ihre Unsicherheiten in der Auseinandersetzung mit ihrem Alltag hautnah mit, ein Umstand, der von einem Kind grundsätzlich als bedrohlich erlebt wird, weil die Versorgung der Grundbedürfnisse durch einen als beeinträchtigt wahrgenommenen Elternteil nicht gesichert scheint. Tatsächlich konnte seine Mutter in vielen Situationen nicht auf ihn, sein Erleben, seinen Ausdruck und seine Bedürfnisse eingehen. Stattdessen lernte Herr Baum in dieser Zeit, seiner Mutter von sich aus Sicherheit zu vermitteln, indem er sie nicht etwa durch eine ausgeprägte Bedürftigkeit verunsicherte und ihr immer wieder bewies, wie kompetent und stark er sei. Gleichzeitig konnte er intuitiv erahnen, dass sein Vater eigentlich die Rolle des Starken ausfüllen müsste, und suchte entsprechend immer nach einer Orientierung, „wie es eigentlich sein müsste, was eigentlich geleistet werden müsste“ etc. Diese Suche nach einem Ideal der Stärke führte ihn später in jugendliche Subgruppen, in denen er die Anerkennung und den Respekt der anderen gewinnen konnte. Er passte sich dem Umgangsstil dort an und verbarg in der Folge alle Aspekte seines Erlebens im Zusammenhang mit Bedürftigkeit, emotionaler Betroffenheit und Leiden vor seinem Umfeld und auch vor sich selbst noch konsequenter als bisher. Diese Einstellung verschaffte ihm als Erwachsenem über längere Zeit Motivation und Erfolg im Berufsleben, brachte aber auch die Tendenz zur Überlastung mit sich, was schließlich zum ersten Auftreten von Paniksymptomen führte.

Frau Stein – Einarbeitung biografischer Erfahrungen in das Alarmsystem

Frau Stein verbrachte einen Großteil ihrer Kindheit in Pflegefamilien und Heimen. Die häufigen Wechsel ihrer sozialen Bezugsgruppe waren in einzelnen Fällen durch den Verdacht auf sexuellen Missbrauch durch Erwachsene und Peers in ihrem Umfeld bedingt. Im Laufe ihrer Entwicklung lernte Frau Stein, die wenigen Gelegenheiten, in denen sie die ungeteilte Aufmerksamkeit einer Bezugsperson genoss, zu nutzen und sich mit all ihrem Erleben und ihren Bedürfnissen zu zeigen. Gleichzeitig entwickelte sie aber auch eine ausgeprägte Wachsamkeit darüber, wem sie trauen könnte und wer im Kontakt mit ihr nur seine eigenen Interessen verfolgte. Dies hatte oft zur Folge, dass sie sich aus ihrer Bedürftigkeit heraus zu Beginn einer neuen Beziehung stark im Kontakt engagierte, sich jedoch beim leisesten Hinweis auf mangelnde Aufmerksamkeit des Gegenübers hinsichtlich ihrer Belange heftig empörte und prompt zurückzog. Dies entspricht dem Verhalten, das Frau Stein heute noch automatisch in ihrem Alltag steuert und das auch in der Therapiesituation zum Tragen kommt.

Die „Gebrauchsgeschichte“ des Alarmsystems – Schemata sensu Young

Die spezifischen Ereignisse und Umstände sowie die eigenen Körper- und Bewältigungsreaktionen, die mit einer Alarmepisode in der eigenen Lebensgeschichte verbunden sind, prägen sich dem Gedächtnis (meist implizit) ein und dienen fortan als Schablone, um den Betroffenen möglichst früh vor dem Wiedereintritt derselben Bedingung zu warnen und deren Wiederholung entsprechend zu verhindern. Die Erinnerungen an solche Alarmepisoden dokumentieren in diesem Sinn die „Gebrauchsgeschichte“ des Alarmsystems im Leben eines Menschen.

Um die von Young (Young, Rygh & Weishaar, 2005) beschriebenen 18 Schemata vor dem Hintergrund unserer theoretischen Überlegungen darlegen zu können, beziehen wir uns auf folgende Annahmen:

Als zentrales Element zur nachhaltigen Beruhigung des Alarmsystems und zur effektiven Regulierung einzelner Alarmreaktionen sehen wir die Fähigkeit erwachsener Bezugspersonen (und später des Erwachsenen selbst), erlittenen Verletzungen und Enttäuschungen mit offener, warmer und mitfühlender Präsenz zu begegnen. Enttäuschungen selbst können nicht verhindert werden und treten in verschiedenen Bereichen auf: in Beziehungen, im Rahmen von Misserfolgen im Leistungsbereich und im Rahmen von Katastrophen (schwere Krankheiten, Naturkatastrophen, Unfällen, Überfällen etc.). Menschen, die nur sehr wenig oder keine anerkennende und offene Akzeptanz ihrer Enttäuschungen erfahren haben, können die Fähigkeit zur mitfühlenden Anerkennung in der Regel nicht ausbilden. Sie müssen sich in der Regulierung ihrer im Rahmen von Alarmreaktionen auftretenden belastenden Emotionen auf die automatische Tätigkeit des Alarmsystems und die von Geburt an grundsätzlich funktionsfähigen Bewältigungsmechanismen verlassen.

Die von Young genannten Schemata bezeichnen in unserem Verständnis verschiedene Aspekte dieser Dynamik. Anhand von Youngs Einordnung der Schemata in verschiedene Domänen, denen jeweils ein Grundbedürfnis zugeordnet wird, können diese Aspekte gut sichtbar gemacht werden.

In den **ersten beiden Domänen**, welche mit „Abgetrenntheit und Ablehnung“ (Bindungsbedürfnis) und „Beeinträchtigung von Autonomie und Leistung“ (Autonomiebedürfnis) überschrieben sind, werden Bedingungen formuliert, welche in den Bereichen der zwischenmenschlichen Beziehungen und dem eigenen Leistungsvermögen direkt zu Verletzungen und Enttäuschungen führen (im Stich gelassen werden, kalt und gleichgültig behandelt werden, betrogen und misshandelt werden, an Person und / oder Leistungen kritisiert werden, nichts zugetraut bekommen etc.).

In der **dritten Domäne** „Beeinträchtigungen im Umgang mit Begrenzungen“ (Bedürfnis danach, mit realistischen Grenzen konfrontiert zu werden) werden die Folgen benannt, die sich einstellen, wenn das Kind mit den im Leben natürlich vorhandenen Begrenzungen gar nicht oder kaum konfrontiert wird. Gemeint sind Situationen, in denen Kinder und Jugendliche natürlicherweise an die Grenzen der eigenen Fähigkeiten stoßen. Sie sind dann konfrontiert mit der Tatsache, dass die weitere Verfolgung ihrer Bedürfnisse über diese Grenzen hinaus zwangsläufig mit Anstrengung und der zeitweiligen Unterdrückung von Impulsen verbunden ist. Weiter kann unter den gemeinten Bedingungen die Erfahrung ausbleiben, die Bedürfnisse anderer in gleichem Maße anerkennen zu lernen wie die eigenen. Werden solche Erfahrungen durch das Verhalten der Bezugspersonen verhindert, erlebt der Betroffene scheinbar keine Enttäuschungen und sieht dann auch primär keinen Anlass, sich sorgsam um seine Selbstregulation zu kümmern.

In der **vierten** („Fremdbezogenheit", Grundbedürfnis: Wertschätzung durch andere) **und fünften Domäne** („übertriebene Wachsamkeit", Grundbedürfnis: Ausleben von Spontaneität und Spieltrieb), deren Schemata von Young als bedingte Schemata bezeichnet werden, sind keine Bedingungen mehr benannt, sondern Bewältigungsmechanismen im Umgang mit Verletzungen und Enttäuschungen (sich unterwerfen, sich aufopfern, sich kontrollieren, sich antreiben etc.).

Schemata nach Young (in Anlehnung an Schuchardt & Roediger, 2016, und Roediger, 2016):

Domäne 1: Abgetrenntheit und Ablehnung

- **Verlassenwerden / Instabilität:** Von Bezugspersonen alleine gelassen oder nicht gut betreut worden, daher Verlustängste.
- **Emotionale Vernachlässigung:** Zu wenig Liebe und Zuwendung erhalten in Anwesenheit anderer.
- **Misstrauen / Missbrauch:** Emotional, physisch oder sexuell missbraucht und Angst, ausgenutzt zu werden.
- **Soziale Isolation:** In der Jugend ausgegrenzt, sich fremd fühlen, kaum Freunde.
- **Unzulänglichkeit / Scham:** Herabgesetzt oder gedemütigt werden, als Person nicht liebenswert sein.

Domäne 2: Beeinträchtigung von Autonomie und Leistung

- **Erfolglosigkeit / Versagen:** Spiegelt die Erfahrung überkritischer leistungsbezogener Rückmeldungen durch Erwachsene und wertendem Verglichenwerden mit Gleichaltrigen wider.
- **Abhängigkeit / Inkompetenz:** Von den Eltern wenig oder nichts zugetraut bekommen bzw. alltägliche Entscheidungen abgenommen bekommen.
- **Verletzbarkeit:** Ängstlichkeit und Übervorsicht wichtiger Bezugspersonen bzw. die reale Erfahrung von Katastrophen (Krankheiten, Überfällen, Unfällen etc.).
- **Verstrickung / Unentwickeltes Selbst:** Eltern binden das Kind so eng an sich, dass die Entwicklung einer eigenen Identität unmöglich wird.

Domäne 3: Beeinträchtigungen im Umgang mit Begrenzungen

- **Anspruchshaltung / Grandiosität:** Spiegelt den Mangel an Erfahrung mit Grenzen (der eigenen Fähigkeiten, des eigenen Geltungsbereichs, der eigenen Mittel, der eigenen Rechte, des eigenen Einflusses etc.) wider.
- **Unzureichende Selbstkontrolle / Selbstdisziplin:** Spiegelt einen Mangel an Erfahrung mit Situationen des Gefordertseins und der Anstrengung wider.

Domäne 4: Fremdbezogenheit

- **Unterordnung/Unterwerfung:** Fügt sich fremden Vorstellungen aus Angst vor Ablehnung.
- **Aufopferung:** Erfüllt fremde Bedürfnisse, um Zuwendung zu bekommen.
- **Streben nach Zustimmung und Anerkennung:** Verhält sich angepasst bis zur Selbstverleugnung, um gemocht zu werden und dazuzugehören.

Domäne 5: Übertriebene Wachsamkeit und Gehemmtheit

- **Emotionale Gehemmtheit:** Kontrolliert Gefühle und spontane Impulse, um nicht aufzufallen.
- **Überhöhte Standards (unerbittliche Ansprüche):** Hat hohe Ansprüche an sich selbst und andere, macht keine Pausen, perfektionistisch-zwanghaft.
- **Negatives Hervorheben/Pessimismus:** Findet immer das Haar in der Suppe, kann schlecht entscheiden.
- **Bestrafungsneigung:** Keine Fehlertoleranz bei sich und anderen, unbarmherzig.

Diese Themensammlung bzw. Beschreibung verschiedener Alarm auslösender Bedingungen in der Kindheit und Jugend eines Menschen kann sowohl für Therapeuten als auch für Patienten sehr hilfreich sein, um die Entstehung der eigenen Alarmreaktionen und Bewältigungsmodi besser zu verstehen und in den biografischen Bezugsrahmen einzuordnen. Dieses Wissen wiederum kann in der Therapie unterstützend genutzt werden, um Alarmreaktionen besser zu modulieren (vgl. dazu Abschnitt „Der biografische und der evolutionäre Kontext als kognitiver Referenzrahmen“, Seite 94).

1.2.11 *Alarmreaktionen in zwischenmenschlichen Interaktionen*

Austausch von Energie bedeutet Austausch von Information

Neuronen haben wie alle Zellen die Fähigkeit, Informationen von anderen Zellen aufzunehmen. Sie können darüber hinaus aber selbst elektrochemische Signale (Energie) erzeugen und andere Zellen durch die Weitergabe dieser Signale verändern (Damasio, 2013). Das unterscheidet sie von allen anderen Zellarten. Das Gehirn als immenser Verband vieler Milliarden Neuronen, die untereinander über Billionen von Synapsen verbunden sind, bekommt stetig Informationen aus dem Körper, mit dem es über kleinste Verästelungen des Nervensystems aufs Engste verbunden ist, und gibt seinerseits Informationen an die Muskulatur und die Organe des Körpers weiter. „Das Leben“ des menschlichen Organismus besteht demnach aus einem hoch intensiven Informationsaustausch zwischen Körper und Gehirn, das selbst auch Teil des Körpers ist. Das Gehirn ist in diesem Sinn der „verkörperte Mechanismus des Energie- und Informationsflusses“ (Siegel, 2012; S. 28–13, übers. durch die Autoren).

Dieser Informationsfluss beschränkt sich indessen nicht auf das Leben innerhalb eines Organismus, sondern pflanzt sich aufgrund der durch die spezifischen Eigenschaften der Neuronen ermöglichten Fähigkeiten des Wahrnehmungsapparats über die Körpergrenze hinweg fort. Dies hat zur Folge, dass – auch kleinste – Veränderungen beim sicht-, hör-, riech- und fühlbaren Gegenüber wieder Veränderungen der Zellzustände im eigenen Organismus bewirken. Aufgrund der spezifischen Fähigkeiten der Neuronen ist es dem Organismus, solange er lebt, auf zellulärer Ebene nicht möglich, Veränderungen der Zellzustände des Gegenübers zu ignorieren. Da sämtliche Lebensprozesse – Bewegungen, Gefühle, Wahrnehmungen, Gedanken, Intentionen und sogar das Bewusstsein selbst – das Ergebnis dieses Austauschs von Energie (und damit Information) sind, kann es keine noch so kleine Veränderung geben, weder im eigenen Organismus noch beim Gegenüber, die nicht ihrerseits auf die Lebensprozesse sowohl im eigenen als auch im Organismus des Gegenübers einwirken würde. Lebensprozesse sind in diesem Sinne unausweichlich, sie haben immer eine Wirkung und betreffen jegliche Beziehung zwischen Lebewesen.

Hohe Ansteckbarkeit von Alarmreaktionen in der zwischenmenschlichen Interaktion

Aufgrund der hohen Sensibilität des menschlichen Organismus für die Veränderungen beim Gegenüber und aufgrund der Schnelligkeit, mit der diese Veränderungen registriert werden, erstaunt es nicht, dass Alarmreaktionen sich unter Menschen, die miteinander in Kontakt sind, sehr schnell gegenseitig ausbreiten. Wird der Organismus des einen von einer Alarmreaktion erfasst, wird das Gegenüber sofort angesteckt. Wie in Abbildung 1.1 (Seite 22) gezeigt, können den Beteiligten ihre Alarmreaktionen frühestens nach etwa einer halben Sekunde zu Bewusstsein kommen und werden frühestens dann auch steuerbar. In dieser Zeit hat die Ansteckung bereits stattgefunden und die (Bewältigungs-)Reaktionen sind auf beiden Seiten angestoßen. Da die Bewältigungsreaktionen dem „Arsenal“ des Alarmsystems entstammen und letztlich dem Ziel dienen, „die eigene Haut zu retten“, handelt es sich dabei immer um egozentrische Reaktionen. Diese Selbstbezogenheit des Senders wird vom Empfänger als Mangel an Mitgefühl registriert und facht dessen Alarmreaktion weiter an. Reagiert der Empfänger wiederum mit irgendeiner Form egozentrischen Copings, ist der Teufelskreis der belastenden Interaktion geschlossen. Typische Formen der Alarmbewältigung im Sinne des Akut-Copings (vgl. Abschnitt 1.2.3) im Zwischenmenschlichen sind Äußerung von Kritik am Gegenüber, Einnahme einer defensiven Haltung, „Mauern“ und Verachtung (die „vier apokalyptischen Reiter“

nach Gottmann, 1994), wobei Letztere eine besonders schädliche Wirkung entfaltet. Dabei spielt es keine Rolle, ob diese Reaktionen verbal geäußert oder ausschließlich non- bzw. paraverbal transportiert werden. Neben allen Formen des Akut-Copings ist auch jegliches Standby-Coping – z. B. allzu spärliches Eingehen auf Gespräche, anhaltendes Desinteresse, permanente Geschäftigkeit etc. – geeignet, einen belastenden Teufelskreis zwischen zwei Menschen in Gang zu bringen.

Glücklicherweise wirken in zwischenmenschlichen Interaktionen nicht nur Alarm- und Copingreaktionen ansteckend. Auch die wohlwollende, offene, präsente, das Gegenüber in seinem Wesen und aktuellen Zustand anerkennende Haltung eines Senders wirkt auf den Empfänger ansteckend. Die Wahrscheinlichkeit, dass der Empfänger unter dieser Bedingung ebenfalls eine wohlwollende Haltung einnimmt, steigt deutlich an (vgl. Abschnitt 2.2.1).

Bedeutung für die therapeutische Beziehung

Unseres Erachtens beschreiben die genannten Mechanismen nicht nur interaktionelle Abläufe zwischen Ehepartnern, sondern zwischen Menschen überhaupt, d. h. auch zwischen Patienten und Therapeuten (vgl. auch Neumann et al., 2013). Das Wissen um diese Abläufe und vor allem die Entwicklung der Fähigkeit, eigene Reaktionen geeignet zu modulieren, gehört deshalb aus unserer Sicht zwingend zu der Ausbildung von Therapeutinnen und Therapeuten. In Abschnitt 2.3.4 gehen wir näher auf dieses Thema ein.

Zur Veranschaulichung eines interaktionellen Aufschaukelungsprozesses hier das Beispiel einer Sequenz, die sich zwischen Frau Sommer und ihrem Therapeuten abgespielt hat. Das Beispiel knüpft an das Fallbeispiel von Seite 29 an.

Frau Sommer: Interaktioneller Aufschaukelungsprozess in der Therapie

Frau Sommer hat die Sitzung in der beschriebenen Art eröffnet und schaut den Therapeuten unter Tränen hilflos und gleichzeitig ärgerlich fordernd an. Der Muskeltonus des Therapeuten erhöht sich sprunghaft, er bekommt einen trockenen Mund und fühlt sich unwillkürlich angegriffen. Folgende Gedanken gehen ihm durch den Kopf: „Ich muss etwas verpasst haben. Ich habe die Patientin völlig falsch eingeschätzt! Sie ist viel kränker und instabiler, als ich vermutet habe! Was soll ich bloß tun? Ich muss sofort etwas tun, damit sie nach dieser Sitzung nicht noch schlechter dran ist!“ Unterdessen fühlt er den Schweiß aus seinen Achselhöhlen rinnen. Es entspinnt sich folgender Dialog zwischen Frau Sommer und dem Therapeuten:

TH: „Das tut mir sehr leid, dass Sie so verzweifelt sind. Ich wusste nicht, dass es so schlimm ist für Sie!"

FRAU SOMMER *(ist noch stärker alarmiert durch den Tonfall des Therapeuten, die Verzweiflung steigt, der Tonfall wird leicht gereizt und vorwurfsvoll):* „Ja, es ist wirklich furchtbar für mich! – Und ich habe gar nicht den Eindruck, dass Sie mir helfen können!"

THERAPEUT *(fühlt sich durch den Tonfall der Patientin noch stärker angegriffen, wird ärgerlich, lehnt sich im Stuhl zurück und schlägt die Beine übereinander, bemüht sich angestrengt um ruhigen Tonfall):* „Ich brauche halt jetzt auch etwas Zeit, damit wir das alles in Ruhe mal anschauen können. Ich weiß ja noch gar nicht, welche Alternativen Sie haben! – Sagen Sie mir doch noch mal, was Ihnen jetzt alles angeboten wurde vom Jobcenter!"

FRAU SOMMER *(erschrickt, ist der Meinung, dass sie dem Therapeuten in der letzten Stunde alle Alternativen dargelegt hat, wird misstrauisch, fragt sich, ob er ihr überhaupt zuhört, und verstummt instinktiv, schaut den Therapeuten aus großen Augen erschrocken und mit zurückgehaltenen Tränen an. Sie sagt nichts).*

1.2.12 *Fazit: Die Nachteile des Alarmsystems und der daraus entstehende Leidensdruck*

Wie in den vorangehenden Kapiteln ausgeführt, stellt das Alarmsystem eine angeborene und automatische Dynamik des menschlichen Gedächtnisses dar, den gesamten Organismus auf immer differenziertere Art auf den Umgang mit möglichen Gefahren vorzubereiten, um die Anpassungsfähigkeit des Individuums und damit die Wahrscheinlichkeit seines Überlebens zu erhöhen.

Wie in den Fallbeispielen deutlich wurde, führt diese Dynamik generell dazu, dass die Freiheit zur Wahl zwischen verschiedenen Verhaltensalternativen zugunsten von „überlebenssicherndem" Handeln eingeschränkt wird und, die entsprechende Lerngeschichte vorausgesetzt, im Extremfall in einem Funktionieren in rigiden Bahnen resultiert. Der Leidensdruck des Einzelnen ergibt sich dabei aus den folgenden Aspekten:

- der erlebten **Unfreiheit und Inflexibilität** in der Wahl der Verhaltensreaktion auf eine vorgefundene Situation,
- dem Umstand, dass die automatischen Bewältigungsreaktionen zumeist überhaupt **nicht zu den Anforderungen des modernen Lebens passen und eine überschießende Qualität** aufweisen,
- der belastenden Wirkung auf **zwischenmenschliche Beziehungen**,
- der **physischen und psychischen Erschöpfung**, die ein hohes Maß an Arousal über längere Zeit mit sich bringt,

- der **Einschränkung der Erlebnisfähigkeit** von positiven Aspekten im Alltag durch die bedrohungs-fokussierte Aufmerksamkeit,
- der **Blockierung der Lernfähigkeit** in nicht angstassoziierten Lebensbereichen und der **Kreativität**,
- dem Mangel an **Sinnerleben**.

Wie die Aufstellung nahelegt, können diese Einschränkungen grundsätzlich alle Lebensbereiche einschränken und einen maßgeblichen störenden Einfluss auf die Lebensqualität des Einzelnen ausüben, sie können überdies das Ausmaß einer eigentlichen psychischen Störung annehmen (vgl. Kapitel 3).

All dies legt die Wünschbarkeit einer Möglichkeit zur nachhaltigen Einflussnahme des Menschen auf sein Alarmsystem nahe. Allerdings verdeutlichen die Ubiquität der Auswirkungen des Alarmsystems im Alltag der meisten Menschen sowie dessen musterhafte repetitive Aktivität, dass der bewussten Steuerung des Alarmsystems bedeutende Hürden entgegenstehen.

2. Möglichkeiten der Modulation des Alarmsystems

In diesem Kapitel sollen die Strategien zur Einflussnahme auf das Alarmsystem aus den vorangehenden Überlegungen abgeleitet werden. Die folgenden Abschnitte widmen sich noch einmal systematisch den im letzten Kapitel erwähnten Hürden, die eine bewusste Steuerung der Alarmaktivität und ihrer Bewältigungsreaktionen erschweren.

2.1 Grundlegende Hindernisse bei der Modulation des Alarmsystems

A-priori-Qualität der Alarmreaktionen

Wie weiter oben dargelegt, laufen die ersten Prozesse, in denen die wahrgenommenen Reize mit vorhandenen Gedächtnisinhalten verglichen werden, so schnell ab, dass sie willentlich nicht gesteuert werden können. Dem Bewusstsein zugänglich ist in der Regel erst die körperliche Aktivierung, welche nach dem Abgleich der eingehenden Reize ausgelöst wird, sofern das Arousal nicht zu hoch ausfällt und dann die Bewusstseinsfunktion gleichermaßen „überdeckt".

Bei der Beschäftigung mit therapeutischen Maßnahmen zur Eindämmung der Auswirkungen des Alarmsystems scheidet das Unterdrücken der Alarmaktivierung selbst aus diesem Grund von vornherein aus. Demgegenüber setzt die bewusste Einflussnahme an dem Punkt an, an dem der bereits ablaufende Prozess der Alarmaktivierung wahrnehmbar und somit dem Bewusstsein zugänglich ist. Aber auch dann, wenn das Individuum sich damit begnügt, die Alarmaktivierung nicht von vornherein unterdrücken zu wollen, erweist sich die Steuerung der automatisierten Vorgänge zunächst als recht schwierig.

Der systembedingte Widerstand gegen die bewusste Einflussnahme

Zieht man in Betracht, dass den bewusst wahrnehmbaren körperlichen Veränderungen im Rahmen der automatisierten Prozesse ebenfalls Signalcharakter zukommt (i. S. der Bedeutung: „Wenn dieses Muster von körperlichen Empfindungen auftritt, dann sei darauf gefasst, dass irgendeine Gefährdung vorliegt, die nach einer unmittelbaren Bewältigungsreaktion verlangt, also: Tu etwas!“), wird verständlich, weshalb viele Bemühungen von Betroffenen, sich z. B. einer gefürchteten Situation zu stellen, oft im Ansatz scheitern. Ohne weitergehende Übung und ohne bewusst auf dieses Phänomen gefasst zu sein, wird nämlich in der Regel dieses körperliche Signal automatisch wieder mit einem Verhalten beantwortet, das ein möglichst schnelles Abklingen des Arousals verspricht. Das heißt, der Fokus der Aufmerksamkeit wird von den wahrnehmbaren inneren Prozessen gewohnheitsmäßig abgelenkt, hin zu den vermeintlich zu treffenden Bewältigungsmaßnahmen in einer durch Zuschreibungen rekonstruierten Welt.

Im Erleben der betroffenen Person scheint es fast so, als ob das Alarmsystem sich selbst dagegen wehren würde, dass sich die Person seiner Kontrolle entziehen will. Das Schema „kämpft“ gleichsam darum, sich selbst zu bestätigen, wie es Young et al. in ihrem Grundlagenwerk zur Schematherapie beschreiben (Young, Rygh & Weishaar, 2005). Die Erfahrung einer Schwelle, die zugunsten der Einflussnahme auf das Alarmsystem überwunden werden muss, erhält sich meist auch bei Personen, die schon viel Erfahrung und Übung im bewussten Umgang mit diesen Prozessen aufweisen. Die Einflussnahme erfordert jeweils die bewusste Entscheidung im Sinne eines motivationalen Aktes, um aus der rein automatischen Steuerung „auszuscheren“ und höhere kortikale Fertigkeiten abzurufen.

Hoch aufschießende Alarmaktivierung

Je nachdem, wie bedrohlich ein Reiz eingestuft wird, fällt die darauf folgende Alarmaktivierung stärker oder schwächer aus. Wie bereits gezeigt wurde, nehmen die Flexibilität und die Wahlmöglichkeiten im Handeln bei steigendem Arousal rapide ab. Im gleichen Maße reduziert sich die Kapazität, die für höhere Bewusstseinsprozesse zur Verfügung steht und somit auch für die bewusste Steuerung der Aufmerksamkeit. Wird also im Rahmen einer Alarmreaktion ein kritisches Maß an Arousal überschritten, wird die bewusste Einflussnahme mangels verfügbaren „Arbeitsspeichers“ im Gehirn unmöglich. Die betroffene Person wird dann in ihrem Handeln unfrei und ist den ausgelösten Handlungsmustern unterworfen, bis die Alarmaktivierung wieder abklingt. Im Hinblick auf die psychotherapeutische Bearbeitung von Bewältigungsmustern ist es daher entscheidend, das Niveau einer Aktivierung innerhalb des „therapeutischen Fensters“ zu halten, das einerseits das Ablaufen der Aktivierung zulässt, andererseits eine „Restkapazität an Arbeitsspeicher“ gewährleistet. Die unten stehende Abbildung 2.1 knüpft an Abbildung 1.3 (Seite 36) an und soll diesen Sachverhalt veranschaulichen.

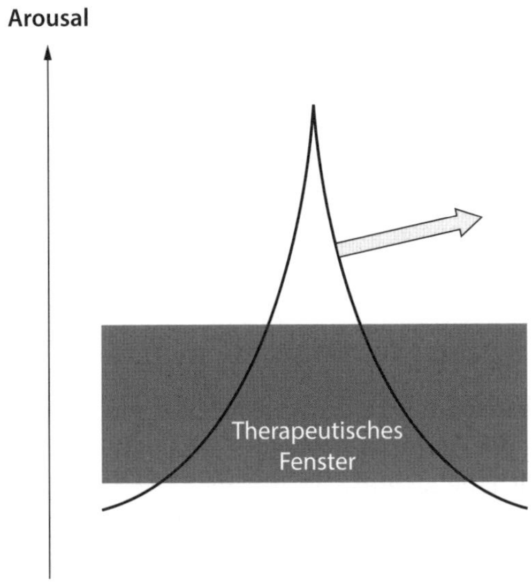

Abbildung 2.1: Das therapeutische Fenster

Mangelnde Wirkung von Willensentscheiden aus der reflektierten Distanz

Die bisher genannten Eigenschaften des Alarmsystems treten nur dann als Hindernisse in Erscheinung, wenn das Alarmsystem aktiviert und dessen Auswirkungen unmittelbar wahrnehmbar sind. Aus der reflektierten Distanz heraus erscheint alternatives Verhalten fälschlicherweise oft lediglich als Frage der bewussten Wahl und Entscheidung, im Sinne von „guten Vorsätzen". Aus dieser durchaus logischen Perspektive erscheint die Aktivierung der Alarmreaktion zu therapeutischen Zwecken unnötig oder sogar störend und wird daher oft vermieden. Die Erfahrung zeigt allerdings, dass Alarmreaktionen das Verhalten unweigerlich bestimmen, sobald die Person sich „im Sog der Ereignisse" wiederfindet. Der Versuch, Bewältigungsreaktionen unter Umgehung ihrer Aktivierung durch einen Willensakt zu unterdrücken und in diesem Sinne auf direktem Wege neues Verhalten zu realisieren, endet also ernüchternd.

Daraus leitet sich eine allgemeine Voraussetzung für die therapeutische Arbeit an der Selbstregulation hinsichtlich des Alarmsystems ab: Sie kann nur dann stattfinden, wenn zuvor eine Alarmreaktion ausgelöst wurde bzw. wenn eine spontane Aktivierung des Alarmsystems bereits vor der therapeutischen Einflussnahme eingetreten ist. Der alternative Umgang mit dem aktivierten Reaktionsprogramm kann nur unter der Voraussetzung eingeübt werden, dass die spezifischen Prozesse, welche die Belastung des Betroffenen spiegeln – d. h. die Körperempfindungen, Gefühle, Handlungsimpulse und die im Alarmzustand auftretenden Kognitionen –, aktuell ablaufen. Aus demselben Grund ist es auch weitgehend wirkungslos, wenn Betroffene im Hinblick auf eine Verhaltensänderung lediglich die Zusammenhänge ihres Verhaltens mit vergangenen Ereignissen herleiten möchten, die das aktuelle Auftreten ihrer Reaktionsmuster erklären können.

Der instinkthafte Charakter des Alarmsystems: die Wachhundmetapher

Wie aus der Charakterisierung in den vorangegangenen Abschnitten hervorgeht, stellt die Aktivierung des Alarmsystems ein instinkthaftes Geschehen dar, das sehr schnell abläuft, Signalcharakter aufweist, in seiner Reaktion auf nicht lebensbedrohliche Situationen überschießend ist und nicht aus der reflektierten Distanz gesteuert werden kann. Ein nützliches Bild, das diesen Sachverhalt veranschaulichen kann, ist das eines Wachhundes, der wachsam auf der Lauer liegt und heftig auf Umgebungsreize reagiert, indem er aufspringt, bellt und an seiner Kette oder Leine zerrt. Als intuitive Reaktion des Hundehalters fallen zunächst zwei Maßnahmen ins Auge, mit denen dieser auf die Aktivierung seines Tieres eintreten kann. Er kann sich beispielsweise von der Aufregung des Hundes anstecken lassen und der Vermutung folgen, dass der massiven Reaktion des Tieres eine ebenso bedrohliche Ursache zugrunde liegen muss. Er versteht das Bellen seines Hundes somit als Signal sowohl für eine Bedrohung als auch für die Notwendigkeit einer entsprechenden Schutzmaßnahme. Das Resultat wäre wohl eine Befindlichkeit, die durch eine sich dauernd wiederholende Schreckreaktion und daraus resultierende Erschöpfung beeinträchtigt wäre. Anzunehmen ist auch, dass die Unruhe, die sich auf diese Weise vom Hund auf den Menschen überträgt, wieder auf den Hund zurückwirkt, der sich in seiner Aktivierung bestätigt fühlt, wenn auch sein Herrchen so aufgeregt reagiert. Unter dieser Bedingung ist keine baldige Beruhigung des Wachhundes zu erwarten.

Angesichts der Tatsache, dass der Hund sein Wachverhalten offenbar sehr häufig auch in harmlosen Situationen zeigt, könnte sich der Halter jedoch auch durch das Bellen, die Unruhe und das Zerren an der Leine in seiner Alltagsbewältigung gestört fühlen und ärgerlich reagieren. Er könnte sich fragen, warum ausgerechnet er ein so sensibles Tier besitzt, welche Fehler er eventuell bei dessen Erziehung gemacht hat etc. Zudem könnte er ungeduldig und genervt auf den Hund einreden, was dessen Beruhigung voraussichtlich ebenfalls eher hinauszögern dürfte.

Beide Varianten, die Alarmansteckung und die ärgerliche Ablehnung, stellen anschaulich dar, welche automatischen Haltungen Menschen gegenüber der Aktivität ihres Alarmsystems oft einnehmen.

Eine dritte, günstigere Form der Einstellung angesichts von Alarmaktivierungen leitet zu den in den folgenden Abschnitten vorgeschlagenen therapeutischen Interventionsstrategien über. Sie lässt sich ebenfalls gut anhand der Wachhundmetapher charakterisieren:

Sobald der Hund Signal gibt, prüft der Hundehalter seine Umgebung im Hinblick auf unmittelbare Gefahren (Beispiele, wie die Therapeutin diesen Schritt konkret anleiten kann, finden sich in den Abschnitten 4.2.1 und 4.4.3). Er tut dies im Wissen, dass sein Tier sehr sensibel reagiert und oft anschlägt, auch wenn keine Gefahr im Verzug ist. Hat er sich vergewissert, dass der Hund lediglich auf unbedeutende Reize reagiert hat, redet er lobend und beruhigend auf ihn ein und belohnt ihn vielleicht sogar mit einer kleinen Leckerei. Das Bewusstsein, dass die Reaktionsbereitschaft seines Hundes zum einen in seiner Natur liegt und zum anderen durch seine Erziehung noch gefördert wurde, erfüllt ihn mit Verständnis und Dankbarkeit seinem Tier gegenüber. Die gelegentliche Unruhe seines Hundes veranlasst ihn zwar immer wieder zur Prüfung der Gefahrenlage und schränkt so seine Freiheit geringfügig ein, stellt gleichzeitig aber schlicht einen Ausdruck von Vitalität dar. Das ruhige und bestätigende Eingehen auf die Reaktion des Hundes wirkt auf diesen beruhigend, sodass er sich schnell entspannt und sich zu Füßen des Hundehalters legt – bis zur nächsten Warnreaktion. Der Hundehalter kann bis dahin wieder frei wählen, wie er handeln und worauf er seine Aufmerksamkeit richten will.

Es versteht sich, dass diese Art des Umgangs mit dem Wachhund auf viel Erfahrung im Umgang mit Hunden zurückgeht, beispielsweise durch das Üben mit dem Tier im Rahmen seiner Erziehung.

2.2 Achtsamkeit als Schlüssel zur bewussten Modulation

Wie im vorletzten Abschnitt erklärt, muss zunächst eine Alarmaktivierung stattfinden, um sie therapeutisch zu bearbeiten. Darüber hinaus verlangt der bewusste Umgang mit der einzelnen Alarmreaktion eine beobachtende Haltung, in der die Person nicht auf die Signalwirkung der Körperzustände und Gedanken, die im Verlauf der Aktivierung auftreten können, mit unmittelbarem Verhalten eintritt, sondern diese beobachtend als Phänomene der Alarmreaktion zur Kenntnis nimmt (vgl. Wachhundmetapher im vorangehenden Abschnitt). Diese Beschreibung deckt sich mit jener des Inneren Beobachters, wie ihn Harrer & Weiss (2015) als erste Komponente eines Vier-Komponenten-Modells zum Verständnis der Achtsamkeit umreißen:

> „Der Begriff des Inneren Beobachters dient als Metapher für einen Perspektivenwechsel. Er beschreibt eine spezifische Art des Beobachtens, bei der sich der Übende mit zunehmender Praxis immer weniger mit den Inhalten der Wahrnehmung identifiziert. In einem Achtsamkeitskontinuum empfindet er sich immer stärker in der Position des Beobachters all der Inhalte seines Gewahrseins" (S. 33).

Die hier genannte Dis-Identifikation kann als gleichbedeutend verstanden werden mit der Defusion in der ACT (Hayes, Pistorello & Levin, 2012), nämlich als die Weigerung, die vermeintlich dringlichen Signale in einer vermeintlich lebensbedrohlichen Umgebung als inhaltlich real und als handlungsrelevant zu betrachten.

Als zweite Komponente nennen Harrer & Weiss die Aufmerksamkeitslenkung (2015, S. 33). Sie bezeichnet die freie, bewusste und willentliche Ausrichtung der Aufmerksamkeit und beinhaltet somit die Möglichkeit, statt auf die Inhalte, die das Alarmsystem hervorbringt, auf das körperliche Empfinden zu fokussieren, das diese Inhalte begleitet.

Gleichzeitig mit dieser Fokussierung erfüllt sich die dritte Komponente der Achtsamkeit, die Gegenwärtigkeit: „Man kann nur beobachten, was gegenwärtig ist. Umgekehrt führt dieser Kontakt mit all dem, was in der Gegenwart geschieht, zu einer Qualität von Präsenz" (Harrer & Weiss, 2015, S. 33). Gegenwärtig ist in diesem Sinne auch nur das *Phänomen* z. B. eines Gedankens und nicht sein Inhalt, das *Phänomen* eines Körperzustandes, aber nicht seine (innerhalb des Alarmgedächtnisses assoziierte) Signalbedeutung. Die Komponente der Gegenwärtigkeit unterstützt also ihrerseits wiederum die dis-identifizierte Perspektive des Inneren Beobachters.

Die vierte Komponente nach Harrer & Weiss (2015) ist die von Akzeptanz geprägte Beziehungsqualität, mit der der Innere Beobachter die Dinge betrachtet und mit der er ihnen begegnet:

> „(Sie) lässt sich mit der Farbe des Lichts vergleichen, mit der der Scheinwerfer der Aufmerksamkeit das Wahrgenommene beleuchtet ... Er ist kein neutraler Beobachter; sein Blick ist von Akzeptanz geprägt. Der Begriff der ‚*Loving Presence*' (Hervorhebung im Original) weist noch über die akzeptierende Haltung hinaus auf eine liebevolle und mitfühlende Qualität" (S.33).

Diese von Akzeptanz geprägte Bezogenheit auf das innere Geschehen beinhaltet außerdem die vorsätzliche **Bereitschaft, auch unangenehme Zustände** zuzulassen und freundlich zu beobachten.

2.2.1 *Die Wirkmechanismen der Achtsamkeit auf das Alarmsystem*

In der therapeutischen Arbeit mit dem Emotionalen Resonanzraum kommt den Übungen im Stil der Achtsamkeit eine zentrale Bedeutung zu. Im Einzelnen wird auf die verschiedenen Übungen, deren Vermittlung und Anleitung in Abschnitt 4.2.3 eingegangen. An dieser Stelle sollen nur die grundsätzlichen Mechanismen erläutert werden, mit denen solche Übungen auf das Alarmsystem einwirken können.

Unterbindung der Rückkoppelung

Wie aus der vorangehenden Charakterisierung der Achtsamkeit hervorgeht, richtet sich die achtsame Perspektive auf das objektiv im Innenraum des Erlebens Angetroffene und nicht auf die damit assoziierten Inhalte. So entzieht sie dem Alarmsystem die Grundlage für ihre angestammte Tendenz zur Aufschaukelung (vgl. positive Rückkoppelung im Abschnitt 1.2.1). In der Folge beschäftigt sich die achtsame Beobachtung lediglich noch mit Körperzuständen und dem Phänomen der spontan auftauchenden Gedanken (Aktivität des sog. „Default Mode Network“, Raichle et al., 2001), welche beide keinerlei Gefahr darstellen und somit die innere Entwarnung und das daran anschließende Abklingen des Arousals zulassen. Diese beobachtende Perspektive entspricht dem Prinzip des „Erlebens“, das im Gegensatz steht zu jenem des „Strebens“, wie es in im Abschnitt „Hoher Handlungsdruck: Streben als überlebenswichtiger und einengender Impuls“ (Seite 36) als Charakteristikum der Alarmreaktion vorgestellt wurde.

Herstellung von Sicherheitsempfinden durch wohlwollende Zuwendung

Die liebevolle und mitfühlende Qualität, die Harrer & Weiss (2015, S. 33) in ihrer Charakterisierung der vierten Komponente der Achtsamkeit betonen, kennzeichnet das Beziehungsgeschehen zwischen dem Inneren Beobachter und den auftauchenden Phänomenen im Innenraum der Person. Die Person teilt sich gleichsam in zwei Teile, in das Objekt der Beobachtung und in das Subjekt (den Inneren Beobachter), das den „Scheinwerfer“ des Bewusstseins auf alle inneren Vorgänge richtet und sie liebevoll und mitfühlend zur Kenntnis nimmt. Die wohlwollende Haltung des Inneren Beobachters – im Folgenden auch „liebevoller Blick“ genannt – beinhaltet eine grundlegende Erlaubnis allen Phänomenen gegenüber, denen er den inneren Raum zur Verfügung stellt. Auf diese Weise können die Äußerungsformen des Alarmsystems statt als Signale für überlebensorientierte Handlungen lediglich als „inneres Geschehen“ ablaufen, ohne eine Auswirkung auf das Verhalten zu haben.

In Abschnitt 1.2.8 wurde das für das Überleben des Kleinkindes so grundlegende Bedürfnis nach Gesehenwerden durch seine versorgenden Bezugspersonen beschrieben. Das wohlwollende Gesehenwerden der Phänomene im Innenraum durch den Inneren Beobachter wirkt nun wie die Zuwendung der Bezugsperson zum kleinen Kind: Es schafft ein Erleben von Sicherheit, dass die eigene Befindlichkeit wahrgenommen wurde und somit die Basis gewährleistet ist für eine adäquate Versorgung der Bedürfnisse. Als Reaktion darauf kann wiederum die Alarmaktivierung, das psychophysische Arousal, heruntergefahren werden.

Gilbert (2013) zielt in eine ganz ähnliche Richtung, wenn er das von ihm sogenannte „Besänftigungs-, Zufriedenheits- und Sicherheitssystem“ (S. 62) ins Zentrum des Therapiekonzeptes der CFT stellt, weil es sowohl das „Bedrohungs- und Selbstschutzsystem“ (S. 57) als auch das „anreiz- und belohnungssuchende Antriebserregungssystem“ (S. 60) zu moderieren vermöge.

> „Die evolutionäre Entstehung der Bindung ... hatte maßgeblichen Einfluss auf die Evolution der Emotionsregulationssysteme und insbesondere auf die Wirkungsmacht eines sozialen Besänftigungssystems, das mittels Endorphinen und Oxytocin operiert. Dieses System und diese Neurohormone spielen eine besondere Rolle bei der Regulierung von Bedrohungsgefühlen und bedrohungsbedingter Erregung.“
>
> (Gilbert, 2013, S. 66)

Er betont dabei die Bedeutung von „Wärme“ als Merkmal der emotionsregulierenden Beziehung:

> „Wärme liegt den positiven Gefühlen von Besänftigung, Beruhigung und Besänftigt*werden* zugrunde – sie *moderiert defensive Emotionen (Wut, Angst, Traurigkeit) und Verhaltensweisen (wie Aggression und Kampf)* und sie kann auch die Verhaltensweisen im Zusammenhang mit Suchen, Handeln, Etwas-Leisten und Sich-etwas-Verschaffen gewissermaßen abschalten.“
>
> (Gilbert, 2013, S. 34, Hervorhebungen im Original)

Letztere Verhaltensweisen würden wir, falls sie automatisiert ablaufen und dem Wohlbefinden der betreffenden Person entgegenstehen, dem Funktionsprinzip des Strebens zuordnen und somit ebenfalls dem Alarmsystem.

In Abbildung 2.2 wird die moderierende Wirkung der liebevollen Zuwendung einer erwachsenen Bezugsperson gegenüber dem Kind mithilfe der grafischen Darstellung des Modusmodells (vgl. Abbildung 1.5) gezeigt.

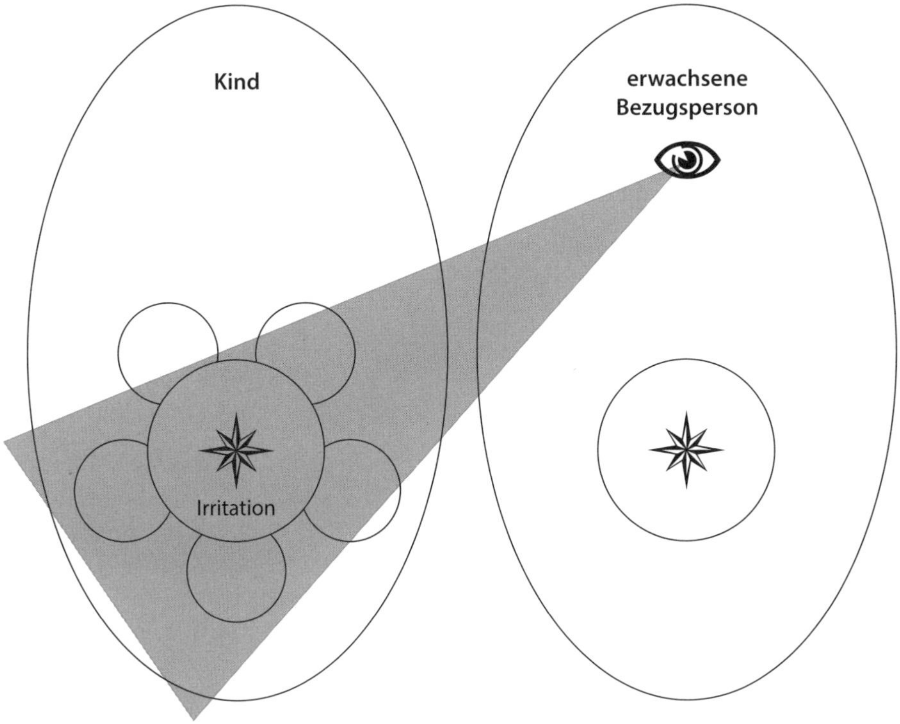

Abbildung 2.2: Die Zuwendung der erwachsenen Bezugsperson und ihre Wirkung auf das kindliche Alarmsystem

Das Erleben des Kindes, vom Erwachsenen gesehen und somit angemessen versorgt zu werden, enthebt es der Aufgabe, sich im Sinne der Bewältigungsreaktionen selbst um sein Überleben kümmern zu müssen. Dementsprechend entsteht ein Gefühl von Sicherheit, das Handeln aus den Bewältigungsmodi heraus kann zurückgenommen und das Arousal gesenkt werden.

Ausschlaggebend für den Wirkmechanismus der wohlwollenden Zuwendung ist im Falle des kleinen Kindes allerdings der Modus, in dem sich die erwachsene Bezugsperson befindet. Weiter oben wurde dargelegt, wie sich die neuronalen Systeme verschiedener Individuen gegenseitig beeinflussen und wie die Alarmaktivierung vom einen auf das andere System übergreift. Aus diesem Grund kann der beruhigende Effekt vonseiten der Bezugsperson nur entstehen, wenn Letztere sich in einem Zustand der Sicherheit, des Wohlbefindens und der zuversichtlichen Kontrolle befindet, auch wenn sie es mit einem Kind zu tun hat, das sich unwohl fühlt, beunruhigt, überfordert oder ängstlich ist.

Diese Voraussetzung gilt uneingeschränkt auch für die Beziehung zwischen dem Alarmierungszustand mit seinen Äußerungsformen und dem Inneren Beobachter. Sämtliche Merkmale, die die Haltung des Inneren Beobachters kennzeichnen, verweisen auf diesen Zustand der Sicherheit:

- akzeptierend
- liebevoll
- wohlwollend
- offen
- erlaubend
- geduldig
- interessiert
- friedvoll
- großzügig
- einladend
- warm
- herzlich
- neugierig
- etc.

Alle diese Eigenschaften stehen jenen des alarmierten Zustandes diametral entgegen und können auf diese Weise eine „entwarnende“ Wirkung auf das Alarmsystem ausüben.

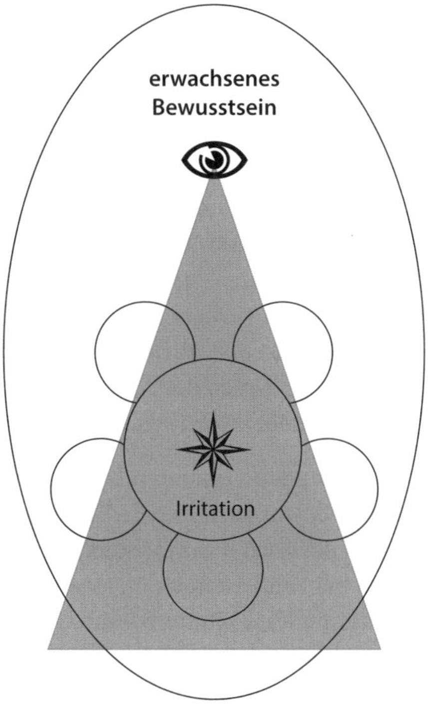

Abbildung 2.3: Das Erwachsene Bewusstsein als Innerer Beobachter moduliert das Alarmsystem des Erwachsenen selbst

Abbildung 2.3 bezieht sich auf die erwachsene Person, die selbst regulierend auf ihr Alarmsystem einwirkt. In der grafischen Darstellung ist die Zuwendung des wohlwollenden Beobachters zum inneren Geschehen sichtbar gemacht. Das Prinzip der Einflussnahme auf das Alarmsystem leitet sich aus der liebevollen Zuwendung der Bezugsperson zum Kind ab, wie sie in Abbildung 2.2 modellhaft dargestellt wurde. Auch hier werden die Bewältigungsreaktionen in einem bestimmten Moment dadurch hinfällig, dass die aktuelle Frustration eines Bedürfnisses sowie das Wirken der Bewältigungsreaktionen vom Bewusstsein wahrgenommen werden, was an die ehemals erlebte Versorgungslage als Kind erinnert und das Herunterfahren des Arousals erlaubt.

Die Charakterisierung des Inneren Beobachters ist im Kern deckungsgleich mit der schematherapeutischen Konzeptualisierung des Modus des Gesunden Erwachsenen sensu Schuchardt & Roediger (2016). Sowohl der Begriff des Inneren Beobachters als auch des Gesunden Erwachsenen beziehen sich auf die Fähigkeit, sich dem inneren Erleben (bei sich selbst oder anderen) absichtsvoll, offen, präsent und wohlwollend zuzuwenden. Für die schematherapeutische Arbeit im Emotionalen Resonanzraum ist es von zentraler Bedeutung, neben dieser warmen Qualität auch die Fähigkeit des Gesunden Erwachsenen zu betonen, sich von den Inhalten und von der Signalbedeutung des im Innenraum Angetroffenen zu lösen. Wird diese Form der Zuwendung im Rahmen der Beschäftigung mit belastenden Episoden aus der Biografie praktiziert (schematherapeutische Imaginationsarbeit), entfällt jegliche Notwendigkeit, in das erinnerte Geschehen einzugreifen. Es genügt dann, alle Empfindungen der erinnernden Person wohlwollend anzuerkennen. Bei der Arbeit im ERR richtet der Gesunde Erwachsene seine wohlwollende Aufmerksamkeit auf die Körperprozesse, geleitet durch sein Wissen über das Wesen des Alarmsystems, und fördert damit die Entkoppelung der Alarmaktivierungen von ihren Bewältigungsreaktionen.

Was die begriffliche Bezeichnung des Gesunden Erwachsenen anbelangt, schlagen wir den Begriff „Erwachsenes Bewusstsein" vor. Mit dieser Bezeichnung wird dem Umstand Rechnung getragen, dass sich dieser Modus erst im Laufe der Reifung zum Erwachsenen entwickelt und bei Kindern noch nicht vorhanden ist. Außerdem wird damit die Bewusstseinsfunktion dieses Modus betont, welche die Fähigkeit der achtsamen Zuwendung erst ermöglicht und das Wissen über das Alarmsystem in die Betrachtung mit einbeziehen kann. Der Kürze halber wird die wohlwollende Eigenschaft in dieser Benennung weggelassen, auch wenn es sich dabei um einen wesentlichen Aspekt handelt. Vom Attribut „gesund" sehen wir in der Resonanzarbeit eher ab, weil es den Gegensatz zu etwas Krankhaftem suggeriert und weil die konzeptuelle Konzentration auf Aktivierungszustände die Dynamik des Alarmsystems mit ihren Bewältigungsmodi ja als etwas grundsätzlich Vitales aufscheinen lässt.

Die beiden beschriebenen Wirkfaktoren, nämlich das Unterbinden der Rückkoppelung und das Herstellen von Sicherheitsempfinden durch wohlwollende Zuwendung, können beide dem Prinzip des Erlebens zugeordnet werden, das dem alarmassoziierten Streben gegenübersteht. Dieser Sachverhalt lässt sich anhand der Trichterdarstellung veranschaulichen. Während in Abbildung 1.3 (Seite 36) das Streben mit seinen körperlichen, emotionalen, kognitiven und verhaltensmäßigen Auswirkungen auf der rechten Seite des Trichters dargestellt wurde, wird das achtsame Erleben in Abbildung 2.4 der linken Seite zugeordnet.

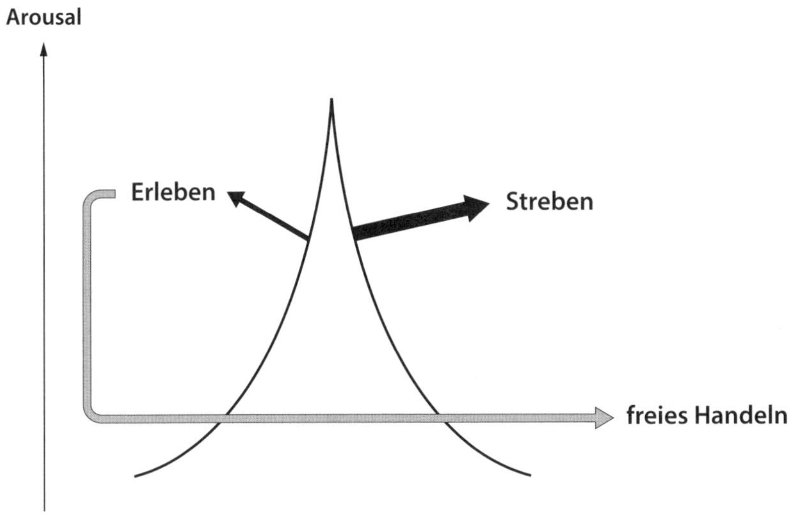

Abbildung 2.4: Selbstregulation mittels Erleben

Es erfolgt also zunächst eine Alarmaktivierung, an die sich dann die bewusste Einschätzung anschließt, dass keine Lebensbedrohung vorliegt. Dementsprechend wird die Entscheidung getroffen, nicht dem Streben zu folgen, sondern die Aktivierung mit wohlwollender Achtsamkeit zu begleiten. Diese „Bewegung“ wird durch den schwarzen Pfeil nach links symbolisiert. Dass der Pfeil nach rechts in der Darstellung viel dicker ausfällt, soll ausdrücken, dass die Tendenz zum Streben dem natürlichen Automatismus entspricht und somit von Anfang an neuronal stark vorgebahnt ist. Dieser intuitiven Geneigtheit des Systems gegenüber ist die Lenkung der psychischen Aktivität nach links lediglich eine Option, die eine bewusste Entscheidung und damit höhere Gehirnfunktionen voraussetzt. Wird sie durch entsprechendes Training gefördert, kann die neuronale Bahnung in diese Richtung verbessert werden, sie kann allerdings nie an die Erregungsbereitschaft der neuronalen Strukturen im Zusammenhang mit dem Streben heranreichen. Die Bereitschaft, mit Streben auf eine äußere Reizkonstellation zu reagieren, wird also immer bestehen bleiben.

Wird die Alarmaktivierung nun mittels des Erlebens begleitet, wird das Arousal über die beschriebenen Mechanismen heruntergeregelt, wie es der graue Pfeil nach unten symbolisiert. Befindet sich das System wieder auf einem moderateren Erregungsniveau, kann unter Zuhilfenahme der vollen Kapazität des psychischen Systems wieder handelnd auf die äußere Situation eingewirkt werden, diesmal allerdings aus freier Entscheidung heraus. Die Selbstregulation über das Prinzip des Erlebens bedingt also keineswegs die „Kapitulation“ gegenüber der Umgebung des Individuums, wie Therapiepatienten die Akzeptanz oft missverstehen.

2.2.2 Auflösen von Anspannung, Einengung und Erlebnisarmut erzeugender Feedbackschleifen durch bewusste Bewegung

Wie weiter oben beschrieben (vgl. Abschnitt 1.1.2), laufen Alarmreaktionen in Form enger Feedbackschleifen zwischen dem Gehirn und dem restlichen Organismus ab. Der Zustand und die Bewegungen des Körpers werden kontinuierlich ins Gehirn zurückgemeldet. Alle Informationen aus dem Körper, welche den laufenden Alarm „bestätigen", führen zu einer Verstärkung bzw. Aufrechterhaltung der Alarmreaktion. Daraus ergibt sich die einfache Interventionsmöglichkeit, den Patienten bestimmte Bewegungen ausführen zu lassen, die den automatischen Reaktionen im Rahmen des Alarms entgegenlaufen. Das Feedback *dieser* Körperinformationen zurück ins Gehirn kann dann zu einer Veränderung des Gehirnzustands beitragen, die eine ähnliche sicherheitsspendende Wirkung nach sich zieht wie der oben beschriebene liebevolle Blick. Bei der Durchführung von aktivierenden und beruhigenden Atem- und Körperübungen ist allerdings wiederum ein waches und von liebevoller Haltung geprägtes Bewusstsein, das die ausgeführten Bewegungen begleitet, von wesentlicher Bedeutung. Eine unachtsame, „blinde", allzu ehrgeizige, „passive" oder in Abwesenheit des Bewusstseins vollzogene Durchführung kann nicht den gewünschten Effekt erzielen. In diesem Falle würde die Ausführung der spezifischen Bewegungen im Stile des „Strebens" oder aber unter Vermeidung des Erlebens erfolgen, was ein deutliches Kennzeichen von Bewältigungsverhalten darstellt. Im Hintergrund dieses Bewältigungsverhaltens wäre wiederum eine negative Zuschreibung zu den Umgebungsbedingungen während der Übung anzunehmen und eben *nicht* die bewusste Wahrnehmung, dass keinerlei Gefahr besteht.

Es ist zu vermuten, dass nicht nur gezielt durchgeführte Atem- oder Körperübungen, sondern auch ungewohnte, d. h. nicht oft ausgeführte Bewegungsabläufe die Feedbackschleifen in der Alarmreaktion zu unterbrechen vermögen. Kann die betroffene Person eine selten oder bisher nie durchgeführte Handlung in achtsamer Haltung ausführen, verändert sich das Feedback von Informationen aus dem Körper ins Gehirn und regt damit ein mehr oder weniger stark verändertes Muster neuronaler Auslösung an. Im Rahmen dieses neuen Musters wird die Bildung von Synapsen zwischen den beteiligten Neuronen angeregt, d. h., es entsteht eine „neue Erfahrung", die dem in jeder längeren Episode andauernder Alarmreaktionen inhärenten Verlust von positiven Verstärkern entgegenwirkt.

2.3 Der Emotionale Resonanzraum (ERR)

Das Konzept des ERR steht in unmittelbarem Zusammenhang mit den beiden vorgenannten Wirkfaktoren der Achtsamkeit auf das Alarmsystem (Unterbinden der Rückkoppelung und Herstellen von Sicherheitsempfinden) und dem darin beschriebenen Modus des Erwachsenen Bewusstseins. Der ERR stellt gleichsam einen „Ort“ dar, an dem sich die Dynamik des Alarmsystems ereignen und ausbreiten darf, ohne dass die betroffene Person sich mit den gedanklichen Inhalten befassen oder die gefühlten Handlungsimpulse ausführen muss. Er gewährt gleichzeitig einen Ort der Sicherheit in einer von Wärme, Anteilnahme und Interesse geprägten Beziehung zum Therapeuten, an dem es möglich wird, die Aktivität des Alarmsystems aus der Perspektive der achtsamen Betrachtung als erlebbares Phänomen zu beobachten.

Über die verbale Rückmeldung der Person und ihre nonverbalen Signale während des Beobachtens ist der Therapeut am erlebten Geschehen innerhalb des Resonanzraumes beteiligt. Er kann so jede Tendenz der Person im Sinne des Strebens, in Bewältigungsreaktionen „einzusteigen“, wahrnehmen. Aufgrund der grenzüberschreitenden Qualität des psychischen Informationsflusses lässt er sich nämlich ansatzweise von den Impulsen der Person „anstecken“, ohne dadurch in eine Bewältigungsaktivität seinerseits zu verfallen. Ähnlich dem Resonanzkörper eines Instrumentes nimmt er im übertragenen Sinne die Schwingungen des Gegenübers auf, um ihm durch seine Rückmeldungen eine bewusste Orientierung innerhalb der erlebten Dynamik zu ermöglichen und damit die Wahl zu lassen, dem Sog der gelernten automatischen Gewohnheit zu widerstehen.

Unter dieser therapeutischen Bedingung findet demnach im Resonanzraum der betroffenen Person sowohl eine Konfrontation mit Erlebnisinhalten als auch eine Neugestaltung der Haltung dazu statt. Voraussetzung dafür ist, dass sich der Resonanzraum der Person und jener des Therapeuten berühren und auf diese Weise gegenseitig beeinflussen können: Der Therapeut greift die Impulse aus dem Alarmsystem der Person auf und wirkt auf deren System zurück, indem er eine gelassene, neugierige und wohlwollende Haltung beibehält (Vermittlung von Sicherheit) und sein Gegenüber auf ganz bestimmte Erlebnisinhalte und Reaktionsalternativen hinweist.

Durch das ausgeprägte Ausgerichtetsein auf jegliche automatisch ablaufende Impulse körperlicher und / oder gedanklicher Art können im ERR nicht nur akute Alarmreaktionen wahrgenommen werden, sondern auch die grundsätzliche Bereitschaft des Systems im Ruhezustand, Missempfindungen oder spontane negative Gedanken hervorzubringen, die dann eine Alarmreaktion nach sich ziehen könnten (vgl. Default Mode Network). Das Begreifen dieser grundlegenden Tendenz durch die wiederholte Beobachtung im als sicher empfundenen Emotionalen Resonanzraum führt in der Regel zu einer grundsätzlichen Skepsis allen als dringlich empfundenen körperlichen und gedanklichen Impulsen gegenüber und damit zu einer gesteigerten Freiheit und Flexibilität.

2.3.1 Orientierung an kognitiven Referenzen zur Unterstützung des achtsamen Vorgehens

Auch wenn das achtsame Vorgehen sich in seinem Tun auf das Prinzip des „Erlebens" stützt, so stellt es doch gleichzeitig ein kognitives Konzept dar, das während dieses Tuns Orientierung bietet und dazu beiträgt, den Prozess in eine günstige Richtung zu lenken. In diesem Zusammenhang möchten wir auf vier Aspekte aufmerksam machen, die als kognitive Referenz genutzt werden können:

Das Modusmodell als kognitiver Referenzrahmen

Das Modusmodell bietet dem Therapeuten Orientierung in seinem Fallverständnis, kann überdies aber auch im Sinne der Psychoedukation mit großem Nutzen im Gespräch mit dem Patienten eingesetzt werden.

Zu diesem Zweck werden die wichtigsten im Alltag des Patienten auftretenden Bewältigungsmodi gemeinsam gesammelt und benannt und sodann in eine grafische Form auf dem Flipchart gebracht, die sich an der Darstellung in Abbildung 1.5 (Seite 47) orientiert. Am so entstandenen personalisierten Modusmodell kann die Dynamik des Alarmsystems erklärt werden, wie sie später in den achtsamkeitszentrierten Übungen beobachtbar wird. Durch die Benennung und die dynamische Verknüpfung der Modi im Modell entsteht bereits im Ansatz eine gewisse Distanz zum unmittelbar Erlebbaren, was sich in den Übungen fortsetzt, wenn der Patient laufend seine Beobachtungen in das Modell einordnen kann. Im Zuge dessen verliert das Erleben des Handlungsdrucks an Verbindlichkeit und Unmittelbarkeit.

Der biografische und der evolutionäre Kontext als kognitiver Referenzrahmen

Ebenfalls der kognitiven Zuordnung und damit der Distanzierung vom Aufforderungscharakter der inneren Phänomene dient in der Therapie die Verknüpfung bestimmter Bewältigungsmodi mit bedrohlichen (Kindheits-)Situationen aus der individuellen Lebensgeschichte des Patienten. Das Bewusstwerden des ursprünglichen

„Ortes“, an den ein spezifischer Bewältigungsmodus biografisch gehört, macht es für den Patienten noch plausibler, dass sich die Aktivität dieses Modus nicht auf die tatsächliche Gefahrenlage im gegenwärtigen Moment bezieht und daher im aktuellen Alltag des Patienten keine Handlungsrelevanz besitzt. In der Folge fällt es den Betroffenen oft deutlich leichter, die Aktivität dieses Modus lediglich wohlwollend zu beobachten.

Dasselbe Ziel verfolgt die Zuordnung von sich aufdrängenden Bewältigungsmodi zu Überlebenssituationen, wie sie für die menschliche Frühgeschichte anzunehmen sind. Ein Beispiel dafür ist das Bewusstsein, dass es sich z. B. bei den Grübelgedanken hinsichtlich der Akzeptanz, die man in seinem sozialen Umfeld genießt, um einen generellen frühmenschlichen Überlebensinstinkt handelt. Eine Person, die aus dieser Perspektive auf ihr Verhalten gegenüber den Menschen in ihrem Umfeld blicken kann, muss sich nicht mehr schuldig oder beschämt fühlen, wenn sie an sich etwa unterwürfiges, unehrliches, inkonsequentes Verhalten bemerkt. Außerdem wird aus dieser Perspektive verständlich, weshalb ein so hohes Maß an psychischer Aktivität im Alltag auf das Alarmsystem entfällt.

Modellhafte Darstellung des Zusammenhanges zwischen Arousal und Handlungsdruck

Oft lassen sich Patienten aufgrund des innerhalb eines Übungsdurchganges ansteigenden Handlungsdruckes zum Bewältigungsverhalten verleiten, in der Annahme, dass es, wenn der beobachtete Druck ansteigt, offenbar doch verpflichtende Gründe für ein Bewältigungsverhalten gebe. Aus diesem Grund ist es für die Übungen von entscheidendem Vorteil, wenn die Patienten sich im Voraus über die Dynamik des Alarmsystems im Klaren sind (in erster Linie die Eigenschaft des Überschießens) und diese Phänomene kognitiv vorwegnehmen resp. einordnen können. Für diesen Zweck eignet sich die Darstellung in Abbildung 1.3 (Seite 36).

Wissen um Üben als primäres Mittel der Einflussnahme

Besondere Wichtigkeit kommt bei der Psychoedukation der Aufgabe zu, dem Patienten ein Verständnis von der neuronalen Matrix als etwas Plastischem zu vermitteln, das letztlich nur durch intensives Üben verändert werden kann. Wie bei jedem Lernen müssen in der Psychotherapie mithilfe des Bewusstseins neue Inhalte in die bestehenden neuronalen Schaltkreise eingefügt werden, indem diese Schaltkreise auf neue Art benutzt werden (dieser alternativen Art der Nutzung entspricht das liebevoll bezogene Begleiten der inneren Dynamik im Resonanzraum). Auf diese

Weise können diese neuronalen Strukturen in ihrem neuen Gefüge konsolidiert und in der Folge immer leichter und zunehmend auch spontan resp. automatisiert abgerufen werden.

Oft stellt sich in Therapien die Schwierigkeit, dass die relevanten Schaltkreise bzw. die eingeschliffenen Bewältigungsmodi im Alltag ohne weitere Maßnahme nicht regelmäßig und oft genug ausgelöst werden, um ein systematisches übendes Verändern dieser Strukturen zu ermöglichen. Außerdem kann die unwillkürliche Auslösung einer Alarmaktivierung im Alltag ein zu hoch aufschießendes Arousal nach sich ziehen, was dem Betroffenen wiederum die bewusste Steuerung unmöglich macht.

Aus diesem Grund ist es notwendig, die Alarmaktivierung regelmäßig zu Übungszwecken auszulösen und im oben beschriebenen achtsamen Stil beobachtend zu begleiten. Das Auslösen der Aktivierung geschieht im Rahmen dieser Übungen durch das Sprechen über oder das gezielte Denken an die spezifischen Auslöser resp. durch die Vergegenwärtigung einer Auslösesituation in der Vorstellung, mit entsprechenden Erlebnisaspekten auf allen Sinnesebenen. Ein Patient wird z. B. angehalten, sich imaginativ in das Mitarbeitergespräch mit seiner Chefin hineinzuversetzen, sodass er sie vor seinem inneren Auge sehen kann, den typischen Geruch im Büro wahrnimmt, spürt, wie sich das Sitzen auf dem Bürostuhl anfühlt, etc. Auf diese Weise ist es möglich, durch die Wahl geeigneter Auslöser jeweils einen moderaten Level von Arousal anzusteuern, auf dem die Bewusstseinsfunktion gewährleistet ist. Mit zunehmendem Übungsfortschritt kann der Schwierigkeitsgrad laufend gesteigert werden, um die Automatisierung der neuen Fertigkeiten zu fördern. Schließlich simuliert das Üben unter Stressbedingungen die Umgebungsbedingungen im Alltag und lässt beim Patienten Zuversicht hinsichtlich seiner künftigen Bewältigungsfähigkeit entstehen.

2.3.2 *Nach dem Streben – das Erleben von Trauer*

In den vorangehenden Abschnitten wurde erläutert, wie mittels achtsamer Beobachtung und liebevoller Zuwendung gegenüber den Äußerungen der Alarmreaktion die positive Rückkoppelung gebremst und damit das Arousal gesenkt werden kann.

Nun stellen ja die automatisierten Bewältigungsreaktionen eine früh im Leben entwickelte Maßnahme dar, die sich auf existenziell erlebte einschneidende Einzelerlebnisse oder wiederholte negative Erfahrungen über einen längeren Zeitraum beziehen. In der Regel ist die betroffene Person, solange die Steuerung der Reaktionen über das Alarmsystem erfolgt, ganz damit beschäftigt, sich gegen das Erleben einer erneuten solchen Erfahrung zu wappnen. Klingt infolge der therapeutischen Übungen das Arousal ab, taucht oft eine andere Art von Verarbeitung des Erlebten auf, die mit Gefühlen der Trauer einhergeht. An diesem Punkt wird es der Person erst möglich, das Erlebte als Enttäuschung hinsichtlich ihrer Bedürfnisse zu jenem Zeitpunkt anzuerkennen, ohne sich weiterhin gegen diese Tatsache zu wehren. Erst auf der Basis der bewussten (existenziellen) Sicherheit im aktuellen Moment wird es möglich, gleichsam Abschied zu nehmen von gehegten Heilserwartungen und Idealvorstellungen von geglückter Bedürfniserfüllung, die in der Vergangenheit faktisch enttäuscht wurden. Die dabei erlebte Trauer kann verstanden werden als der Schmerz, der durch die Trennung von den genannten Vorstellungen entsteht und durch das Sich-Eingestehen des in der Vergangenheit erlebten Mangels.

Voraussetzung für das Einsetzen dieses Trauerprozesses ist das Aufgeben des Überlebenskampfes (in Form der Bewältigungsmodi) durch die in der achtsamen Betrachtung erfolgende Entkoppelung der Reaktionsimpulse vom Verhalten. Dementsprechend unterscheidet sich die Qualität des Trauerprozesses in Erleben und Ausdruck deutlich von jener der Alarmaktivität. Während auch hier die betroffene Person in einem stark emotional ergriffenen Zustand sein kann, fällt dabei die gleichzeitige Ruhe auf, was körperliche und geistige „Bewegungen" anbelangt. Dies tritt in therapeutischen Übungen oft als eigentliches Umschlagen der Qualität zutage, das der Betreffende erlebt und das die Therapeutin von außen beobachten kann. Während Patienten das Andrängen der Alarmimpulse in der Regel als aufwühlend und leidvoll erleben, geben sie das Erleben von Trauer zwar einerseits als etwas Schmerzhaftes wieder, andererseits aber auch als etwas Bereicherndes, Schönes, Tiefe- und Identitätsstiftendes. Dies ist meist auch äußerlich, an der Beruhigung der Atmung, der Entspannung der Muskulatur und der Glättung der Mimik ablesbar.

Aufgrund der beschriebenen interaktionellen Ansteckung greift dieser Zustand grundsätzlich auf den Therapeuten über und macht sich oft als Sinnempfinden, erleichtertes Mitgefühl, Rührung, Gefühl der Verbundenheit und Erfülltheit bemerkbar.

Die im Trauerzustand auftretende Ruhe ist das Merkmal, durch das sich das Abschiednehmen „jenseits der Alarmaktivität" von alarmassoziierten Zuständen (Copingmodi) unterscheiden lässt, die im Rahmen von Verlust, Enttäuschung und Schmerz auftreten und ebenfalls von Weinen begleitet werden können. Hierbei ist in erster Linie an Zustände der Verzweiflung zu denken, in denen die Betroffenen implizit davon ausgehen, der drohende Verlust sei zu verhindern, sich dieser Aufgabe jedoch hilflos gegenübersehen. Sowohl die verzweifelte Suche nach einem Ausweg aus der Situation als auch das Hadern mit den vorgefundenen Verhältnissen stellen den Versuch des Alarmsystems dar, sich unter Aufbietung aller verfügbaren Mittel gegen das Erleben des Verlustes zu stemmen. Dies geschieht in der impliziten Annahme, der Verlust könne existenziell bedrohlich sein.

Zustände der Verzweiflung weisen in der Regel außerdem eine starke interaktionelle Komponente auf, indem sie meist einen deutlichen impliziten und / oder expliziten Appell an das Gegenüber richten. Dieses Phänomen lässt sich wiederum als neuronales und interaktionelles Relikt aus der frühkindlichen Lebensphase verstehen, in der die Versorgung durch erwachsene Bezugspersonen überlebenswichtig ist.

Beim oben beschriebenen ruhigen Abschiednehmen, das ohne „Beimischungen" vonseiten der Bewältigungsmodi auskommt, entsteht mehr der Eindruck, dass die betreffende Person sich selbst und dem zu verschmerzenden Verlust gegenübersteht, was der weiter oben erläuterten wohlwollenden Zuwendung entspricht.

In der Therapie sind die Betroffenen bei diesem „Gegenüberstehen" oft verblüfft darüber, dass das Abschiednehmen entgegen ihrer Erwartung nur kurze Zeit in Anspruch nimmt. Selbstverständlich hängt die Dauer des oben beschriebenen Loslösens sehr von der Tragweite und Bedeutung des Betrauerten für die betroffene Person ab. Der Abschied kann dementsprechend in einem Übungsdurchgang oder aber im Laufe vieler wiederholter Übungsdurchgänge innerhalb einer längeren Therapiephase vollzogen werden. Im Gegensatz zu den von den Betroffenen befürchteten unerträglichen und endlos andauernden Leidenszuständen, die sie in ihrer Vorstellung erwarten, falls sie sich dem erlebten Verlust stellen würden („Ich werde in ein schwarzes Loch fallen und nie mehr herausfinden"), nehmen sich die *tatsächlich* vorgefundenen emotionalen Reaktionen in ihrer Dauer vergleichsweise bescheiden und durchaus bewältigbar aus.

Während die individuell entwickelten und automatisierten Bewältigungsreaktionen im Rahmen des Alarmsystems als wiederkehrende Muster immer wieder von Neuem Leidensdruck verursachen, erweist sich der Prozess des Abschiednehmens als ein begrenzter, der einen Anfang und ein Ende hat. Diese Eigenschaft kann dem Betroffenen in Aussicht gestellt werden, um seine Motivation, sich in den entsprechenden Übungen zu engagieren, zu stärken und ihm im Sinne eines weiteren kognitiven Bezugsrahmens (vgl. Abschnitt 2.3.1) Orientierung und Entscheidungsmöglichkeiten zu bieten.

Es ist anzumerken, dass die beschriebene Qualität von Ruhe beim Abklingen der Alarmreaktion keineswegs nur von heftigen Gefühlen der Trauer begleitet werden kann. Die betroffenen Personen weinen oft, wenn sie in den Übungen an diesen Punkt gelangen, es müssen jedoch keine Tränen fließen, damit eine Person einen früheren Verlust würdigen und sich von ihrer alten Überlebensperspektive innerhalb eines Lebensthemas lösen kann. Nicht selten wird der Prozess der Loslösung auch von Gefühlen der Freiheit, der Gewissheit, der Stärke, des Glückes und der Freude begleitet. Es ist also therapeutisch nicht angezeigt, eine traurige Reaktion zu bevorzugen oder gar anzustreben. Eine solche therapeutische Einstellung würde außerdem der achtsamen Haltung widersprechen, die das zugänglich und erfahrbar machen möchte, was gegenwärtig da ist.

Es macht allerdings für den Therapeuten Sinn, sich grundsätzlich von der Vorstellung leiten zu lassen, dass alles, was hinsichtlich der Bedürfnisse als frustrierend erlebt wird, ohne Weiteres über die Funktion des bewussten Abschiednehmens integriert werden kann. Tauchen also beim Patienten Bewältigungsreaktionen auf, ist davon auszugehen, dass diese sich gegen das Erleben eines anstehenden Verlustes richten, der an sich jedoch keine wirkliche Gefahr darstellt. Dementsprechend fragt der Therapeut den Patienten ganz gezielt nach Vorstellungen von Verlust, die im Hintergrund seiner Bewältigungsreaktionen stehen könnten, und lädt ihn dazu ein, sich dem Erleben dieses Verlustes zu öffnen. Im Abschnitt 5.5 wird dieses therapeutische Vorgehen anhand eines Fallbeispiels illustriert.

2.3.3 Therapieziele bei der Arbeit im Emotionalen Resonanzraum

Die Ziele der schematherapeutischen Arbeit im ERR lassen sich aus den bisherigen theoretischen Überlegungen wie folgt ableiten: Bei der betroffenen Person soll die Fähigkeit zur Selbststeuerung angesichts emotionaler Zustände gefördert werden, um so höchstmögliche Flexibilität im Umgang mit Alltagssituationen zu erreichen. Dies ermöglicht es der Person einerseits, dort pragmatisch zu handeln, wo sie mit ihrem Handeln tatsächlich Einfluss nehmen kann, und andererseits den Aspekten mit Akzeptanz zu begegnen, die sich nicht ändern lassen. Außerdem verfügt sie in diesem Zustand über die Gelassenheit und Ruhe zu entscheiden, wo jeweils Einfluss möglich ist und wo nicht. Dies entspricht exakt den Inhalten des „Gelassenheitsgebets" der anonymen Alkoholiker:

> „Gott,
> gib mir die Gelassenheit, Dinge hinzunehmen, die ich nicht ändern kann,
> den Mut, Dinge zu ändern, die ich ändern kann,
> und die Weisheit, das eine vom anderen zu unterscheiden."
>
> (Niebuhr, vermutlich 1940er-Jahre)

Die geglückte Unterscheidung in diesem Sinne, das rein pragmatische Handeln und die gelassene Akzeptanz ermöglichen es, die psychischen Ressourcen zu schonen, statt sie in einen endlosen Kampf gegen vermeintliche Bedrohungen zu investieren, die nur symbolisch, aufgrund der Abstraktionsfähigkeit des Denkens, bestehen. Die dadurch frei werdenden Ressourcen können dann gewinnbringend für die konstruktive Bewältigung von Schwierigkeiten, zur Verfolgung persönlicher Interessen, für das Sammeln von konkreten Erfahrungen mit der Realität und für die Förderung der Bezogenheit der Person auf ihre Umwelt eingesetzt werden.

Die eben beschriebenen Zusammenhänge gleichen einer kausalen Kette, die mit der Förderung der emotionalen Selbststeuerung beginnt und letztlich in mehr Lebensqualität resultiert, einem Wert, der im Zusammenhang steht mit Gesundheit, der Vorstellung von friedlichem Zusammenleben und inspirierter Leistungsbereitschaft.

2.3.4 *Der Therapeut in der Arbeit im Emotionalen Resonanzraum*

Die Rolle des Therapeuten

Dem zentralen Therapieziel entsprechend kommt dem Therapeuten die Rolle eines „Prozesshelfers" auf dem Weg zu einer verbesserten Selbststeuerung zu. In dieser Rolle sorgt der Therapeut dafür, dass die für das Erlernen einer verbesserten Selbstwahrnehmung und -steuerung notwendigen Rahmenbedingungen gewährleistet sind: Es ist grundsätzlich von drei verschiedenen „Leistungen" auszugehen, die der Therapeut idealerweise im Rahmen einer Therapie im ERR gegenüber der betroffenen Person erbringt:

- Er bietet einen sicheren **„Raum"** an, in dem im Schutz einer von Wohlwollen und Interesse geprägten Beziehung Erfahrungen mit der achtsamen Beobachtung gewonnen werden können.
- Er ist im Kontakt präsent und aufmerksam, sodass er der Person **Rückmeldungen** über die von außen erkennbare Aktivität ihres Alarmsystems machen kann. Durch seine Führung ermöglicht er das Bewusstwerden von Automatismen und das Erlernen einer neuen Art der Selbststeuerung.
- Er vermittelt in diesem Prozess Orientierung, indem er im Stil der Psychoedukation **Wissen** weitergibt.

Diese Begleitung des Patienten durch den „Prozesshelfer" ermöglicht es ihm, die „Einmischungen" des Alarmsystems ins Alltagsleben immer wieder zu reduzieren und in zunehmendem Maße im Sinne einer neuen habituellen Fähigkeit auszuregeln.

Anhand dieser Rollenbeschreibung tritt die Funktion des Therapeuten als „Berater" gegenüber jener des Prozesshelfers deutlich in den Hintergrund. Der Therapeut enthält sich ganz bewusst weitgehend der Einschätzung und Beurteilung der äußeren Situation des Patienten. Ganz in Entsprechung zur achtsamen Haltung konzentriert er sich darauf, den Patienten nicht im Rahmen seiner eigenen, automatisch auftauchenden Erwartungen, Befürchtungen und Bedürfnisse wahrzunehmen. Er geht grundsätzlich davon aus, dass er nicht wissen kann, was für den Patienten das

Richtige ist, und kommt somit auch nicht in Versuchung, den Patienten zu bestimmten Entscheidungen bewegen zu wollen oder sonst wie in die äußere Situation des Patienten einzugreifen. Er lässt sich lediglich von der Vorstellung leiten, dass der Patient, sofern er nicht unter Einfluss seines Alarmsystems steht, eigentlich alle notwendigen Mittel zur Verfügung hat, die für ihn relevanten Entscheidungen zu treffen und die daraus resultierenden Erfahrungen als etwas Wertvolles anzunehmen. Dabei spielt es letztlich keine Rolle, ob diese Erfahrungen eine angenehme oder eine unangenehme Qualität aufweisen. Die Vorstellung, dem Patienten stünden möglicherweise negative Ereignisse bevor, die es durch die „richtigen" Entscheidungen und Verhaltensweisen zu vermeiden gilt, ist also für den Therapeuten bei der Arbeit im ERR *nicht* handlungsleitend.

Die Beschränkung des Therapeuten auf die Beobachtung und Lenkung des Prozessgeschehens verhindert, dass er sich mit der Suche nach „guten Entscheidungen" für den Patienten und dessen Umfeld und letztlich nach Richtlinien für ein „gutes Leben" unter Druck setzen muss und sich schließlich damit überfordert. Der Therapeut ist eben „auch nur ein Mensch", der es nicht wirklich besser wissen kann, der aber über spezifisches Wissen darüber verfügt, wie die Dynamik ursprünglicher Überlebensprozesse im Alltag des modernen Menschen zu Leidenszuständen führen kann. Neben dieser entlastenden Funktion ermöglicht es die beschriebene therapeutische Rolle außerdem, dem Patienten „auf Augenhöhe" zu begegnen, was den Aufbau der therapeutischen Beziehung gemäß der Erfahrung der Autoren maßgeblich erleichtert und der beschriebenen Versorgungserwartung entgegenwirkt.

In der Rolle als Prozesshelfer geht der Therapeut außerdem davon aus, dass der Leidensdruck des Patienten im Wesentlichen auf sein Gefangensein in seinen Alarmaktivierungen und automatischen Bewältigungsprogrammen zurückgeht und nicht auf mangelnde Fertigkeiten im Umgang mit Alltagsaufgaben. Der Prozesshelfer ist also, einmal abgesehen von der Vermittlung der Fähigkeit zur achtsamen Beobachtung im ERR, in erster Linie kein Trainer von neuem Verhalten. Analog zur oben beschriebenen Erwartung, dass der Patient seine eigenen Entscheidungen treffen wird, sobald sich seine Alarmaktivierung dauerhaft beruhigt hat, ist es die regelmäßige Erfahrung der Autoren, dass Patienten im Zustand der „Entwarnung" mit einer belebenden Neugier und Kreativität an bisher als schwierig erlebte Situationen herangehen. Auch hier ist es für das Selbstverständnis des Patienten und die therapeutische Beziehung sehr förderlich, wenn er sich nicht durch den Therapeuten „eines Besseren belehrt" fühlen muss.

Als Prozesshelfer macht sich der Therapeut im Verlauf einer erfolgreichen Therapie zunehmend überflüssig, im selben Maße, wie der Patient eine stabile und zuverlässig abrufbare emotionale Selbststeuerung aufbaut. Der Patient ist dann in der Lage, den Wechselfällen in seinem Alltag pragmatisch zu begegnen und erfreuliches wie auch unangenehmes Erleben ohne nennenswerten inneren und äußeren Kampf entgegenzunehmen. Auf diesem Niveau kann er es sich erlauben, sich auf sein eigenes Empfinden hinsichtlich anstehender Entscheidungen, persönlicher Stellungnahmen im sozialen Kontext etc. zu verlassen, ohne sich in Grübeleien zu ergehen. Dementsprechend braucht er auch künftig keine Beratung im Hinblick auf „gute Entscheidungen".

Anforderungen an die Person des Therapeuten

In Abschnitt 2.2 wurde die achtsame Haltung generell als notwendige Voraussetzung zur Regulierung von Alarmreaktionen erklärt, im Abschnitt 1.2.8 wurde außerdem bereits auf die Bedeutung der Ansteckungstendenz von Alarmreaktionen für die therapeutische Beziehung verwiesen, resp. im Abschnitt 2.3 auf die therapeutisch notwendige Interaktion zwischen den Resonanzräumen von Therapeut und Patient.

An dieser Stelle sollen die spezifischen Qualitäten der Person des Therapeuten einer genaueren Betrachtung unterzogen werden, die für die schematherapeutische Arbeit im ERR entscheidend sind. Auf die persönlichen Grundeigenschaften, wie sie gemeinhin für die therapeutische Arbeit gefordert werden, wird hier nicht näher eingegangen. Diese Qualitäten werden für die Arbeit im ERR jedoch ebenfalls als Basis vorausgesetzt.

Die grundlegendste Voraussetzung für die im vorangehenden Abschnitt beschriebene Rolle dem Patienten gegenüber ist die Steuerungsfähigkeit aufseiten des Therapeuten, die es ihm erlaubt, Alarmaktivierungen, die in seinem eigenen System geschehen, konsequent durch eine fortgeschrittene Praxis im eigenen Emotionalen Resonanzraum herunterzuregeln. Im Folgenden werden die therapeutischen Konsequenzen dieser flexiblen Selbststeuerung aufgezeigt. Dazu wird der besseren Darstellbarkeit halber von einer hypothetischen und idealen emotionalen Selbststeuerung ausgegangen, von der die tatsächliche Steuerungsfähigkeit eines konkreten Therapeuten normalerweise abweicht. Würde sich ein Therapeut dieses ideale Steuerungsniveau zum Ziel setzen, müsste er sich dafür sehr anstrengen, was wiederum der anzustrebenden Offenheit zuwiderlaufen würde und aus diesem Grund wohl auch zum Scheitern verurteilt wäre.

Ist die Steuerungsfähigkeit beim Therapeuten grundsätzlich gewährleistet, beschränkt sich das automatische und unbewusste Ablaufen von Alarmprozessen idealerweise auf den kurzen Zeitraum, bevor die Aktivierung frühestmöglich bewusstseinsfähig werden kann (ca. 500 ms nach Einsetzen des Auslösers), ohne dass weitergehende Bewältigungsreaktionen initiiert werden. Auf diese Weise kann der

Therapeut in einem Zustand des Wohlbefindens und der Flexibilität bleiben und die Qualitäten verwirklichen, wie sie in Abschnitt 2.2.1 als Eigenschaften des Zustandes der Sicherheit genannt wurden, und damit Sicherheit spendend auf das Alarmsystem des Patienten einwirken. Eine Ansteckung von einem Alarmzustand aufseiten des Therapeuten auf das System des Patienten kann dadurch ebenfalls ausgeschlossen werden.

Schafft es der Therapeut, die Aktivierungen aus seinem Alarmsystem konsequent auf ihre initialen Auslenkungen zu begrenzen und damit sein durchschnittliches Arousal dauerhaft auf dem Status des entspannten Wachzustandes zu halten, so verfügt er in dieser Zeit über sein gesamtes geistiges Potenzial (vgl. Abbildung 1.3, Seite 36). Auf diese Weise kann er sicherstellen, dass er seine volle Aufmerksamkeit auf die Prozesse beim Patienten richten kann und nicht etwa durch parallel ablaufende Bewältigungsreaktionen limitiert ist.

Gleichzeitig bewegt er sich in diesem Zustand in einem Erleben, das frei ist von Bedrohungen. Er unterliegt also nicht der Tendenz, schwierige, unangenehme und irritierende Inhalte vermeiden zu müssen (auch wenn sein Gegenüber sich in einem subjektiven Notzustand befindet und das explizit und implizit nach außen kommuniziert), und kann sich so ungehindert der gezielten Suche nach Hinweisen auf eine Aktivierung beim Gegenüber widmen.

Eine weitere Voraussetzung dafür, dass der Therapeut die oben genannten Leistungen erbringen kann, ist die unmittelbare Erfahrung von Abschiedsprozessen im Zusammenhang mit seinen eigenen persönlichen Themen. Hat der Therapeut selbst erlebt, wie die Wirkung des Alarmsystems auf sein Empfinden, seine Wahrnehmung und sein Handeln nachlässt und wie er sich nachhaltig mit Enttäuschungen aussöhnen kann, wird er motiviert sein, seinen Patienten das daraus gewonnene Wohlbefinden und das Gefühl von Identität und Stärke ebenfalls zu ermöglichen. Dieser Anreiz, gepaart mit der neugierigen Anteilnahme am Innenleben des Patienten und mit dem Wegfallen der Vermeidungstendenz, stellt den eigentlichen Kontrapunkt gegen die psychische Aktivität im Banne des Alarmsystems dar. Der Therapeut erscheint so gleichsam als „immun“ gegen die Verstrickung in Bewältigungsreaktionen und bietet dem Patienten einen Raum an, in dem sich dieser selbst weniger bedroht fühlen kann.

Auch was mögliche Enttäuschungen für den Therapeuten in der Therapie selbst anbelangt, so ist er durch die Erfahrung des bewussten Durchlaufens von Abschiedsprozessen freier in seinem therapeutischen Handeln. Er braucht beispielsweise den Widerstand des Patienten gegen therapeutische Vorschläge, den möglicherweise mangelhaften Therapieerfolg, hinderliche Einflüsse, die von außen auf den Prozess einwirken könnten, etc. nicht im Voraus zu fürchten, sich dann etwa viele Grübelgedanken darüber zu machen und sich unter Druck zu setzen. Vielmehr kann er im Bewusstsein handeln, dass er diesen möglichen Enttäuschungen und Verlusten im Sinne des Abschiednehmens dann wirkungsvoll begegnen kann, wenn sie denn wirklich auftreten.

Eine weitere unangenehme Situation kann entstehen, wenn eine betroffene Person das therapeutische Angebot eines geschützten Raumes immer wieder nutzt, um sich durch die Anwesenheit des Therapeuten und den erlebten Schutz auf passive Art mit seinem Alarmsystem „herunterregeln zu lassen" und die Therapiesitzungen in gewisser Weise zu diesem Zweck „konsumiert". Diese Tendenz gilt es vonseiten des Therapeuten als abhängiges Bewältigungsverhalten wahrzunehmen und dem Patienten als solches durch entsprechendes Feedback bewusst zu machen. Entscheidend dabei ist wiederum die Fähigkeit des Therapeuten, das aversive Erleben bei sich zuzulassen, ohne im Sinne seiner Bewältigungsmechanismen resignativ-aufopfernd oder impulsiv, etwa ärgerlich oder zynisch-resigniert, zu reagieren. Andererseits lädt der Therapeut den Patienten immer wieder dazu ein, sich seinem inneren Geschehen selbst wohlwollend zuzuwenden, und stellt ihm in Aussicht, wie sich dessen eigene Fähigkeit zur Selbstregulation durch weiteres Üben entwickeln wird.

Generell begegnet der Therapeut seinem Gegenüber ohne hierarchisches Gefälle, „auf Augenhöhe", vermittelt ihm ohne Vorbehalte im Sinne der Psychoedukation die notwendigen Wissensinhalte und weist wiederholt darauf hin, dass er selbst in seinem Erleben genauso mit der Dynamik des Alarmsystems konfrontiert ist. Dadurch stellt er seine eigene Expertise im Umgang mit seinem Alarmsystem als etwas für den Patienten durchaus Erreichbares dar und bietet dem genannten abhängigen Bewältigungsverhalten weniger Angriffsfläche.

Es soll an dieser Stelle noch einmal betont werden, dass die Voraussetzungen aufseiten des Therapeuten, wie sie hier beschrieben wurden, idealtypisch sind und im konkreten Fall nicht in dieser Ausprägung verwirklicht werden müssen.

Dennoch wird aus den vorangehenden Überlegungen deutlich, dass Therapeuten während ihrer Ausbildung auf die Gelegenheit angewiesen sind, die entsprechenden Steuerungsfähigkeiten im Rahmen einer fundierten Selbsterfahrung zu entwickeln und die dazu nötigen Erfahrungen, einschließlich der genannten Abschiedserfahrungen, gezielt zu durchlaufen. Selbstverständlich beinhaltet die Selbsterfahrung auch den theoretischen Wissenserwerb über die Bedeutung und die Beeinflussbarkeit des Alarmsystems, sofern diese Inhalte nicht schon früher in der psychotherapeutischen Ausbildung schwerpunktmäßig vermittelt wurden.

An die Selbsterfahrung und an den Wissenserwerb anknüpfend, empfiehlt sich in jedem Fall eine kontinuierliche Pflege und Aufrechterhaltung des bezogenen Kontaktes des Erwachsenen Bewusstseins mit dem inneren Erleben durch tägliche formelle und informelle Übungspraxis. Zusammen mit der Ausübung des Therapeutenberufes ergibt dies eine eigentliche Kultur der Bezogenheit, in der sich der Therapeut immer mehr von der Vereinnahmung durch sein Alarmsystem entfernt und in der er im selben Zuge einen immer stärkeren befreienden Einfluss auf die Kontakte in seinem Umfeld ausüben kann.

3. Dynamik von Alarmreaktionen und Klassifizierung psychischer Störungen

Der praktische Anlass zur Ausarbeitung der in diesem Kapitel dargelegten Gedanken findet sich in einem Phänomen, dem wir bei der Vermittlung der Arbeit im ERR in Workshops oder bei der supervisorischen Arbeit regelmäßig begegnen. Es handelt sich dabei um eine manchmal tief greifende Skepsis gegenüber der Vereinheitlichung, welche die Arbeit im ERR auszeichnet. Letztere bezieht sich mit der Konzentration auf Alarm- und Bewältigungsmechanismen sowohl auf das Verständnis der Entstehung und Aufrechterhaltung psychischen Leidens als auch auf die therapeutische Einflussnahme. Bei der Vermittlung der Technik und der theoretischen Hintergründe haben wir es größtenteils mit Kolleginnen und Kollegen zu tun, deren berufliche Sozialisation (wie unsere auch) stattgefunden hat vor dem Hintergrund jenes Störungsmodells, das den beiden großen Diagnosemanualen ICD-10 (Weltgesundheitsorganisation, 1993) und DSM-5 (American Psychiatric Association, 2015) zugrunde liegt. In diesem Modell wird vorausgesetzt, dass die in den Manualen beschriebenen psychischen Störungen eindeutig voneinander abgrenzbare Phänomene darstellen. Die für eine bestimmte Störung spezifische Kombination von Symptomen wiederum wird laut dem Modell durch eine (vorausgesetzte) Krankheitsentität regelhaft verursacht. Obwohl der Nachweis dieser Krankheitsentitäten seit ihrer Postulierung vor Jahrzehnten bisher nicht gelungen ist und unterdessen sogar substanzielle Zweifel an dem Modell bestehen (McNally, 2013; Hayes, Strosahl & Wilson, 2014), hat die auf dem Modell gegründete störungsspezifische Sichtweise sowohl die Forschung zu konkreten psychischen Störungen als auch die Entwicklung von störungsspezifischen Interventionen monopolartig begünstigt. Über die Entwicklung vieler störungsspezifischer Manuale hinaus beeinflusst das Modell auch die Finanzierung von Psychotherapien und die Vergabe von Renten aus psychischen Gründen, indem die Freigabe von Geldern durch Krankenkassen und Rentenversicherungen vom Vorliegen der in den Manualen aufgeführten Diagnosen abhängt.

Es ist wenig erstaunlich, dass sich unter diesem Einfluss die Idee in der Fachwelt durchgesetzt und festgesetzt hat, dass (scheinbar) klar voneinander abgrenzbare psychische Störungsbilder, denen jeweils klar identifizierbare Krankheiten als Ursache zugrunde liegen sollen, auch eine je eigene Art psychotherapeutischer Behandlung erfordern. Vor dem Hintergrund dieser Überzeugung ist es dann fast unumgänglich und auch verständlich, dass einer stark vereinheitlichenden Sichtweise auf die

Entstehung, Aufrechterhaltung und Behandlung psychischen Leidens misstrauisch begegnet wird.

Wir unternehmen im vorliegenden Kapitel den Versuch einer Vermittlung zwischen beiden Konzepten, indem wir für verschiedene in den Diagnosemanualen beschriebene Störungsbilder aufzeigen, wo und wie der unserer Sichtweise nach jedem Störungsbild inhärente Mechanismus der Alarmreaktion identifiziert werden kann. Wir nehmen dabei alle psychischen Leidenszustände aus, die durch pathologische Veränderungen der Hirnsubstanz (durch neurologische Erkrankungen, Unfälle, Tumore etc.) und anderer Organ- bzw. Hormonsysteme (z. B. durch Erbkrankheiten, Autoimmunerkrankungen etc.) bedingt sind. Ziel unseres Vermittlungsversuchs ist es, geneigten Lesern mit der Konzentration auf den Mechanismus der Alarmreaktion ein die Arbeit nachhaltig erleichterndes Mittel in Aussicht zu stellen.

Bevor wir aufzeigen, wo und wie Alarm- und Bewältigungsmechanismen innerhalb der in den Diagnosemanualen definierten psychischen Störungsbilder identifiziert werden können, fassen wir unser Verständnis von psychischem Leiden, wie es in den vorigen Kapiteln ausführlich dargelegt wurde, nochmals kurz zusammen.

3.1 Definition psychischen Leidens

Wir definieren psychisches Leiden als Folge chronisch fixierter Bewältigungsantworten im Rahmen von Alarmreaktionen, die sich entweder auf vergangene oder auf in der Zukunft vorgestellte Ereignisse, nicht aber auf reale, hier und jetzt vorhandene Gefahren beziehen. Der Leidende verwechselt das Gefühl der Bedrohung mit der Bedrohung selbst und ist wegen dieser Verwechslung unfähig, seine aversive Emotionalität durch Akzeptanz und wohlwollende Präsenz zu beruhigen. Er haftet der Überzeugung an, etwas tun oder stillhalten oder vermeiden zu müssen, um die Bedrohung abzuwenden. Weil mit der gefühlten Bedrohung aber keine reale Gefahr korrespondiert, laufen die Bewältigungsantworten ins Leere und haben, wie die vorgestellte Bedrohung auch, nur eine vorgestellte und damit vorübergehende Wirkung: Das vergangene oder in der Zukunft vorgestellte Ereignis, auf das die Bewältigung sich bezieht, kann im Geist jederzeit erneut auftauchen und ruft bei der gegebenen Verwechslung der Vorstellung mit der Realität erneut eine wiederum ineffektive Bewältigungsantwort hervor. Das Gefangensein des Betroffenen in diesem Teufelskreis nennen wir psychisches Leiden.

3.2 Sieben Dimensionen psychischen Leidens

Psychisches Leiden zeigt sich – als Folge des genannten Teufelskreises – auf den in den vorgängigen Kapiteln eingehend beschriebenen Ebenen:

- **Realitätsbezug:** Jegliche Tätigkeit des Alarmsystems, welche durch symbolische Repräsentanzen ausgelöst wird (Erinnerungen, Vorstellung zukünftiger Ereignisse, bildhafte Vorstellungen etc.), drückt sich aus in einem gelockerten, wenn nicht sogar, wie in der Psychose, in einem vollständig gelösten Kontakt zur aktuellen Wirklichkeit.
- **Wahrnehmung:** Je höher das Arousal im Rahmen von Fehlalarmreaktionen, desto selektiver wird die Wahrnehmung. Inhaltlich ist sie gesteuert durch Konzentration auf als bedrohlich erscheinende Phänomene oder, im Rahmen von Belohnungsmechanismen, auf unbedingt erstrebenswerte Inhalte (z. B. in der Manie) bzw. auf Inhalte, die im Rahmen von Bewältigungsreaktionen eine Rolle spielen. Die starke Identifikation mit diesen Inhalten kann zu akustischen, visuellen, haptischen und olfaktorischen Fehlwahrnehmungen sowie zu Fehlwahrnehmungen des Lagesinns führen.
- **Physiologie:** Ein über längere Zeit bzw. chronisch erhöhtes Arousal im Rahmen von Fehlalarmreaktionen zeitigt Anspannung, übermäßige und meist einseitige Beanspruchung des Organismus mit möglichen beeinträchtigenden Folgen für den gesamten Bewegungsapparat (z. B. durch Fehlhaltungen, andauernde muskuläre Anspannung, Fehlen von Pausen etc.), für die inneren Organe (z. B. durch Einnahme belastender Substanzen, einseitiges z. B. restriktives bzw. maßloses Essverhalten), für das Herz-Kreislauf-System (z. B. durch Bewegungsmangel oder übermäßige körperliche Betätigung), für Haut und Haare (z. B. durch Dermatillo- und Trichotillomanie oder Ritzen), für das Immunsystem (durch dauerhaft erhöhte Alarmbereitschaft) etc.
- **Emotionalität:** Die Emotionalität im Rahmen von Alarmreaktionen ist zunächst immer geprägt von aversiven Gefühlen. Ein Mangel in der Fähigkeit, Alarmreaktionen bei sich selbst bewusst herunterzuregulieren, führt einerseits zum Gefühl, diesen als belastend empfundenen Emotionen hilflos ausgeliefert zu sein, und andererseits zu einem mitunter zwanghaften Festhalten an bzw. der angestrengten Suche nach positiven Emotionen. Die Folge der angestrengten Suche nach Erleichterung zieht eine mehr oder weniger ausgeprägte Emotionsvermeidung nach sich. Letztere kann sich ausschließlich auf negativ bewertete Gefühle erstrecken, in schwereren Fällen auch auf Gefühle überhaupt. Länger andauernde krampfhafte Versuche, negativen Gefühlen auszuweichen oder diese durch positive Gefühle zu überdecken, enden meist in einem Gefühl der Erschöpfung.

- **Kognition:** Im Rahmen eines nicht bewusst regulierten Alarmsystems ist das Denken geprägt von Fehlinterpretationen, Bewertungen und Überzeugungen, die mit der Realität nicht oder nur sehr unvollständig korrespondieren. Je höher das physiologische Arousal im Rahmen einer Alarmreaktion ausfällt, desto stärker ist zum einen der Betroffene mit seinen Gedanken identifiziert, was zu ausgeprägter kognitiver Inflexibilität führen kann. Zum anderen äußert sich ein hohes psychophysisches Arousal im Denken oft durch ein Aufdrängen von Inhalten, was in formaler Zerfahrenheit und Inkohärenz resultieren kann.
- **Verhalten:** Im Rahmen nicht regulierter Alarmreaktionen schleifen sich starre und in Bezug auf die aktuelle Realität bzw. die aktuellen Anforderungen sinnlose Handlungsmuster ein. Diese orientieren sich inhaltlich an den durch das Überlebenssystem gewährleisteten Bewältigungsmechanismen (Kampf, Flucht, Unterwerfung, Erstarrung). Wie auf kognitiver Ebene findet sich auch auf der Verhaltensebene eine mitunter stark ausgeprägte Inflexibilität.
- **Zwischenmenschliche Beziehungen und Beziehung zu sich selbst:** Fehlalarmreaktionen zeitigen immer auch Störungen der zwischenmenschlichen Beziehungen (Isolation, Streit, Gleichgültigkeit, Gewalt, Aggression, übermäßige Willfährigkeit und Aufopferung, Distanzlosigkeit etc.) und der Beziehung zu sich selbst (Selbstwertprobleme, Selbstkritik, übermäßige Ansprüche an sich selbst, Selbstüberhöhung etc.).

3.3 Interdependenz der Dimensionen psychischen Leidens und das Problem der Definition bestimmter Formen psychischen Leidens als Krankheit

Die im vorherigen Abschnitt genannten Ebenen können auch als Dimensionen für die Dynamik von Alarmreaktionen gesehen werden. Sie eignen sich in unseren Augen dazu, die genannte Dynamik und chronifizierten Coping-Mechanismen mit den in den Diagnosemanualen gängigen Beschreibungen psychischer Störungen sinnvoll in Zusammenhang zu bringen. Wir sehen die hier vorgeschlagenen Dimensionen nicht als voneinander unabhängige Phänomene. Vielmehr bezeichnen sie verschiedene Facetten desselben universellen Vorgangs, deren Ausprägungen wahrscheinlich in hohem Maß miteinander korrelieren. Die Ausprägungen dieser Aspekte automatischer Selbstregulation variieren von Person zu Person. Auch sehen wir die Tätigkeit des Alarmsystems mit seinen langfristigen leidvollen Folgen als etwas an, das nicht als „gesund" oder „krank" bewertet werden kann. Es gibt unseres Erachtens kein menschliches Wesen, das den Wirkungen dieser Mechanismen, und damit dem Leiden, enthoben wäre. Auch erscheint uns die Identifikation verlässlicher Merkmale zur Unterscheidung „gesunder“ und „kranker“ Prozesse letztlich unmöglich. Dass die Dynamik des Alarmsystems in seiner Ausrichtung auf das unmittelbare Überleben außerdem eine so primär vitale Antwort auf die ursprünglichen Anforderungen des Lebens darstellt, legt es umso mehr nahe, auf die Dimension von „gesund“ und „krank“ in diesem Zusammenhang zu verzichten. Es erscheint demgegenüber sinnvoller, ein ungefähres Maß für die Verselbstständigung des Alarmsystems und die damit einhergehende Inflexibilität der Person im Leidensdruck des Betroffenen zu suchen, der aus den Ausprägungen auf den verschiedenen Dimensionen resultiert. Freilich ist das Erleben des Leidens zwar ein allgemeines Phänomen, es kann aber niemals zu einem objektiven Maß führen. Was bleibt, ist die Einschätzung der betroffenen Person selbst, wie sehr sie sich durch die chronifizierten automatischen Prozesse im Alltag „gestört“ fühlt.

Mit der Orientierung an der subjektiven Einschätzung der betroffenen Person ist in unseren Augen ein weiterer substanzieller Vorteil verbunden, nämlich die direkte Orientierung an den leidvollen Auswirkungen im Leben des Patienten selbst. Patienten erleben ihr Leiden immer in bestimmten Lebenszusammenhängen, d. h. in ihren Beziehungen (zu anderen und zu sich selbst), in der Ausübung oder eben Nichtausübung ihres Berufs, beim Essen, in der Sexualität, bei der Erziehung ihrer Kinder etc.

In den gängigen Diagnosemanualen zur Klassifizierung psychischer Störungen (ICD-10 und DSM-5) wird vorausgesetzt, dass verschiedene Formen psychischen Leidens Ausdruck voneinander unterscheidbarer (psychischer) Krankheiten sind. In den genannten Diagnosemanualen werden die in der klinischen Beobachtung (scheinbar eindeutig) unterscheidbaren Störungsbilder beschrieben anhand von Listen mit Symptomen, die im Rahmen eines Störungsbilds (scheinbar regelhaft) auftreten. Eine solche Zusammenfassung von Symptomen wird dann als Syndrom bezeichnet. In diesem Modell psychischer Störungen wird vorausgesetzt, dass die Ursache des regelhaften Zusammenlaufens der in einem Syndrom genannten Symptome in einer Krankheitsentität liegt, die dem Syndrom zugrunde liegt. Dies steht im direkten Gegensatz zu den beiden weiter oben genannten Merkmalen von menschlichem Leiden (Interdependenz der Beschreibungsdimensionen und Nicht-Bewertbarkeit psychischen Leidens): Das Modell geht davon aus, dass psychische Störungen voneinander klar unterscheidbare Entitäten darstellen, die in der Klinik mithilfe von Symptomkatalogen genau identifiziert werden können, und es bezeichnet psychisches Leiden als Krankheit.

Falls es sich bei psychischen Störungen tatsächlich wie vorausgesetzt um Entitäten handelt, wäre es unmöglich, diese Entitäten auf noch grundlegendere Dimensionen zurückzuführen. Ist eine Rückführung möglich, entfällt die eindeutige Identifizierbarkeit und damit auch die logische Berechtigung für die Bezeichnung „Entität“.

Wir vermuten, dass alle in den Diagnosemanualen aufgeführten psychischen Störungen in ihrer Qualität auf die sieben weiter oben genannten Dimensionen psychischen Leidens zurückzuführen sind und diese wiederum ursächlich auf die Tätigkeit des Überlebenssystems. Weiter unten werden wir diese Vermutung mit Beispielen illustrieren. Die Hypothese, dass es sich bei psychischen Störungen nicht um exakt voneinander abgrenzbare Krankheitsentitäten handelt, wird weiter durch Forschungsergebnisse untermauert, die auf mitunter sehr ausgeprägte Differenzen in der diagnostischen Einordnung verschiedener Diagnostiker bezüglich desselben Patienten hinweisen (Hayes, Strosahl & Wilson, 2014).

Handelt es sich bei psychischen Störungen tatsächlich um Krankheiten, muss es möglich sein, die Phänomene, welche psychische Störungen prägen, eindeutig von psychischer Gesundheit zu unterscheiden. Es ist indessen leicht zu beobachten, dass dieselben Symptome, welche im Rahmen definierter psychischer Störungen bei Patienten ablaufen, auch bei Gesunden ablaufen (können). Schwarzmalerisches Grübeln, Hoffnungslosigkeit, Interesseverlust, Selbstzweifel, Zweifel an der Sinnhaftigkeit des Lebens, Phasen eingeschränkter Leistungsfähigkeit und sogar Selbstmordgedanken können nicht nur bei Patienten mit einer diagnostizierten affektiven Störung auftreten. Ebenso wenig treten wiederholte Kontrollhandlungen, Kontaminationsängste oder von Schuldgefühlen begleitetes Hinterfragen der Richtigkeit eigener Handlungen nur bei Zwangspatienten auf. Das bloße Vorliegen solcher Symptome ist demnach kein brauchbares Kriterium für die Unterscheidung zwischen „psychisch krank“ und „psychisch gesund“.

3.4 Die Alarmreaktion als störungsübergreifend verschränkender Mechanismus

Für den psychotherapeutischen Alltag schlagen wir vor, sowohl von den Kategorien „gesund“ und „krank“ als auch von der Vorstellung eindeutig voneinander abgrenzbarer Störungsbilder abzusehen. Als Orientierungsrahmen für therapeutische Handlungen können alle vom Therapeuten und Patienten beobachtbaren Phänomene dienen, unter denen der Patient leidet. Zur Beschreibung dieser Gegebenheiten eignen sich die oben dargestellten Dimensionen. Der Kernmechanismus, der alle für das psychische Leiden relevanten Prozesse in Gang setzt und in Gang hält, ist unserer Meinung nach die Alarmreaktion mit den zu ihr gehörenden Bewältigungsreaktionen. Die Alarmreaktion verschränkt in diesem Sinne alle Prozesse, die im Rahmen psychischen Leidens ablaufen.

3.5 Identifikation von Alarm- und Bewältigungsmechanismen innerhalb definierter Störungsbilder

Im vorliegenden Abschnitt soll nun aufgezeigt werden, wie verschiedenste Störungsbilder schlüssig auf Alarmreaktionen und integral damit verbundene automatische Bewältigungsmechanismen reduziert werden können. Dabei werden alle bezüglich eines Syndroms genannten Symptome über die weiter oben genannten Dimensionen mit Alarm- und Bewältigungsreaktionen in Zusammenhang gesetzt. Wir schicken voraus, dass es sich bei den allermeisten der in den Diagnosemanualen beschriebenen psychischen Störungen um den Ausdruck einer oft schon jahrelang sich fortsetzenden Kette von Fehlalarmreaktionen handelt, wobei vor allem die dazugehörigen chronifizierten Bewältigungsreaktionen sichtbar werden.

Bei der Auswahl der Diagnosebeispiele haben wir auf ein breites Spektrum geachtet. Die Beispiele stellen keine erschöpfende Aufstellung dar und sollen lediglich der Anregung dienen. Wir halten uns mit Ausnahme der Schizophrenie an die Nomenklatur und die Einteilungen des ICD-10 (Weltgesundheitsorganisation, 1993). Für die Schizophrenie greifen wir wegen der klareren Systematik auf die Nomenklatur Scharfetters (1999) zurück.

3.5.1 *F32. Depressive Episode*

Symptome:

Gedrückte Stimmung und ausgeprägte Müdigkeit

In diesem Symptom wird zunächst die negative Stimmungslage sichtbar, die im Rahmen jeder Alarmreaktion von Gehirn und Organismus zur Anzeige einer Bedrohung „produziert“ wird. Die dauerhaft gedrückte Stimmung in einer depressiven Episode spiegelt aus Sicht der Überlebensprozesse den Teufelskreis wider, bestehend aus der Unfähigkeit, eine alarmierte Stimmung zu regulieren, dem daraus resultierenden Gefühl des Ausgeliefertseins an die negative Emotionalität, der weiteren automatischen Bewältigungsversuche zur Eliminierung negativer Gefühle und den daraus entstehenden Gefühlen der Aussichtslosigkeit und Erschöpfung.

Symptome:

Verminderung von Antrieb und Aktivität; Fähigkeit zu Freude, Interesse und Konzentration sind vermindert; Schlafstörungen; Libidoverlust und psychomotorische Hemmung (beide im Rahmen des somatischen Syndroms)

Patienten, die unter vermindertem Antrieb und verminderter Aktivität sowie unter psychomotorischer Hemmung leiden, berichten fast immer von einer diese Symptome begleitenden inneren Unruhe. Wenn wir zusammen mit Patienten untersuchen, wozu die Verminderung des Antriebs und die psychomotorische Hemmung dienen könnten, stellt sich mit großer Regelmäßigkeit heraus, dass bei der Vorstellung, sich „in Gang zu setzen" bzw. die psychomotorische Hemmung aktiv zu überwinden, sehr schnell die Angst spürbar (und an den einsetzenden Gedanken erkennbar) wird, etwas falsch zu machen bzw. die wahrgenommene Bedrohlichkeit der Situation noch zu steigern. Je nach den Inhalten, auf die der Verstand der Patientin sich im Laufe der individuellen Lebensgeschichte „eingeschossen" hat, sind das Befürchtungen, ausgegrenzt, nicht beachtet oder übergangen zu werden bzw. zu verarmen, krank zu werden oder gar zu sterben. Die Symptome des verminderten Antriebs und die psychomotorische Hemmung können in diesem Sinne einerseits als chronifizierte automatische Bewältigungsreaktion verstanden werden (Erstarrung), andererseits als psychophysische Erschöpfung infolge anhaltender Copingversuche. Im Rahmen dieser Erstarrung bleibt die Aufmerksamkeit ganz auf die wahrgenommene Bedrohung gerichtet. Das Alarmsystem erlaubt kein Loslassen und Abschweifen der Konzentration auf irgendetwas, das nichts mit der gefühlten Bedrohung zu tun hat. Folge dieser automatischen und angespannten Lenkung der Aufmerksamkeit auf die gefühlte Bedrohung sind dann die verminderte Fähigkeit zu Freude, Libidoverlust, Konzentrationsschwierigkeiten und Schlafstörungen.

Symptom:

Schuldgefühle bzw. Gedanken über die eigene Wertlosigkeit

Patienten berichten im Gespräch über ihre Schuld- und Wertlosigkeitsgefühle häufig, dass sie diese Gefühle zwar nicht mögen, dass sie sie aber dennoch „brauchen", weil sie befürchten, sich ohne diese Gefühle nicht genügend antreiben zu können. Dieses innere Antreiben wiederum erscheint notwendig, um sich zu verbessern, und diese Verbesserung („Ich muss fleißiger sein, ich muss unterhaltsamer sein, ich muss entspannter sein" etc.) wiederum erscheint notwendig, um die oben bereits genannten gefühlten Bedrohungen abzuwenden.

3.5.2 F30. Manische Episode

Symptome:

Gehobene Stimmung, vermehrter Antrieb, vermindertes Schlafbedürfnis, Größenideen und übertriebener Optimismus, Konzentrationsschwierigkeiten

In einer manischen Episode scheinen die Symptome das genaue Gegenteil der Symptome der Depression auszudrücken: Die Stimmung ist gehoben, der Antrieb gesteigert, das Schlafbedürfnis ist vermindert, die Selbsteinschätzung ist von Größenideen und übertriebenem Optimismus geprägt und der Patient ist enthemmt. Die Konzentrationsschwierigkeiten haben manische und depressive Episoden gemeinsam.

Bei der Manie handelt es sich mit Blick auf das Überlebenssystem, ähnlich wie bei Suchtverhalten, um überschießende Belohnungsmechanismen. Das Gehirn stellt dem Betroffenen eine allumfassende Lösung aller Selbstwertprobleme und Zweifel, wie sie in der depressiven Phase durchlitten werden, in Aussicht. In diesem Rahmen vermittelt es ihm in engster Zusammenarbeit mit dem restlichen Organismus und abgekoppelt von irgendeiner realen Notwendigkeit „gute Gefühle", „tolle Erlebnisse" und ein enormes Selbstvertrauen. Die Verbindung zur Alarmreaktion wird ersichtlich im hohen Druck, mit dem Gehirn und Organismus diese guten Gefühle suchen und produzieren. Wir vermuten, dass manische Episoden die Fähigkeit des Gehirns widerspiegeln, sogenannte „Als-ob-Körperschleifen" aufzubauen. In diesem Sinne werden in der Manie Belohnungsmechanismen vom Alarmsystem dazu „verwendet", die Wahrnehmung gefühlter Bedrohungen komplett auszublenden. Dieser Mechanismus entspricht einer inneren Flucht. Aufrechterhalten wird die Symptomatik durch die unbemerkt weiterhin dräuende Alarmbereitschaft des Patienten, die wegen der Unmöglichkeit, offen beobachtet und damit erlebbar zu werden, nicht abklingen kann.

Untersuchen wir mit Patienten die genannten Symptome – was bei einer manischen Episode eigentlich immer erst im Nachhinein geschehen kann –, erweist es sich ebenfalls mit großer Regelmäßigkeit, dass die Inhalte der die Manie im Inneren antreibenden Ängste die gleichen sind wie bei allen anderen psychischen Störungen: Angst vor Ausgrenzung, Nichtbeachtung, Unwichtigkeit, Tod etc.

3.5.3 F42. Zwangsstörung

Symptome:

Wiederkehrende Zwangsgedanken; Zwangshandlungen; der Patient erlebt die Zwangshandlungen oft als Vorbeugung gegen ein objektiv unwahrscheinliches Ereignis, das ihm Schaden bringen oder bei dem er selbst Unheil anrichten könnte

Zwangsgedanken können grundsätzlich zwei unterschiedliche Inhalte haben: Missetaten des Betroffenen bzw. durch ihn verschuldete Unglücke oder in Gedanken ablaufende Rituale bzw. Kontrollhandlungen. Beinhalten die Zwangsgedanken die ständige Wiederholung schwerwiegender Missetaten des Betroffenen, wie beispielsweise die Ermordung des eigenen Kindes, pädophile Handlungen oder das Quälen anderer Menschen, können sie als ständige Warnung an den Betroffenen vor der (vorgestellten) eigenen Schlechtigkeit verstanden werden. Die Warnung vor der vorgestellten eigenen Schlechtigkeit wiederum erscheint notwendig, um deren ständig drohenden Ausbruch durch anhaltende Selbstkontrolle zu unterbinden. In diesem Sinne erfüllen sie eine ähnliche Funktion wie Gefühle der Schuld- und Wertlosigkeit im Rahmen depressiver Episoden (s. o.).

Beinhalten die Zwangsgedanken gedankliche Rituale wie Zählen, Wortspiele, Versuche, Muster zu erkennen, bzw. die immerwährende Wiederholung von Kontrollhandlungen, können sie meist als Rituale zur Abwendung selbst verschuldeten oder von außen drohenden Unglücks verstanden werden. Inhaltlich beziehen sich die gefühlten Bedrohungen meist auf Vorstellungen eigenen Unvermögens oder eigener Schlechtigkeit bzw. auf Vorstellungen, bloßgestellt, ungerecht behandelt, kritisiert, körperlich misshandelt oder im Stich gelassen zu werden.

Zwangshandlungen spiegeln dieselbe Dynamik wider wie die der Zwangsgedanken, aber auf Handlungsebene. Insgesamt können sie, wie die Zwangsgedanken, als Ausdruck von Vermeidungsverhalten – Verhinderung des Sichtbarwerdens eigener Unzulänglichkeit bzw. Verhinderung von Unglück – verstanden werden.

Symptome:

Der Patient versucht häufig erfolglos, Widerstand zu leisten; die Zwangsgedanken werden als zur eigenen Person gehörig erlebt, selbst wenn sie als unwillkürlich und häufig abstoßend empfunden werden

Diese Symptome spiegeln die Kraft der Identifikation mit Vorstellungen und Überzeugungen wider, wie sie für Alarmreaktionen typisch ist. Der Patient *weiß* zwar, dass seine Zwangshandlungen und -Gedanken bezüglich der aktuellen Realität sinnlos und mitunter sogar schädlich sind, weshalb er ihnen auch Widerstand zu leisten versucht. Allerdings gewinnen die warnenden Gefühle im Rahmen der Alarmreaktion immer wieder die Oberhand, und das Risiko erscheint dem Patienten zu groß, die Zwangshandlungen und -Gedanken einfach zu übergehen.

Viele Patienten erleben auch die hässlichsten Zwangsgedanken insofern als zur eigenen Person gehörig, als diese sie ja auf die ihnen innewohnende (vorgestellte) Schlechtigkeit hinweisen, die es zu verbergen gilt, um nicht aus der Gemeinschaft ausgeschlossen zu werden. Aus der Sicht des Alarmsystems *dürfen* die Zwangsgedanken gar nicht zu irgendjemand anderem gehören, weil der Betroffene dann nicht genügend vor seiner möglicherweise jederzeit zutage tretenden Schlechtigkeit gewarnt wäre.

3.5.4 F60.3 Emotional Instabile Persönlichkeitsstörung

Symptome:

Deutliche Tendenz, Impulse ohne Berücksichtigung von Konsequenzen auszuagieren, verbunden mit unvorhersehbarer und launenhafter Stimmung; es besteht eine Neigung zu emotionalen Ausbrüchen und eine Unfähigkeit, impulshaftes Verhalten zu kontrollieren; der impulsive Typus der Emotional Instabilen Persönlichkeitsstörung ist gekennzeichnet durch emotionale Instabilität und mangelnde Impulskontrolle

In diesen Symptomen tritt der instinkthafte Charakter des Alarmsystems besonders deutlich und ungefiltert zutage. Sie spiegeln die Unfähigkeit der Betroffenen wider, ihre Impulse (freundlich) zu beobachten und dabei nicht in die Handlung zu gehen. Die vom Alarmsystem ausgehenden Impulse werden von den Betroffenen als imperativ und vollständig verbindlich erlebt, die Alarmreaktion läuft unweigerlich und ungebremst ab. Es gibt keine Zeit und keinen Raum mehr für Distanzierung. Den Betroffenen kommen die möglichen negativen Konsequenzen ihres Handelns unter dem starken Druck gar nicht mehr zu Bewusstsein. Die Identifikation mit den Alarm- und Bewältigungsreaktionen ist (meist) vollständig.

Symptome:

Tendenz zu streitsüchtigem Verhalten und zu Konflikten mit anderen, insbesondere wenn impulsive Handlungen durchkreuzt oder behindert werden

Dieses Symptom ist Ausdruck der Mobilisierung von Wut und Aggression angesichts einer gefühlten Bedrohung. Der Organismus bündelt die in der Alarmreaktion frei werdende Energie zur Eliminierung der Bedrohung im Angriff. Impulsives

Handeln stellt eine bereits ablaufende Copingreaktion im Dienste des Überlebens dar. Erfährt die so handelnde Person dabei eine Einschränkung von außen, wird das im doppelten Sinne als bedrohlich erlebt und mit entsprechend heftigen Reaktionen beantwortet.

Symptome:

(Borderline-Typus) Zusätzlich gekennzeichnet durch Störungen des Selbstbildes, der Ziele und der inneren Präferenzen sowie durch ein chronisches Gefühl der Leere

Diese Symptome sind Ausdruck der chronifizierten Bewältigungsreaktion der Vermeidung. Die Aufmerksamkeit wird im Rahmen anhaltend gefühlter Gefahr bei gleichzeitiger Unfähigkeit, dieses Gefühl zu beruhigen, irgendwann dauerhaft von Körperwahrnehmungen weggelenkt. Der Betroffene ist nicht mehr „bei sich“ und „spürt sich nicht mehr“. Die automatisch einsetzende Vermeidung bewirkt nicht nur die Nicht-Wahrnehmung stimmungsanzeigender Symptome im Körper, sondern, damit einhergehend, auch der eigenen Bedürfnisse und Präferenzen. Konsequenzen dieser automatischen Lenkung der Aufmerksamkeit weg von Körperzeichen sind dann Störungen des Selbstbildes, der Ziele und inneren Präferenzen sowie ein chronisches Gefühl der Leere.

Symptom:

(Borderline-Typus) Intensive, aber unbeständige Beziehungen

Dieses Symptom spiegelt die Tätigkeit des Alarmsystems insofern wider, als sowohl die hohe Intensität der Beziehungen als auch ihre Unbeständigkeit das Resultat automatischer Bewältigungsmechanismen darstellen können. Dabei kippt der oder die Betroffene hin und her zwischen der Abwendung der Angst vor dem Verlassenwerden einerseits und der Angst vor Nähe andererseits. Angst vor dem Verlassenwerden kann sich beispielsweise in eifersüchtig kontrollierendem, streitbarem oder auch übermäßig anhänglichem Verhalten zeigen und verweist darauf, dass die Person sich existenziell darauf angewiesen fühlt, „gesehen“ und hinsichtlich ihrer Bedürfnisse versorgt zu werden. Diese Tendenz stellt gleichsam eine Neuauflage der kindlichen Abhängigkeit von erwachsenen Bezugspersonen dar. Oft spiegelt sich darin ein biografisches Schicksal, indem die kindlichen Bedürfnisse durch das Umfeld tatsächlich nicht beachtet wurden. Die Angst vor Nähe zeigt sich in der Tendenz, Beziehungen dann zu beenden, wenn sich eine größere Nähe zwischen den Partnern einzustellen beginnt. Im Hintergrund dieser Notmaßnahme stehen in der Regel frühkindliche Erfahrungen, in denen sich die Person Erwachsenen anvertraute und daraufhin zurückgewiesen, erniedrigt, misshandelt oder missbraucht wurde. Diese Erlebnisse waren so einschneidend, dass das Alarmsystem weitere solche Situationen zu verhindern sucht, indem es bei den ersten Anzeichen von Nähe reflexhaftes Distanzverhalten begünstigt.

Symptom:

(Borderline-Typus) Neigung zu selbstdestruktivem Verhalten mit parasuizidalen Handlungen und Suizidversuchen

Selbstdestruktives Verhalten bis hin zu Suizidversuchen lassen die Tätigkeit des Überlebenssystems wieder in zweierlei Hinsicht erkennen. In der Auseinandersetzung mit selbstdestruktivem Verhalten berichten Patientinnen und Patienten häufig von dem Wunsch, sich selbst zu bestrafen und zu eliminieren, um niemandem mehr zur Last zu fallen. Hintergrund ist dieselbe Dynamik, die sich im Zusammenhang mit Schuldgefühlen und Gefühlen der Wertlosigkeit im Rahmen depressiver Symptomatik zeigt. Betroffene haben oft den Eindruck, diese Gefühle zu „brauchen", um sich zu einer Verbesserung ihrer selbst anzutreiben, die endlich dazu führt, nicht mehr abgelehnt zu werden. Wenn die Verbesserung der eigenen Person aussichtslos erscheint, bleibt in der Vorstellung noch der Ausweg, die anderen, die in der Vorstellung von Ablehnung und Hass gegen die eigene Person erfüllt sind, durch die Eliminierung seiner selbst zu erleichtern.

In selbstverletzendem Verhalten spiegelt sich überdies häufig der Wunsch, sich des im Rahmen von starken automatischen Vermeidungsreaktionen entstehenden quälenden Gefühls innerer Leere zu entledigen und sich wieder spüren zu können.

3.5.5 F43.1 Posttraumatische Belastungsstörung

Symptome:

Wiederholtes Erleben des Traumas in sich aufdrängenden Erinnerungen (Nachhallerinnerungen, Flashbacks), Träumen oder Albträumen; vegetative Übererregtheit mit Vigilanzsteigerung, übermäßiger Schreckhaftigkeit und Schlafstörungen

Mit den Traum- und Erinnerungsbildern weist das Alarmsystem den Betroffenen zur Warnung immer wieder auf die erlebte Bedrohung hin. Resultat dieser Warnung ist eine erhöhte Alarmbereitschaft, die gewährleistet, dass der Betroffene allzeit bereit ist, um Maßnahmen zu ergreifen, welche die erneute Bedrohung verhindern. Begleitet ist diese erhöhte Alarmbereitschaft von (dauerhaft) erhöhtem Arousal,

Schreckhaftigkeit und Schlafstörungen. Es erscheint den Betroffenen gefährlich, sich im Schlaf ganz gehen zu lassen, weil dann die eigene Verteidigungsbereitschaft und damit die Sicherheit nicht mehr gewährleistet sind.

Symptome:

Andauerndes Gefühl von Betäubtsein und emotionaler Stumpfheit, Gleichgültigkeit gegenüber anderen Menschen, Teilnahmslosigkeit der Umgebung gegenüber, Freudlosigkeit sowie Vermeidung von Aktivitäten und Situationen, die Erinnerungen an das Trauma wachrufen könnten; Angst und Depression sind häufig mit den genannten Symptomen und Merkmalen assoziiert und Suizidgedanken sind nicht selten

Wie in allen Phasen erhöhter Alarmbereitschaft ist der Betroffene stark mit den Inhalten ihrer Alarmgedanken identifiziert und das Zeitgitter ist aufgehoben. Die Betroffene hält in diesem Zustand die Inhalte der einschießenden Erinnerungen, Albträume und im Schreck produzierten Gedanken für die Realität. Das Alarmsystem sorgt nun zunächst dafür, dass die Betroffene sich für die Dauer der Identifikation nicht von ihnen abwenden kann. Da die Bilder, Träume und Angstgedanken innen ablaufen, bleibt ein guter Teil der Aufmerksamkeit auf das Innere fokussiert. Im Wechsel mit dem angstvollen Blick auf die Innenwelt wird der Blick angstvoll auf die Außenwelt gerichtet, um dort die von der Innenwelt suggerierten Bedrohungen auch im Außen im Auge zu behalten. Gleichzeitig werden aber sowohl die gefährlich erscheinenden Bilder und Gedanken der Innenwelt als auch die gefühlten von der Außenwelt her drohenden Gefahren automatisch vermieden. Dieser ständige angestrengte Wechsel zwischen außen und innen, Hinschauen auf die Gefahr und Vermeiden, absorbiert die ganze Energie der Betroffenen und führt zu den genannten Symptomen wie dem Gefühl des Betäubtseins und emotionaler Stumpfheit. Der aktuellen zwischenmenschlichen Realität kann im Rahmen dieser Bündelung der Energie ebenfalls keine Aufmerksamkeit mehr geschenkt werden. Weil die vom Alarmsystem automatisch ergriffenen Maßnahmen sich gegen gefühlte und gedachte, nicht aber gegen reale Bedrohungen richten, laufen sie immer ins Leere und führen zu einem Zustand der Erschöpfung bis hin zum Wunsch, die gefühlte ständige Perpetuierung der traumatischen Erfahrung durch Suizid zu beenden.

3.5.6 *Schizophrenie*

Wie zu Beginn dieses Abschnitts erwähnt, werden wir die Symptomatik der Schizophrenie aus Gründen der Klarheit in der Systematik entlang der von Scharfetter (1999) formulierten Ich-Störungen darstellen.

Symptome:

Störungen der Ich-Vitalität, Ich-Aktivität, Ich-Konsistenz und -Kohärenz, der Ich-Demarkation und der Ich-Identität

Im Rahmen der sogenannten Ich-Störungen beschreibt Scharfetter basale Gefühle, die dem Betroffenen im Kern vermitteln, als abgegrenztes menschliches Wesen sicher und am Leben zu sein. Die Ich-Vitalität, die Scharfetter als innerster Kreis der Ich-Dimensionen setzt, beschreibt das unmittelbare Gefühl, lebendig zu sein. Die Ich-Aktivität beschreibt das Gefühl, im Denken, Empfinden und Handeln selbstbestimmt zu sein. Die Ich-Konsistenz bzw. -Kohärenz spiegelt die Selbstverständlichkeit wider, ein zusammengehöriges Ganzes zu sein. Ich-Demarkation benennt die mühelos abrufbare Fähigkeit, das Ich vom Nicht-Ich zu unterscheiden. Die Ich-Identität beinhaltet das Wissen, dass das Ich trotz Entwicklungsprozessen, die der Organismus und die Person durchlaufen, über die Zeit dasselbe bleibt (vgl. dazu Bayerl, 2016).

Im Abhandenkommen bzw. der von außen gesehen sinnentleerten Übersteigerung dieser Gefühle im Rahmen einer Schizophrenie spiegelt sich die Tätigkeit des Alarmsystems in äußerst eindrücklicher Form wider. Gehirn und restlicher Organismus suggerieren dem Betroffenen – in einer de facto vollkommen ungefährlichen Situation –, nicht mehr lebendig zu sein, nicht mehr über sein Denken, sein Empfinden und seine Handlungen bestimmen zu können, kein zusammengehöriges und von anderen abgegrenztes Wesen mehr zu sein und bei Veränderungen bzw. Entwicklungen nicht man selbst zu bleiben. Die sogenannte primäre Negativsymptomatik im Rahmen schizophrener Störungen spiegelt Gefühle fehlender Vitalität und Eigenkontrolle in direktester Form wider (verflachter Affekt, stuporöse Zustände).

Im Versuch, sich dieser befürchteten Auflösung und dem Aufgehen in der Masse der Menschheit (oder auch: Tierwelt) zu widersetzen, können die im Rahmen der Ich-Störungen auftretenden Gefühle zu Denkhandlungen und physischen Handlungen führen, die den Eindruck des genauen Gegenteils vermitteln: Übersteigerte Lebendigkeit, Überbetonung eigenständiger Aktivität etc. Im Rahmen dieser Coping-Reaktionen kann es zu der sogenannten sekundären Negativsymptomatik kommen (z. B. sozialer Rückzug zur Vermeidung der gefürchteten Auflösung der eigenen Person im Kontakt mit anderen Menschen).

Wie immer im Rahmen akzentuierter Tätigkeit des Alarmsystems besteht eine hohe Identifikation des Betroffenen mit den Empfindungen, Gedanken und Impulsen des Alarmsystems. Im Falle der Schizophrenie kommt es in diesem Zuge zu unkorrigierbaren Wahnvorstellungen und Verhaltenszwängen. Gedanken können mitunter gar nicht mehr als Gedanken wahrgenommen werden, sondern beginnen ein für absolut real gehaltenes Eigenleben zu führen. Gedanken können dann beispielsweise als Stimmen wahrgenommen werden, die „abgespaltenen" Teilen des Betroffenen oder anderen Menschen gehören.

3.6 Anwendungsgebiete der Arbeit im Emotionalen Resonanzraum

Aus den bisherigen Ausführungen, in denen die Alarmreaktion als möglicher zentraler Prozess allen psychischen Leidens dargestellt wurde, lassen sich mögliche Anwendungsgebiete der Arbeit im ERR ableiten. Insgesamt kann der Ansatz (oder Teile davon) in all den Gebieten einen Beitrag leisten, wo Menschen psychisches Leid erfahren und Menschen sich umeinander kümmern, um dieses Leid zu lindern.

Entwickelt haben wir die Methode zunächst für die Anwendung in der Psychotherapie. Wie beschrieben, kann der Ansatz – wie alle achtsamkeitszentrierten Methoden – seine hilfreiche Wirkung nur dann entfalten, wenn der Therapeut oder die Therapeutin die tragenden Prinzipien auch auf sich selbst anwendet. Aus diesem Umstand folgt natürlicherweise, dass Supervision für Therapeuten, die diese Methode in der Praxis benützen, im Wesentlichen darin besteht, neben der Erarbeitung aller theoretischen und psychoedukativen Anteile die Anwendung der Prinzipien dieser Arbeit auf die eigene Person einzuüben. Damit sind die wichtigsten Anwendungsgebiete genannt: Psychotherapie und Supervision.

Ein weiteres Anwendungsgebiet, in welches die Arbeit im Emotionalen Resonanzraum sich hervorragend integrieren lässt, ist Paarberatung bzw. Paartherapie. Alle Informationen über die Wechselwirkungen von Alarmreaktionen in der therapeutischen Beziehung und die Interventionen zu deren günstiger Beeinflussung sind fast nahtlos auf die Beziehungsdynamik in Paaren übertragbar. Es versteht sich, dass bei der Integration der Arbeit im ERR in paartherapeutische Prozesse spezifische Eigenheiten der Paarberatung und -Paartherapie berücksichtigt werden müssen.

Da die Arbeit im ERR auf einer allgemein menschliches Verhalten berücksichtigenden theoretischen Grundlage entwickelt wurde, kann das Feld der Anwendung auch noch weiter geöffnet werden. Bisher erprobt ist die Anwendung im Bereich der

Teamsupervision, und zwar nicht nur im Rahmen psychiatrischer Einrichtungen, sondern auch z. B. im Maßnahmevollzug oder in Teams der staatlichen Schutzbehörde (in der Schweiz: Kindes- und Erwachsenenschutzbehörde, KESB).

Die Anwendung der in diesem Buch vorgestellten konzeptuellen Überlegungen und Interventionen ist überdies in einer somatischen Klinik geplant. Ziel dieser Anwendung ist ein Verhaltenstraining für Mitarbeitende der nephrologischen Abteilung und der Abteilung für Transplantationsimmunologie im Umgang mit anspruchsvollen Patienten.

Teil II

Arbeit im Emotionalen Resonanzraum

4. Interventionen

Grundsätzlich unterscheiden wir vier „Klassen“ von Interventionen im Rahmen der Arbeit im Emotionalen Resonanzraum:

1. Das freie Gespräch im Zustand offener und wohlwollender Präsenz,
2. Psychoedukation,
3. erlebnisorientierte Interventionen und
4. Einordnung von Kognitionen und kognitive Einordnung von Erfahrungen.

Das Herzstück bilden die erlebnisorientierten Interventionen.

4.1 Das freie Gespräch im Zustand offener und wohlwollender Präsenz

Im freien Gespräch im Zustand offener und wohlwollender Präsenz beherzigt der Therapeut die weiter oben beschriebene achtsame, präsente und wohlwollende Haltung (vgl. Abschnitt 2.2.1). Diese Haltung ist unseres Erachtens die Grundlage, auf welcher alle weiter unten dargestellten spezifischen Interventionen ihre Wirkung entfalten. Um diese Haltung einzunehmen und aufrechtzuerhalten, erneuert der Therapeut in regelmäßigen kürzeren Abständen sein Bewusstsein über den eigenen emotional-körperlichen Zustand und begegnet diesem wohlwollend und nicht wertend. Die ständige Erneuerung dieses Bewusstseins ermöglicht eine bestimmte Form des Hörens und des Schauens auf den Patienten: Sobald der Therapeut seinen eigenen Zustand im inneren Blick hat, kann er alle Signale des Patienten – den Klang der Stimme, die Gesten, die Mimik, den Blick, den Sprachrhythmus, die ganze restliche Körpersprache – nicht nur als solche wahrnehmen. Er kann dem Patienten gleichsam mit dem eigenen Körper zuhören und zuschauen. Dies ermöglicht ein zeitnahes Bemerken sowohl von Ansteckungen mit kleineren Alarmreaktionen des Patienten, die sich beim Sprechen ereignen, als auch mit anhaltenden Spannungszuständen, welche durch zeitübergreifend wirksame Bewältigungsmechanismen (Standby-Coping) aufrechterhalten werden.

Der Therapeut schafft grundsätzlich eine Atmosphäre von Offenheit, indem er seine Wahrnehmung in hoher Frequenz (alle paar Sekunden) auf die aktuell ablaufenden Prozesse sowohl beim Patienten als auch bei sich selbst refokussiert. Dabei ist wichtig, im Bewusstsein zu halten, dass Alarmreaktionen auf Therapeutenseite nicht ausschließlich durch Ansteckung mit einer Alarmreaktion des Patienten losgetreten werden können, sondern auch durch im Gespräch auftauchende Inhalte oder irgendwelche, das Alarmsystem des Therapeuten in Gang setzende Eigenschaften des Patienten wie beispielsweise die Ähnlichkeit der Stimme des Patienten mit der Stimme einer bedeutsamen Person aus dem Leben des Therapeuten u. Ä. Ob die Alarmreaktion des Therapeuten nun durch Ansteckung oder anderswie ausgelöst wurde, das Ziel besteht immer darin, im Gespräch mit dem Patienten wohlwollend präsent zu bleiben. Diese Fähigkeit korreliert positiv mit dem Maß an Übung, das der Therapeut im Rahmen seiner Selbsterfahrung und im Rahmen seiner praktischen Tätigkeit erworben hat. In der folgenden Fallvignette wird dies beispielhaft erläutert.

Therapeut Leonard: Selbstregulation des Therapeuten

Der Therapeut Leonard ist mit einer liebenden und gleichzeitig leistungsorientierten Mutter aufgewachsen. Diese hat in seiner Kindheit zu 100 Prozent gearbeitet und sich des Öfteren abends oder an Wochenenden über den hohen Arbeitsdruck beklagt. Alle Ideen, die Leonard und andere Familienmitglieder zur Entlastung der Mutter hervorgebracht haben, hat sie zwar angehört, dann aber verworfen. Ihr Ausdruck blieb belastet und leidend, was Leonards Gefühl, sie mit der Äußerung seiner Bedürfnisse nicht noch weiter belasten zu dürfen, aufrechterhalten und gesteigert hat.

Nun sieht Leonard eine Patientin, die unter einem Burnout leidet. In den Therapiestunden mit ihr wiederholt sich das Muster, das er im Zusammensein mit seiner Mutter erlebt hat. Leonard erneuert im offenen Gespräch mit ihr regelmäßig sein Bewusstsein sowohl über seine körperlich-emotionalen Reaktionen als auch über die automatisch einsetzenden Bewältigungsversuche. Er übt sich darin, seine Impulse, ihr gute, Erleichterung bringende Ratschläge zu geben, bei sich freundlich wahrzunehmen und sie nicht auszuagieren. Er konzentriert sich auf seinen Atem, beruhigt sich, wendet sich wieder den Klagen der Patientin zu und spiegelt ihr, was er von ihrem Zustand mitbekommt, und lädt sie dazu ein, sich selbst dabei zu beobachten. Die Patientin reagiert darauf mit Entspannung und Erleichterung.

Die folgende Passage gibt die zuletzt beschriebene Sequenz im Wortlaut wieder:

P *(Die Augen schauen flehend und füllen sich mit Tränen, die Stimme der Patientin klingt gepresst und metallisch)*: „Ich weiß einfach nicht, wo ich ansetzen soll. Ich habe schon alles probiert, aber nichts hilft gegen meine Erschöpfung. Ich bin wirklich am Ende. Ich kann aber in der aktuellen Arbeitssituation auch keine Pause machen. Es ist einfach nicht möglich, ich würde derart ins Hintertreffen kommen! – Und das kann ich mir einfach nicht leisten. Wenn ich jetzt aufgebe, dann war alles für nichts! Meine ganze Karriere ist futsch. Es ist ausweglos."

Th *(spürt beim Zuhören, wie seine eigene Alarmreaktion aufsteigt: der Atem wird etwas flacher, die Muskulatur spannt sich an und wird unruhig, er fühlt Mitleid und entsprechende Handlungsimpulse, sofort etwas zu tun, damit die Patientin sich wohler fühlt und Ihres Leidens enthoben wird. Bevor er zu sprechen beginnt, konzentriert er sich auf seinen Atem, lässt die Alarmreaktion zu und wartet, bis sie etwas abgeklungen ist):* „Ich habe den Eindruck, dass Sie sich sehr hilflos und ausgeliefert fühlen. Gleichzeitig erscheint in Ihrer Stimme ein harter Klang, wie wenn Sie wütend auf sich selbst wären und sich dafür verurteilten, dass Sie nicht so stark sind, wie Sie es sich gerade wünschen. Und ich nehme an, dass Ihr Gehirn gerade fieberhaft nach einem Ausweg sucht, um diese fürchterliche Spannung zu reduzieren, ohne dass Ihnen irgendetwas einfallen würde, was Sie nicht schon versucht hätten und was Abhilfe bringen könnte."

P *(hört zunächst widerwillig zu, unterdrückt Impulse, ihre Klage fortzusetzen, gewinnt langsam Interesse, die Muskulatur beginnt sich zu entspannen):* „Ja, das stimmt!"

Sind die oben beschriebenen Voraussetzungen aufseiten des Therapeuten erfüllt, kann im freien Gespräch im Zustand offener und wohlwollender Präsenz laufend beobachtet werden, wie das Alarmsystem des Patienten auf die von ihm berichteten Inhalte und das Geschehen in der Therapiesitzung reagiert. Die offene Haltung des Therapeuten dient dem Patienten als Modell und Einladung gleichermaßen, sich seiner inneren Dynamik auf dieselbe Weise zuzuwenden. Grundsätzlich begünstigt dieses gemeinsame Beobachten einen gewissen Abstand zwischen dem Auftauchen von Impulsen und dem Ausagieren dieser Impulse auf der Ebene des Handelns und Denkens. Dies, auch wenn es im Rahmen dieses Interventionsstils weniger explizit geschieht als in der eigentlichen erlebnisorientierten Arbeit im Resonanzraum. Aus diesem Grund ist das Gespräch im Zustand offener und wohlwollender Präsenz besonders für Patienten geeignet, die ihren Impulsen bisher in hohem Maße ausgeliefert waren und die noch wenig Übung in der achtsamen Beobachtung aufweisen. Es kommt daher oft in früheren Phasen der Therapie zum Einsatz oder mit Patienten, die sich davor scheuen, sich dem inneren Erleben mit geschlossenen Augen zuzuwenden. Vielfach fühlen sich Patienten auch unter Leistungsdruck, wenn sie sich einem definierten Übungsrahmen gegenübersehen. In diesem Falle kann das offene Gespräch im beschriebenen Stil Entlastung bieten.

Das freie Gespräch stellt darüber hinaus grundsätzlich den Gesprächsstil in der Arbeit im ERR dar, d. h., die Gesprächsabschnitte einer Therapiesitzung, in welche die eigentlichen Resonanzübungen eingebettet sind, sind durchweg von dieser Haltung geprägt.

Variante: Arbeit mit dem leeren Stuhl

Die wohlwollende Bezogenheit im oben beschriebenen freien Gespräch kann durch die Verwendung eines leeren Stuhls zusätzlich begünstigt werden. Der Stuhl dient dabei als Symbol und Platzhalter für das Empfinden im alarmierten Zustand und die Bewältigungsimpulse des Patienten. Er bildet einen optischen Bezugspunkt im Raum und ermöglicht so die gemeinsame Blickrichtung von Patient und Therapeut auf das innere Geschehen des ersteren. Möchte der Therapeut den Patienten während des Gespräches wieder von den Inhalten zu den begleitenden Empfindungen führen, kann er ohne weitere Erklärung einfach auf den leeren Stuhl weisen, etwa mit der Frage: „Was bekommen Sie gerade von dieser Seite mit?“ / „Was macht Ihr Alarmsystem jetzt gerade damit?“ Der Stuhl wirkt sozusagen als „dritte Person“ im Raum und erinnert Patient und Therapeut gleichermaßen an das Vorhandensein der wahrnehmbaren Alarmdynamik.

4.2 Psychoedukation und Vermittlung von Grundfertigkeiten

4.2.1 *Psychoedukation zu Alarm- und Bewältigungsreaktionen und individuelles Fallkonzept*

Psychoedukative Elemente, im Rahmen derer dem Patienten Informationen zur Funktionsweise der Alarmreaktionen gegeben werden, können unserer Erfahrung nach den größten Gewinn bringen, wenn sie früh in der Therapie, mitunter bereits in der ersten Sitzung, platziert und später immer wieder aufgegriffen werden. Die Informationen, wie sie in den vorangegangenen Kapiteln dargestellt sind, sind so aufbereitet, dass sie ohne nennenswerten Aufwand einen großen Teil der in einer Psychotherapie zu behandelnden Probleme erklären können. Erklärungen zur Funktionsweise der Alarm- und Bewältigungsreaktionen können sowohl den Patienten wie den Therapeuten von Beginn an entlasten, weil bei eintretenden Spannungen und Stagnationen die „Schuldfrage“ von vornherein geklärt ist: „Schuld“ ist keine der beteiligten Personen, sondern die Funktionsweise des Alarmhirns. (Dieser Umstand enthebt natürlich die in eine therapeutische Beziehung involvierten Personen nicht der Verantwortung für ihr Verhalten.)

Eine Bedingung, welche allerdings gegeben sein muss, damit die in der Psychoedukation gegebenen Informationen ihre hilfreiche Wirkung entfalten können, ist die Fähigkeit des Therapeuten, eigene hoch automatisierte dysfunktionale Bewältigungsreaktionen, welche den Gang der Therapie erschweren, schnell zu erkennen und durch Regulierung wieder „aus dem Spiel zu nehmen". Tut er dies nicht, verlieren sowohl der Therapeut als auch die Vermittlung psychoedukativer Inhalte beim Patienten an Glaubwürdigkeit.

Da kein Therapeut jemals *alle* auftauchenden automatischen Reaktionen bei sich selbst bewusst wahrnehmen kann und diese unbemerkten Reaktionen mit großer Wahrscheinlichkeit das Alarmsystem des Patienten in Gang setzen werden, ist vom Therapeuten immer zu erwägen, dass auftretende Spannungen möglicherweise auch von seinem eigenen Verhalten ausgehen. Rückmeldungen des Patienten, seien es offene, bewusst formulierte (z. B. „Ich habe das Gefühl, Sie haben das gerade nicht verstanden") oder unbewusste Gegenreaktionen (z. B. plötzlich eintretendes Schweigen), sollten deshalb nie einfach abgetan, sondern vom Therapeuten immer zuerst offen angenommen werden.

Eine weitere unabdingliche Voraussetzung für die Wirksamkeit von Psychoedukation ist die Kenntnis der vom Patienten als leidvoll erlebten Dinge in seinem Leben. Die psychoedukativen Zusammenhänge sollen dann anhand der vom Patienten berichteten Beispiele lebensnah nähergebracht werden. Es ist indessen zu beachten, dass es nicht notwendig ist, „das ganze Leben" des Patienten zu kennen, bevor diese Arbeit in Angriff genommen werden kann. Wenige prägnante, d. h. für den Patienten möglichst leidvolle und drängende Beispiele, genügen.

Folgende Liste gibt die Elemente wieder, die wir zum festen Bestand einer wirksamen Psychoedukation zählen:

- die Alarmreaktion als wesentlicher Teil des grundlegenden Überlebensmechanismus
- basale, in der Natur vorgegebene Bewältigungsreaktionen
- Ablauf von Alarmreaktionen (inhaltlich, zeitlich)
- Qualität von Alarm- und Bewältigungsreaktionen
- Zusammenhang zwischen Alarmreaktion und Bindung
- Erklärung der Verbindung zwischen Alarm- und Bewältigungsreaktionen und menschlichem Leiden (Gedächtnis, Fähigkeit zur symbolischen Repräsentation, Fehlalarm, Egozentrik von automatischen Bewältigungsreaktionen)
- habituelle lang anhaltende Formen dysfunktionaler Bewältigung
- individuelle Ausprägung der Bewältigungsmechanismen des Patienten im biografischen Kontext (individuelles Modusmodell)

Praktische Durchführung an einem Fallbeispiel

Im Folgenden wird anhand der Problematik von Frau Winter eine psychoedukative Sequenz aus einer Therapiesitzung wiedergegeben. Frau Winter sucht die Therapie auf, weil sie nach der Trennung von ihrem Freund und dem Suizid ihrer vorherigen Therapeutin in eine Krise geraten ist, innerhalb derer sie selbst drängende Suizidgedanken entwickelte. Die prägendsten Umstände und Ereignisse in der Geschichte der Patientin sind die häufige arbeitsbedingte Abwesenheit des Vaters und häufige Streitigkeiten zwischen den Eltern. Dazu kam vonseiten der Mutter ihr Alkoholismus, ihre Unzuverlässigkeit, ihre kritische Haltung und schließlich ihr Suizid (als die Patientin zehn Jahre alt war).

Die Patientin fühlt sich generell sehr angespannt. Sie empfindet oft Misstrauen und Wut, wobei letztere sich sowohl gegen andere wie gegen sich selbst richtet. Aus Misstrauen und Wut verhält sie sich in Gesellschaft mitunter schroff, abweisend und kritisch. Wenn sie mehrere Stunden nacheinander mit anderen Leuten zu tun hatte, sei es nun mit ihrem neuen Partner oder mit Menschen bei der Arbeit, fühlt sie sich sehr erschöpft und minderwertig. Sie fürchtet, wegen ihrer Schroffheit und Verschlossenheit von den anderen fallen gelassen zu werden. Angesichts zu erbringender Leistungen, wie beispielsweise dem Schreiben von Arbeiten im Rahmen ihrer Ausbildung, wird sie geplagt von Versagensängsten und außerordentlich hohen Ansprüchen an sich selbst. Die sowohl im Zwischenmenschlichen als auch im Leistungsbereich entstehenden Spannungen löst sie jeweils abends mit dem Konsum von Cannabis, manchmal zusätzlich mit Alkohol. Bei der nächsten Begegnung mit den Menschen, bei denen sie befürchtet, durch ihr ärgerliches Verhalten den Bogen überspannt zu haben, verhält sie sich mitunter sehr entgegenkommend, was ihr dann auch wieder unangenehm ist, weil sie dieses Verhalten bei sich als etwas Unnatürliches erlebt. Ist die Patientin sehr stark aufgewühlt, dissoziiert sie manchmal über mehrere Minuten.

> Die folgende Sequenz ist sehr detailliert und ausführlich wiedergegeben. Die Meinung dabei ist nicht, dass Therapeuten diesen Text in genau dieser Form übernehmen mögen. Der Grund für die Entscheidung, diese Sequenz so ausführlich zu dokumentierten, liegt darin, dass in Kursen und Supervisionssitzungen zur Arbeit im Emotionalen Resonanzraum jeweils großes Interesse besteht, ein genauer ausgeführtes Beispiel zur Orientierung in die Hand zu bekommen.

TH: „Ich möchte Ihnen gerne ein paar Informationen geben, die helfen können, Ihre Problematik, d. h. die Art Ihrer Symptome und auch deren Hartnäckigkeit, auf einfache Weise zu verstehen. Ich möchte Ihnen zu diesem Zweck zunächst ein paar grundlegende Informationen vermitteln über die Art und Weise, wie Menschen auf emotionaler Ebene generell funktionieren. Dann möchte ich diese Informationen mit dem verknüpfen, was Sie mir von sich und Ihrer Geschichte erzählt haben. Zuletzt könnte ich Ihnen einen Ausblick geben darauf, was Sie angesichts Ihrer Problematik therapeutisch für Möglichkeiten haben, um sich in Ihrem Leben freier und glücklicher zu fühlen. Sind Sie daran interessiert?"

P: „Ja, das interessiert mich."

TH: „Okay. Beginnen wir mit der ‚Grundausstattung'. Das ist ein wenig Biologie. Alle Lebewesen sind mit einem Überlebensmechanismus ausgestattet. Schon sehr einfache Lebewesen wie Amöben verfügen über die Fähigkeit zu bemerken, wenn lebensfeindliche Bedingungen eintreten. Sobald über unsere Sinnesorgane ein Signal hereinkommt, das von unserem Gehirn als gefährlich oder potenziell gefährlich eingestuft wird, produziert es eine Alarmreaktion. Wir empfinden so etwas wie eine Irritation. Aufgrund des Drucks, der in uns entsteht, nehmen wir automatisch an, dass etwas nicht stimmt. Dieser Druck ist immer mit unangenehmen Gefühlen verbunden, die uns anzeigen, dass wir etwas tun müssen. Zum Beispiel empfinden wir Angst oder Ekel. Wenn der Druck stark genug ist, werden automatisch Handlungsprogramme in Gang gesetzt, die helfen sollen, die vermeintliche Bedrohung zu eliminieren oder einzudämmen. Wir fliehen beispielsweise vor der Bedrohung oder gehen in den Gegenangriff. Weitere Möglichkeiten sind, dass wir uns einem Angreifer unterwerfen oder vor lauter Angst erstarren. Das letzte Handlungsprogramm entspricht dem Totstellreflex. Alle diese vier Handlungsprogramme dienen unserem Schutz. – Haben Sie so weit Fragen?"

P: „Ich habe gerade versucht zu verstehen, welche Programme bei mir ablaufen. Ist das mit dem Angriff, was Sie gesagt haben, das, was bei mir geschieht, wenn ich so schroff und ärgerlich bin mit anderen Menschen? Irgendwie würde das passen, weil ich erlebe die anderen dann tatsächlich, als wenn sie eine Bedrohung wären."

TH: „Ja, genau. Ich glaube, das ist es, was hier passiert. Sie versuchen sich zu schützen, indem Sie ärgerlich reagieren. Um das zu illustrieren, male ich hier mal etwas auf." *(Geht zur Flipchart, zeichnet, vgl. Abbildung 4.1.)*

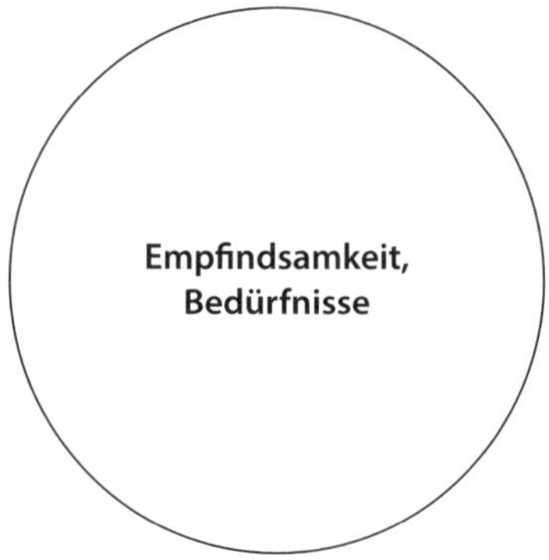

Abbildung 4.1

TH: „Dieser Kreis steht für Ihre Fähigkeit, Dinge zu empfinden, also zum Beispiel zu bemerken, dass irgendetwas nicht stimmt, dass etwas fehlt oder zu viel ist. Und jedes Mal, wenn Ihr Alarmsystem Ihnen anzeigt, dass etwas nicht stimmt, bringt es ein Handlungsprogramm in Gang. Bei Ihnen zum Beispiel in gewissen Situationen das ‚Ärgerprogramm', mit welchem das Alarmsystem Sie vor den anderen schützen will." *(Zeichnet weiter, vgl. Abbildung 4.2.)*

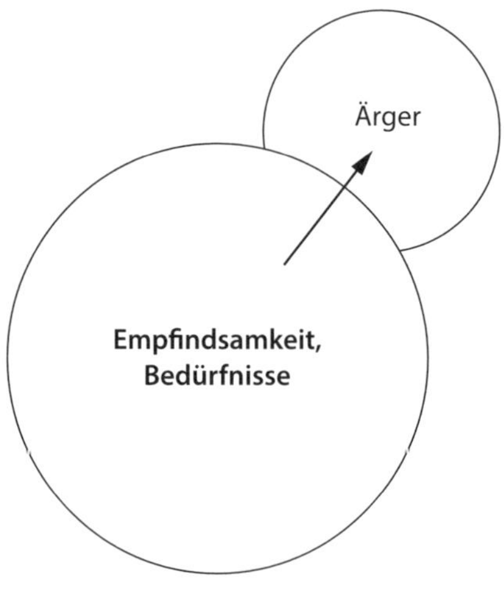

Abbildung 4.2

TH: „Ich male hier so etwas wie ein Blütenblatt. Das bedeutet, dass dieser Ärger als Schutzmaßnahme nicht die ganze Zeit da ist, sondern nur auftaucht, wenn Ihr Alarmsystem eine entsprechende Bedrohung wittert. Ist das verständlich?"

P: „Ja, das kann ich sehen. Sie haben aber vorhin noch gesagt, dass es mehr Programme gibt als nur den Angriff. Laufen denn bei mir die anderen Programme ebenfalls ab?

TH: „Sie haben mir erzählt, dass Sie gegen Ende des Arbeitstages jeweils einen starken Drang haben, alleine zu sein. Es könnte sein, dass dies eine Fluchtbewegung ist. Wenn Sie dann alleine daheim sind, setzt sich die Fluchtbewegung möglicherweise mit dem Kiffen und Trinken fort. Ich male das ebenfalls hierhin. *(Vgl. Abbildung 4.3.)* Sie können diese beiden ‚Maßnahmen' ebenfalls als Schutzmaßnahmen ansehen."

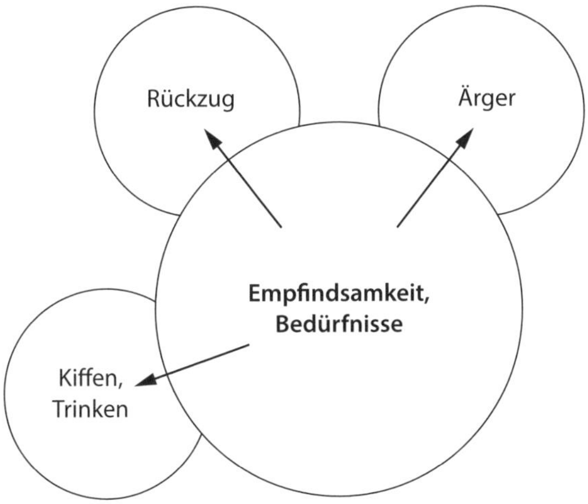

Abbildung 4.3

P: „Ja, das könnte schon sein. Aber was ich nicht verstehe, ist, warum ich denn überhaupt flüchte. Die Menschen bei der Arbeit sind ja nicht wirklich gefährlich!?"

TH: „Klar! Das sind alles keine wirklichen Übeltäter. Aber Sie haben mir trotzdem sehr glaubhaft erzählt, dass Sie die Befürchtung haben, dass die Leute bei der Arbeit Sie fallen lassen könnten. Das wirkt wahrscheinlich bedrohlich genug, um das Fluchtprogramm in Gang zu setzen, selbst wenn da niemand ein wirklicher Bösewicht ist."

P: „Ja, das erscheint sinnvoll."

TH: „Ich werde Ihnen etwas später noch mehr Informationen geben darüber, wie so etwas passieren kann, dass solche Programme in Gang gesetzt werden, ohne dass eine reale Bedrohung vorliegt."

P: „Okay."

TH: „Gehen wir noch weiter mit den restlichen Handlungsprogrammen, die neben dem Angriff und der Flucht bei Ihnen möglicherweise ablaufen, wenn Sie alarmiert sind. Sie haben mir auch erzählt, dass Sie sich bei der nächsten Begegnung mit jemandem, den Sie ärgerlich angegangen sind, sehr schuldig fühlen und dann besonders darauf achten, nett zu sein zu dieser Person. Das könnte das ‚Unterwerfungsprogramm' sein, das ich vorhin einmal erwähnt habe." *(Zeichnet Abbildung 4.4.)*

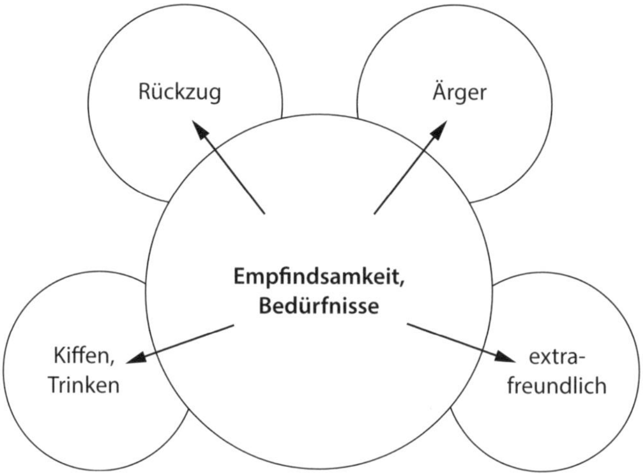

Abbildung 4.4

P: „Ja, das ist besonders schrecklich! Ich komme mir dann vor wie ein Arschlecker. So unnatürlich! Ich mag das überhaupt nicht an mir."

TH: „Ja, Sie würden sich da gerne anders verhalten. Aber so störend dieses Unterwerfungsprogramm auch ist, es ist eigentlich ganz natürlich und normal! Dass Ihr Alarmsystem Sie mit diesem Programm zu schützen versucht, ist tatsächlich Ausdruck Ihrer *Vitalität*. Es heißt einfach, dass Sie über funktionierende Schutzreflexe verfügen, auch wenn diese weit über das Ziel hinausschießen und Sie sie in den besprochenen Situationen gar nicht bräuchten. Das bedeutet aber nicht, dass das Programm weiterhin bestimmen soll, wie Sie sich verhalten. Daran werden wir selbstverständlich arbeiten. Wie das gehen soll, schauen wir uns noch an."

P: „Sehen Sie denn noch mehr Programme? Da war doch noch etwas mit Totstellen oder so."

TH: „Ja, Sie haben berichtet, dass sie in seltenen Fällen, wenn alles zu viel wird, mehrere Minuten lang fast gänzlich abwesend sind und eigentlich gar nicht mehr bemerken, dass Sie da sind. Am Ende einer solchen Sequenz fühlt es sich dann an wie ‚aufwachen', und Sie bemerken, dass Sie eine ganze Zeit lang starr auf dem Sofa gesessen haben. Das könnte der Totstellreflex sein. Der Organismus signalisiert nach außen: ‚Ich bin schon tot! Es lohnt sich nicht, mich noch weiter zu bedrohen!'" *(Zeichnet Abbildung 4.5.)*

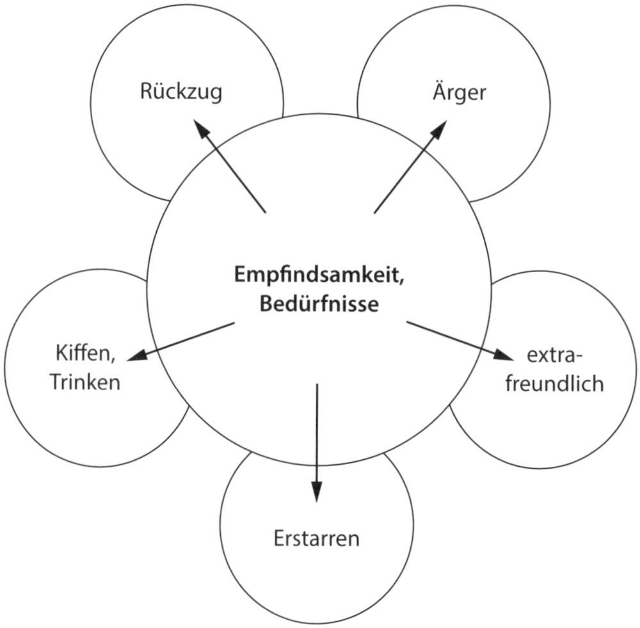

Abbildung 4.5

P: „Das ist ja schon etwas unheimlich!"

TH: „Ja, das kann sehr quälend sein. Aber eben: Diese Programme laufen automatisch ab. Wir haben in dem Moment zunächst nicht die Möglichkeit, sie zu stoppen."

P: „Was meinen Sie damit? Kann ich denn gar nichts dagegen tun?"

TH: „Doch, Sie können lernen, sich besser zu steuern, aber immer erst ab dem Moment, in dem Sie sich Ihrer Alarmreaktion bewusst werden. Und die Alarmreaktionen wie auch die Handlungsprogramme laufen so schnell ab, dass wir immer erst im Nachhinein mit unserem Bewusstsein dazukommen können."

P: „Wie meinen Sie das?"

Th: „Von dem Moment an, in dem ein Signal Ihr Gehirn erreicht, das dann als etwas Bedrohliches, Schmerzhaftes eingestuft wird, bis zum Einsetzen des Handlungsprogramms, d.h. bis Ihre Muskulatur beginnt, die Verhaltensprogramme in die Tat umzusetzen, vergehen ca. 300 bis 400 Millisekunden, also insgesamt nicht einmal eine halbe Sekunde. Bis unser Gehirn diese Alarmreaktion und das Verhaltensprogramm *bewusst* wahrnehmen kann, benötigt es mindestens eine halbe Sekunde. Ich male das hier auch einmal auf. *(Zeichnet Abbildung 4.6 auf die Flipchart.)* Sie kennen das vielleicht, dass Sie sich irgendwo den Kopf anschlagen und dass Ihrem Mund der Fluch bereits entfahren ist, bevor Sie überhaupt merken, was passiert ist. So etwas geschieht auch im Straßenverkehr häufig."

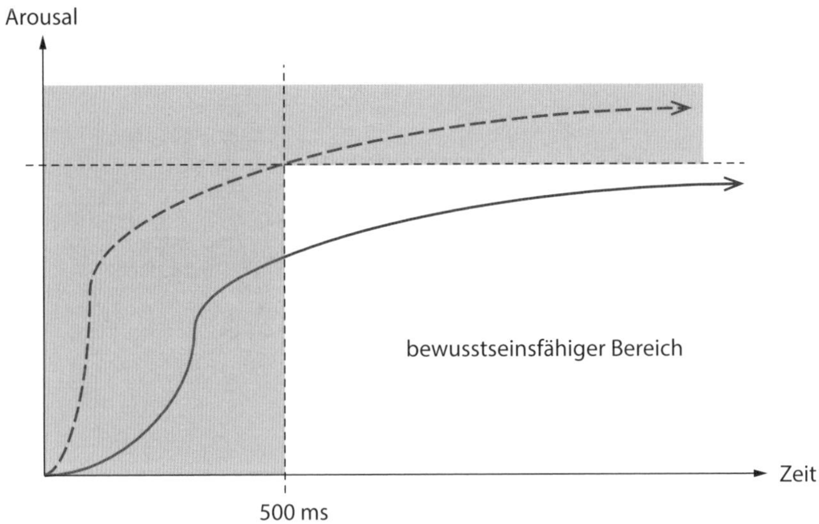

Abbildung 4.6

P: „Ja, genau, das kenne ich gut."

Th: „Das alles heißt, dass Sie in dieser ersten halben Sekunde noch keine Verantwortung übernehmen können für Ihr Handeln. Danach aber grundsätzlich schon."

P: „Warum sagen Sie jetzt ‚grundsätzlich'"?

Th: „Weil es noch den Fall gibt, dass Ihre Anspannung in der Alarmreaktion so stark ist, dass Sie auch nach einer halben Sekunde noch nicht genug Kapazität frei haben im Gehirn, um volles Bewusstsein und die volle Steuerungsfähigkeit zu erlangen. Es kann dann viel länger dauern als eine halbe Sekunde, bis Sie wieder ganz bei sich sind. Dieses Vor-sich-Hinstarren, über das wir vorhin gesprochen haben, dass Sie manchmal wie weggetreten sind, wenn Sie sehr stark aufgewühlt sind, das ist so ein Zustand. Und selbst, wenn wir nicht ganz weggetreten sind, kann es mitunter sehr lange dauern, bis wir bemerken, dass wir alarmiert sind. Wir sind dann wie besessen vom Alarm und haben fast keine Distanz mehr."

P: „Dann laufen also die Programme einfach automatisch ab?"

TH: „Genau. Ich male hier mal einen umgekehrten Trichter auf die Flipchart." *(Vgl. Abbildung 4.7.)*

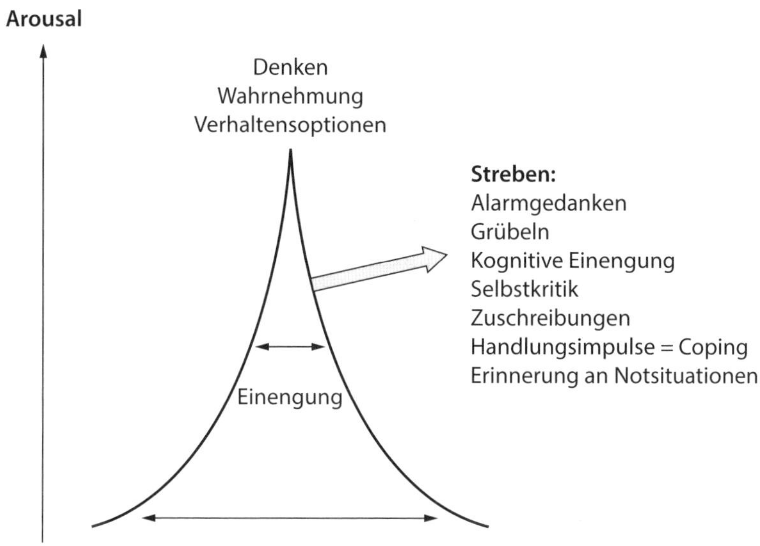

Abbildung 4.7

„Hier links sehen Sie den Pfeil, der nach oben zeigt. Das bedeutet, dass die Erregung oder die Spannung hier nach oben immer stärker wird. Je alarmierter Sie sind, desto enger werden verschiedene Dinge. Zum Beispiel kann sich Ihre Wahrnehmung auf die kritischen Blicke der anderen bei der Arbeit einschießen und alle anderen, freundlicheren Gesichtsausdrücke ausblenden. Ihr Denken kann sich dann einengen. Wie Sie mir erzählt haben, denken Sie dann oft nur noch Dinge wie beispielsweise: ‚Der XY will mir übel mitspielen!' oder ‚Die XY schleimt sich ja eh nur bei der Chefin ein!', und auch die Möglichkeiten, wie Sie sich in dieser Situation verhalten könnten, erscheinen Ihnen dann sehr eingeschränkt. Oft bleibt scheinbar nur die Möglichkeit, so schnell wie möglich nach Hause zu gehen und dort zur Entspannung zu kiffen. Das heißt: Ihre Wahrnehmung, Ihr Denken und

Ihre Handlungsmöglichkeiten engen sich im alarmierten Zustand stark ein und Sie stehen unter starkem Handlungsdruck. Ich male dafür mal auf der rechten Seite oben am Trichter diesen dicken Pfeil, um das zu markieren. Jetzt habe ich viel gesprochen. Haben Sie Fragen dazu oder melden sich Bedenken?"

P: „Im Moment gerade nicht. Das leuchtet mir ein."

TH: „Okay. Wir werden uns später dann auch der Seite links des Trichters zuwenden. Dafür möchte ich Ihnen aber gerne noch ein paar mehr Informationen geben. Geht's für Sie?"

P: „Ja, ich glaube schon. Es ist zwar etwas ermüdend, aber auch sehr spannend. Mir fallen dauernd Dinge ein, die sich da ganz gut einordnen lassen."

TH: „Woran haben Sie denn gerade gedacht?"

P: „Als mein letzter Freund sich von mir getrennt hat, musste ich ein paar Tage lang die ganze Zeit an Selbstmord denken. Es erschien mir einfach unmöglich, ohne ihn weiterzuleben. Ich konnte mir nicht vorstellen, wie ich es schaffen sollte allein. Ich glaube, da war ich ein paar Tage lang die ganze Zeit stark alarmiert. Und es war tatsächlich so, wie Sie sagen. Ich habe überall nur ihn gesehen. Auch in wildfremden Männern sah ich immer wieder sein Gesicht, und es gab scheinbar nur noch die Möglichkeit, mich umzubringen."

TH: „Wie haben Sie sich eigentlich körperlich gefühlt in diesen Tagen?"

P: „Oh, das war sehr unangenehm! Ich kann mich erinnern, dass ich Kopfschmerzen hatte. Irgendwie ging das von meinem Nacken und den Schultern aus, die sehr hart waren. Und dann war da noch ein komisches Gefühl mit der Atmung. Das habe ich sowieso immer wieder. Es fühlt sich an, als wenn ich nie genügend Luft bekommen könnte, irgendwie eng in der Brust. Aber egal, wie viel Luft ich auch einatme, das Gefühl, dass es zu wenig ist, geht nicht weg. Und dann wurde mir ab und zu auch schwindelig. Und mein Körper war dauernd unruhig, ich konnte kaum stillsitzen. Zudem war da immer so ein dünner Schweißfilm auf meiner Haut. Der hat mich ganz klebrig gemacht und mein Gefühl gesteigert, dass ich irgendwie eklig bin."

TH: „Das muss für Sie sehr unangenehm gewesen sein, alle diese körperlichen Symptome. Ihre Schilderung gibt mir aber auch die Möglichkeit, Ihnen etwas über die körperlichen Vorgänge während einer Alarmreaktion zu vermitteln. Wenn unser Gehirn etwas als bedrohlich einstuft, z. B. bei Ihnen das Alleinsein nach der Trennung von Ihrem Ex-Freund, wird im autonomen Nervensystem jener ‚Strang' aktiv, der dafür verantwortlich ist, so viel Energie wie möglich freizusetzen, um dieser Bedrohung tatkräftig begegnen zu können. Die Muskelspannung steigt, da haben Sie ein Vibrieren in Ihrem ganzen Körper. Die Atmung wird angetrieben, um möglichst viel Sauerstoff ins Blut zu pumpen. Der Schwindel kommt dann von einem Mangel an CO_2 im Blut, weil durch das heftige Atmen zu viel davon abgeatmet wurde. Auch der Herzschlag wird angetrieben. Wenn wir alarmiert sind, schlägt das Herz schneller und intensiver. Auch das erleben Sie dann im Körper als quälende Unruhe. Und dann ist da noch dieser Schweißfilm auf Ihrer Haut. Der Körper reguliert die Temperatur nämlich über die Öffnung der Schweißdrüsen. Die Haut wird auf diese Weise vorgekühlt, eine Maßnahme, die im Falle einer folgenden intensiven Anstrengung die durch Muskelarbeit erhöhte Temperatur kompensieren soll. Eine weitere und besonders unangenehme Reaktion des Körpers auf Stress ist das Abschalten der Verdauungsarbeit und darüber hinaus die Entleerung des Verdauungstraktes. Das hat zur Folge, dass Sie im ersten Moment oft ein mulmiges Gefühl in der Magengegend spüren, das sich bis zu Übelkeit, Erbrechen und Durchfall steigern kann. Ebenfalls in diese Kategorie fällt ein starker Harndrang."

P: „Das ist ja das reinste Chemielabor! – Was ich aber immer noch nicht ganz verstehe, ist, warum denn mein Gehirn so empfindlich reagiert. Wenn mein Freund mich verlässt, besteht ja keine Lebensgefahr. Es muss irgendetwas an mir sein, das mich so schwächlich und anfällig macht. Irgendwie sind diese Alarmreaktionen viel stärker als bei anderen Menschen, völlig übertrieben. Da kann doch etwas nicht stimmen! – Ich komme mir jedenfalls immer wieder so vor, als sei ich besonders gestört."

TH: „Ich finde es sehr verständlich, dass Sie auf diese Idee kommen! Was hier abläuft, fühlt sich wirklich dramatisch an und geschieht angesichts von Situationen ohne akute Lebensbedrohung. Auch hier können wir wieder sagen: Es handelt sich zwar um sehr unangenehme, aber gleichzeitig ganz normale und gesunde Prozesse. Ich glaube, ich kann Ihnen das aber verständlich machen, und ich brauche dazu noch etwas Zeit von Ihnen. Ich muss nämlich einen kleinen Umweg machen."

P: „Wenn dabei am Ende so viel rausspringt für mich wie bei den bisherigen Informationen, zeige ich mich gerne geduldig."

TH: „Okay. Dann gehen wir mal an den Beginn des Lebens ins Säuglingsalter zurück. Wir kommen als Nesthocker zur Welt, d.h., wir sind für das Überleben vollständig auf die Pflegeleistungen unserer Eltern oder anderer Erwachsener angewiesen. Wenn sich niemand um uns kümmert, sterben wir schnell. Solange der gute Kontakt zu den Eltern oder den anderen Bezugspersonen gewährleistet ist, fühlt sich das Kind sicher. Es spürt, dass der Elternteil es immer wieder beachtet und dann auch bemerkt, wenn etwas fehlt. Sobald der Kontakt aber abbricht oder eine negative Tönung bekommt, produziert das Gehirn des Säuglings eine Alarmreaktion und setzt Verhaltensprogramme in Gang, die den guten Kontakt wieder herstellen helfen sollen. Dies kann passieren, wenn der Elternteil den Raum verlässt oder wenn er zwar körperlich anwesend, aber psychisch abwesend, irgendwie nicht präsent ist, oder wenn der Elternteil eine ärgerliche, aggressive, vorwurfsvolle Stimmung verbreitet. Selbstverständlich kommt beim Kind eine extreme Alarmreaktion in Gang, wenn der Elternteil rohe Gewalt ausübt. Damit Sie einmal sehen können, wie ein kleines Kind auf fehlende Präsenz der Mutter reagiert, möchte ich Ihnen ein Video zeigen.“ *(Zeigt das „Still-face“-Video.)*

P *schaut gebannt auf den Bildschirm, zeigt mannigfaltige emotionale Reaktionen.*

Th *(beendet das Video):* „Okay. Was haben Sie bemerkt?“

P *(sichtlich aufgewühlt und etwas ärgerlich):* „Das ist ja furchtbar! Ich finde das schon fast fahrlässig, überhaupt so ein Experiment zu machen. Das Kind trägt ja den totalen Schaden davon. Und diese Mutter, dass die überhaupt da mitgemacht hat. Die muss ja wirklich herzlos sein!“

Th: „Ich sehe, dass Sie davon sehr aufgewühlt sind. Möglicherweise werden Sie beim Zuschauen an Dinge erinnert, die Sie selbst erlebt haben. Ist das möglich?“

P: „Tja, das könnte tatsächlich sein. Wenn meine Mutter getrunken hatte, dann saß sie manchmal mit leerem Blick und völlig unerreichbar da. Sie hat mich dann gar nicht bemerkt.“

Th: „Ja, dann ist das ja wirklich kein Wunder, dass Sie jetzt so stark reagieren, wenn Sie diese Mutter im Video sehen.“

P: „Ja, das verstehe ich jetzt auch.“

Th: „Sie haben ja im Video auch gesehen, dass die Mutter sich nach etwa zwei Minuten dem Kind wieder zuwendet und den Kontakt wieder aufnimmt. Wie lief das denn bei Ihnen zu Hause ab?“

P: „Tja, ich kann mich natürlich nicht erinnern, wie das war, als ich so klein war. Später erinnere ich mich aber, dass meine Mutter dann manchmal schon ‚aufgewacht‘ ist, wenn ich sie angestupst habe, aber dann hat sie nicht so freundlich mit mir Kontakt aufgenommen. Sie war ja dann immer noch besoffen. Sie hat dann entweder gejammert oder wurde ärgerlich auf mich.“

Th: „Es blieb für Sie unsicher, ob Ihre Mutter Sie und Ihre Bedürfnisse wirklich wahrgenommen hat.“

P: „Ja, genau.“

Th: „Das ist traurig, dass das so ablaufen musste. Und Sie können vielleicht jetzt sehen, dass kleine Kinder ihre Alarmreaktionen nicht selber beruhigen können, sondern dass sie eine erwachsene Bezugsperson benötigen, um ihnen dabei zu helfen. Die Hilfe besteht darin, dass sich der Erwachsene dem Kind ruhig, gelassen und warmherzig zuwendet. Erst dann beruhigt sich das Kind.“

P: „Ach so! Das heißt, es reicht nicht, dass Erwachsene einfach physisch da sind. Sondern es braucht dieses Freundliche?“

Th: „Ja, unbedingt. Und ich kann Ihnen noch etwas genauer erklären, warum das nur so funktioniert. Die Mutter im Still-face-Video ist genauso alarmiert wie ihre Tochter. Sie unterdrückt einfach ihre Handlungsimpulse wegen des Experiments, darum *erscheint* sie nicht unbedingt alarmiert. Im Gehirn der Mutter und der Tochter sind also jene Regionen besonders aktiv, die für die Alarmreaktionen zuständig sind. Wenn die Mutter sich dann dem Kind wieder in mitfühlender Weise zuwendet, ändert sich der Hirnzustand der Mutter drastisch. Oder anders gesagt: Sie muss bei sich ganz andere Hirnregionen aktivieren als diejenigen, die im Alarm aktiv sind, um wieder in den mitfühlenden Zustand zu kommen. Wenn sie das tut – das haben Sie ja beobachten können –, beruhigt sich das Kind sehr schnell. Erstaunlicherweise werden dann beim Kind genau dieselben Hirnregionen aktiv wie bei der Mutter. Es gibt also eine Art Ansteckung. Das Kind kann aber diese Regionen selbst nicht aktivieren. Das heißt, wenn die Mutter bei sich dieses ruhige Mitgefühl für die Tochter nicht aktivieren kann, bleibt das Kind seinem Stress hilflos ausgeliefert, und das hat weitreichende Konsequenzen. Wenn nämlich die für die ruhige und mitfühlende Zuwendung verantwortlichen Hirnregionen beim Kind nicht aktiviert werden, weil die Mutter sie bei sich selbst nicht aktivieren kann, werden diese Regionen nicht benützt und bekommen dann auch kein „Training". Alle Hirnregionen, die nicht benützt werden, bilden sich nicht gut aus, d. h., sie funktionieren, wenn überhaupt, nur sehr schwerfällig. Und es sind genau diese Hirnregionen, die aktiv sein müssen, damit Sie nicht nur mit anderen, sondern mit sich selbst geduldig, freundlich und mitfühlend sein können."

P: „Meinen Sie damit, dass ich gar nicht unbedingt empfindlicher bin als andere Menschen, sondern dass ich einfach nicht besonders gut bin darin, diese anderen Hirnregionen zu aktivieren, die es eben braucht, um mit sich freundlich und wohlwollend zu sein?"

Th: „Genau das vermute ich! – Und das ist auch genau das, was ich Ihnen in der Therapie anbiete: Ihre Fähigkeit zu fördern, sich selbst und anderen mitfühlend zu begegnen. Ich male das noch zu der ‚Blüte' mit den Bewältigungsreaktionen dazu, über die wir früher in der Sitzung gesprochen haben." *(Zeichnet Abbildung 4.8.)*

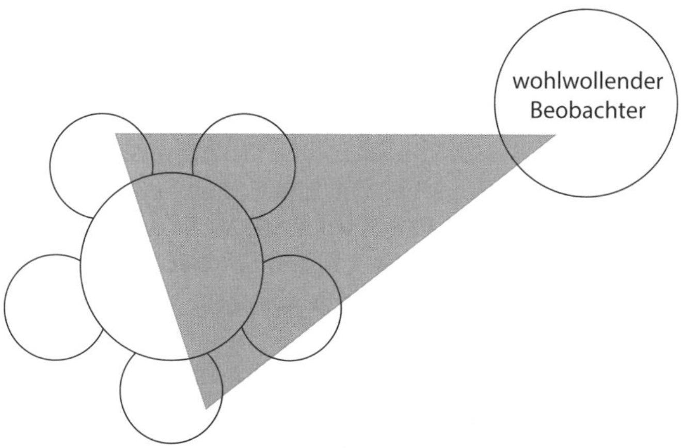

Abbildung 4.8

„Sie können sich diesen wohlwollenden Beobachter vorstellen wie ein Wesen, das ruhig, warmherzig, freundlich, annehmend und großzügig auf Sie schaut. Jedes Mal, wenn dieser wohlwollende Blick sie erreicht, fühlen Sie sich in Sicherheit und die Schutzreaktionen in den Blütenblättern werden nicht mehr benötigt. Sie können sich dann frei und unverstellt empfinden. Weil Ihre Eltern diese Fähigkeit nicht ausgeprägt besaßen, konnten Sie diesen wohlwollenden Blick im Laufe Ihrer Kindheit und Jugend nicht entwickeln. Glücklicherweise ist das auch im Erwachsenenalter noch erlernbar.

Okay. Jetzt haben Sie sehr viele Informationen bekommen. Halten wir doch einmal inne. Haben Sie Fragen dazu oder melden sich bei Ihnen Bedenken hinsichtlich der Dinge, die ich angesprochen habe?"

P: „Also, insgesamt erscheint mir das so weit sehr klar und ich kann vieles nachvollziehen. Es gibt aber noch zwei Dinge, die ich nicht recht verstehe: Erstens wollten Sie mir noch etwas dazu sagen, wie es kommen kann, dass ich *Alarm*reaktionen habe, ohne dass da irgendeine reale Bedrohung ist. Zweitens reden Sie jetzt immer eben von Alarmreaktionen und das hört sich dann immer so dramatisch an. Also, bei mir gibt es viele Stunden am Tag, zum Beispiel abends, wenn ich kiffe, da ist es absolut friedlich. Vielleicht ganz im Untergrund so eine kleine Unzufriedenheit oder vielleicht so eine Ungewissheit, aber wirklich nichts Dramatisches."

TH: „Ah, gut, dass Sie diese beiden Dinge ansprechen. Wenden wir uns zunächst der Alarmreaktion zu, die auftritt, obwohl gerade nichts wirklich Bedrohliches passiert. Das hat etwas zu tun mit den Fähigkeiten unseres Verstandes, Dinge im Gedächtnis zu halten und sich Ereignisse in der Zukunft vorzustellen. Das ist etwas, was sehr wahrscheinlich die meisten Tiere nicht können. Schauen wir mal, wie die Alarmreaktion bei einem Tier abläuft. Da ist ein Hund, der geht mit seinem Herrchen spazieren. Unterwegs kreuzen die beiden ein Frauchen mit ihrem kleinen Hund. Dieser kleine Hund fühlt sich bedroht und beginnt zu knurren. Unser Hund ist seinerseits alarmiert und beginnt ebenfalls zu knurren und zu bellen. Das Herrchen zieht seinen Hund an der Leine weg und geht weiter. Sobald der kleine Hund und das Frauchen aus seinem Blick- und Riechfeld verschwunden sind, widmet er sich wieder in aller Ruhe den interessanten Duftmarken am Wegesrand. Wenn wir einem Menschen in der Stadt begegnen würden, der uns ‚anknurrt' oder sogar ‚anbellt', hätten wir große Mühe damit, dieses Ereignis sofort wieder zu ‚vergessen'. Wir würden uns mit großer Wahrscheinlichkeit noch abends daran erinnern, der Schreck würde uns noch ‚in den Knochen sitzen'. Wir würden uns vielleicht ausdenken, wie wir uns anders hätten verhalten können, damit so etwas nicht passiert oder in Zukunft nicht wieder passieren wird. Wir erzählen den Vorfall vielleicht in der Familie oder bei Freunden und versuchen Verständnis für diese missliche Erfahrung zu erhalten. Und nicht zuletzt würden wir uns vielleicht das nächste Mal an derselben Stelle in der Stadt gut umsehen, um sicherzustellen, dass dieser knurrende Mensch gerade nicht sein Unwesen treibt, oder würden, wenn er sich dort tatsächlich wieder zeigt, versuchen, von ihm nicht erkannt zu werden.

Mit anderen Worten: Unser Alarmhirn benützt unsere Fähigkeit, uns an Bedrohungen zu erinnern und sie uns auch in der Zukunft vorzustellen, für seine Zwecke. Es lässt uns an vergangene und mögliche zukünftige Bedrohungen denken, um sie rückblickend und vorsorglich im Auge zu behalten. So sind wir allzeit bereit, uns von ihnen nicht überwältigen zu lassen. Das Problem ist nur, dass es im Falle von vorgestellten oder erinnerten Bedrohungen ein Kampf gegen Windmühlen ist, der sehr anstrengend ist und zu keinem konstruktiven Ziel führt."

P: „Okay, das verstehe ich. Aber wie kann ich das jetzt auf mich anwenden?"

Th: „Ja, das ist eine wichtige Frage. Wie Sie erzählt haben, war Ihre Mutter oft betrunken. Sie war in diesem Zustand dann entweder nicht ansprechbar oder sehr gereizt. Sie haben auch erzählt, dass Ihre Mutter, wenn Sie *nicht* betrunken war, sehr damit beschäftigt war, sich über Ihren Vater zu beklagen. Wie wir vorhin gesehen haben, haben diese Zustände der Mutter bei Ihnen als Kind starke Alarmreaktionen ausgelöst: Der Kontakt ist abgebrochen und Sie konnten nicht mehr sicher sein, dass Ihre Mutter Sie und Ihre Bedürfnisse wahrnimmt und richtig für Sie sorgen kann. Diese Erfahrungen sind in Ihrem Gedächtnis eingeschrieben und Ihr Gehirn ist entlang dieser Erfahrungen nun sehr vorsichtig, wenn es darum geht, sich einem anderen Menschen anzuvertrauen. Es leitet Sie an, auch die kleinsten Anzeichen von Ablehnung, Desinteresse oder Unverständnis wahrzunehmen und sich dagegen zu verwehren, und es stellt sich Situationen der Ablehnung und des Desinteresses von anderen Menschen vor, auch ganz ohne dass in der Realität irgendwelche Anzeichen dafür vorhanden sind. So kann es kommen, dass Sie unter einer Alarmreaktion leiden, ohne dass eine reale Bedrohung vorliegt."

P: „Wow! Das leuchtet mir wirklich ein, und ich werde ganz traurig, wenn Sie mir all das erzählen. Ich merke, wie extrem anstrengend mein Leben ist!"

Th: „Ja, das verstehe ich gut. Es ist wirklich sehr anstrengend für Sie. Die Alarmreaktionen verbrauchen enorm viel Lebensenergie, die Ihnen dann fehlt, um sich Dingen zuzuwenden, die Ihnen wirklich am Herzen liegen! *(Pause)* Auch wenn Sie jetzt etwas aufgewühlt sind: Wenn Sie bereit sind, könnten wir noch auf Ihren Zustand schauen, der sich im Zusammenhang mit dem Kiffen bei Ihnen einstellt."

P: „Also gut! Dann ist es aber, glaube ich, gut für heute!"

Th: „Okay. Wir können dann auch gerne Schluss machen. Das ist auch schnell gesagt. Sie bemerken ja, dass dieser Zustand, in welchem scheinbar nichts Dringendes los ist, sich einstellt, wenn Sie gerade kiffen oder gekifft haben. Sie haben mir auch erzählt, dass Sie schon mehrfach versucht haben, mit dem Kiffen aufzuhören, was Ihnen aber nie länger als ein paar Tage gelungen ist. Können Sie sich erinnern, was mit Ihnen geschehen ist, wenn Sie mal nicht gekifft haben? Wie hat es sich angefühlt, wenn Sie abends nach Hause kamen und dann auf die Wirkung des Cannabis verzichtet haben?"

P: „Ich war dann extrem angespannt und manchmal nicht nur ärgerlich, sondern richtig wütend."

TH: „Vor diesem Hintergrund können Sie sich das Kiffen vorstellen als eine Maßnahme Ihres Alarmhirns, die den ‚Ausbruch' einer dieser so unangenehmen Alarmreaktionen verhindern soll. Die entspannende Wirkung des Cannabis hilft dann einfach, dass es erst gar nicht so weit kommt."

P: „Ja, das könnte sein! Ich habe dann irgendwie ganz innen Alarm bei dem Gedanken, dass ich wieder Alarm haben könnte!"

TH: „Genau! – Okay. Das war jetzt viel. Sie können darauf vertrauen, dass die Informationen, die wichtig waren, Ihnen mindestens im Ansatz im Gedächtnis bleiben werden. Aber Sie müssen sich das nicht alles auswendig merken. Ich werde die Informationen immer wieder einfließen lassen."

In der folgenden Sitzung wird eine aktuelle Alarmaktivierung untersucht, die am Vorabend aufgetreten ist, als Frau Winter mit ihrem Freund in Streit geriet. Zunächst wird die psychische Aktivität, wie sie aus der Schilderung der Szene hervorgeht, in ihren verschiedenen Phasen mit den bisher erarbeiteten Bewältigungsmodi verglichen. Dabei zeigt sich, dass Frau Winters Reaktionen sich sehr gut in die Bewältigungsmodi Ärger, Erstarren und Kiffen einordnen lassen.

TH: „Jetzt, wo wir verstehen, dass Ihr Alarmsystem die Meinungsverschiedenheit mit Ihrem Freund automatisch mit der Befürchtung verbunden hat, er könnte Sie jetzt verlassen, können wir gut nachvollziehen, dass es Sie vor dieser Konsequenz schützen wollte, indem es Sie richtig wütend werden ließ. Für uns Menschen erscheint eine Meinungsverschiedenheit oft als Beleg dafür: ‚Ich werde nicht verstanden!', was in unserer frühen Kindheit tatsächlich existenziell bedrohlich war. Diese Bedrohung schlummert weiterhin in uns und wird in einer solchen Situation wieder als Aktivierung spürbar. Ihr Alarmsystem wollte Sie nun gestern vor einem solchen Abreißen des vermeintlich lebenswichtigen Kontaktes schützen, indem es über das wütende Verhalten Ihren Freund noch mal mit Nachdruck auf Sie und Ihre Bedürfnisse hinweisen wollte. Als Sie dann aber sahen, dass er dadurch nur noch abweisender wurde, kamen bei Ihnen die Schuldgefühle und die Angst dazu, ihn gerade deswegen zu verlieren, und die Erstarrung setzte ein, später suchten Sie Entlastung im Kiffen."

P *(schüttelt den Kopf)*: „Das ist typisch für mich, völlig verrückt, so werde ich diese Situationen nie lösen können!"

TH: „Lassen Sie uns mal sehen, wie Sie *jetzt gerade* darauf reagieren. Bemerken Sie Ihre Haltung zum Geschehen?"

P: „Ja, ich bin ärgerlich über mich selber und schäme mich für meine Verrücktheit!"

TH: „Ja, und das ist ja auch verständlich, weil Sie ja sehr unter diesen Zuständen und unter den Folgen Ihres Verhaltens leiden. – Dennoch möchte ich Sie dafür gewinnen, Verständnis für Ihre Mechanismen aufzubringen."

P *(wirkt erstaunt)*

TH: „Stellen Sie sich einmal vor, Ihr Alarmsystem sei Ihr Wachhund, so ein ganz aufmerksamer, der dafür gezüchtet wurde, bei jedem bisschen aufzumucken und zu bellen. Die meisten von uns sind im Umgang mit unserem Wachhund wie unerfahrene Hundehalter. Deshalb reagieren wir in der Regel auf zwei Arten: Wenn der Hund bellt, springen wir auch sofort auf, sind beunruhigt und davon überzeugt, dass die Situation gar nicht sicher sei. Außerdem, und das ist der zweite Reaktionstyp, ärgern wir uns darüber, dass der Hund so unruhig ist und so laut kläfft, und haben den Eindruck, mit ihm stimme etwas nicht. In beiden Fällen steckt der Hund sein Herrchen an und die Unruhe des Herrchens wirkt auf den Hund zurück. Auf diese Weise kann sich die Situation kaum beruhigen."

P: „Ja, genau so kommt mir das vor!"

TH: „Stellen Sie sich im Gegenzug einmal einen richtigen ‚Hundeflüsterer' vor, der ganz viel Erfahrung im Umgang mit solchen Hunden mitbringt. Er ist sich in jedem Moment im Klaren, dass das Verhalten seines Hundes durch vitale Instinkte bestimmt ist, die sich über Jahrtausende in der Auseinandersetzung mit Überlebenssituationen herausgebildet haben. Er ist beeindruckt von dieser enormen Anpassungsfähigkeit und kann daher Verständnis aufbringen, wenn sein Hund mit seiner Reaktion weit über die Erfordernisse der konkreten Situation hinausschießt. Er versteht das einfach als das natürliche Wesen seines Hundes und braucht mit seinem Handeln nicht auf sein Gebell einzugehen. Er erkennt z. B., dass vor dem Fenster nur ein Eichhörnchen über die Hecke geflitzt ist, weiter nichts. Er kann also seinen Wachhund loben für seine Wachsamkeit und beruhigend auf ihn einreden. Es wird ihn auch weiter nicht beunruhigen, wenn der Hund noch kurze Zeit nach seinem Bellen etwas nervös wirkt."

P *(nickt)*

TH: „Wie wäre es, wenn Sie Ihre automatischen Reaktionen ganz ähnlich betrachten würden: als etwas ganz Natürliches, Gesundes und Vitales, das zum Menschen gehört?"

P: „Und was ist mit den Auswirkungen, welche die Reaktionen auf meinen Alltag haben? Darüber kann ich bei allem Wohlwollen doch nicht hinwegsehen!"

TH: „Natürlich nicht! Damit müssen Sie sich künftig auch nicht begnügen. Es reicht, wenn Sie das Gebell Ihres Wachhundes dann anerkennen, wenn Sie sich dessen bewusst werden. *Weshalb* ihr Hund Signal gegeben hat, ist dagegen völlig belanglos. Er hat sich einfach wieder einmal wie ein Wachhund benommen, also ist alles bestens!

P *(nickt und blickt erwartungsvoll)*

Diese psychoedukative Intervention kann in eine **Übung mit dem leeren Stuhl** münden:

TH: „Sehen Sie, ich stelle diesen leeren Stuhl hier vor uns hin, der ist stellvertretend für den Wachhund, der gestern Abend bei Ihnen gebellt hat und Sie auf urzeitliche Weise davor schützen wollte, dass die existenziell-versorgende Verbindung zu Ihrem Freund abreißt (– so verstand *er* das wenigstens).
Wenn Sie sich das so vorstellen: Wie fühlt sich das an?"

P *(schmunzelt):* Das ist schon eine seltsame Vorstellung, aber irgendwie rührend – dass er mir gegenüber so loyal ist und sich so mit Haut und Haar für mich einsetzt!"

TH: „Wie angespannt oder aufgeregt sind Sie jetzt gerade?"

P: „Ich fühle mich eher angeregt, das ist angenehm. Wenn er jetzt da wäre und mich treu ansehen würde, würde ich ihn am liebsten streicheln. *(Lacht.)*

TH: „Ich habe ganz den Eindruck, Sie sind jetzt weit davon entfernt, ärgerlich über sich den Kopf zu schütteln – oder gar aus einem Impuls heraus so zu handeln, dass Sie es nachher bereuen würden!"

P *(verblüfft):* „Ja, stimmt eigentlich! Die ganze Szene kommt mir jetzt gar nicht mehr so bedrohlich vor."

TH: „Wenn Sie das vergleichen mit dem Zustand, in dem Sie noch vor fünf Minuten waren: Da haben Sie doch innerhalb kurzer Zeit deutlich an Gelassenheit gewonnen. – Das winkt Ihnen künftig immer dann, wenn Sie sich gezielt in die Haltung des Hundeflüsterers versetzen. Das ist jetzt nur noch eine Frage des Drandenkens und der Übung!"

Eine weitere Variante, wie die Wachhundmetapher verwendet werden kann, ist der Dialog mit dem leeren Stuhl.

TH: „Sie können ja mal das, was Sie jetzt gegenüber Ihrem Wachhund empfinden, in Worten ausdrücken, als wenn er jetzt tatsächlich vor Ihnen sitzen würde. – Was sagen Sie zu ihm?"

P: „Ich bin dir dankbar dafür, dass du so treu bist und mich immer beschützen willst! – Und dabei bist du oft ein wenig ungestüm und aufgeregt. Aber das ist okay, so bist du halt. Dafür bin ich ja da und kann überprüfen, ob tatsächlich eine Gefahr besteht. Das habe ich jeweils schnell erledigt und kann dir dann durch meine Ruhe vermitteln, dass du dich wieder beruhigen kannst."

4.2.2 Psychoedukation im Zusammenhang mit Beziehungsverhalten

Da automatisches Copingverhalten immer auch die Qualität zwischenmenschlicher Beziehungen beeinträchtigt, lohnt es sich, auch diesen Aspekt in der Psychoedukation spezifisch zu berücksichtigen. Dabei ist es hilfreich, Patienten zunächst über die *eigentlichen Ursachen* ihrer zwischenmenschlichen Schwierigkeiten aufzuklären. Die allermeisten Menschen glauben, dass Spannungen in ihren Beziehungen von inhaltlichen Differenzen herrühren und dass deren Beseitigung auf inhaltlicher Ebene zu einer Verbesserung der Beziehung führen müsse: „Ich muss es schaffen, meine Freundin (meinen Partner / meine Chefin / mein Kind etc.) von der Richtigkeit meiner Ansichten und / oder von der Notwendigkeit der Erfüllung meiner Bedürfnisse zu überzeugen, dann wird es besser werden!"

Dem ist entgegenzuhalten, dass es ein ganz natürlicher und unvermeidbarer Vorgang ist, dass Menschen sich gegenseitig durch bestimmte Verhaltensweisen stören. Dieser Umstand kann mit der Berücksichtigung der Tätigkeit des Alarmsystems einfach erklärt werden: Die Alarmsysteme der Beteiligten haben zwar ein intrinsisches Interesse, für die Erleichterungen im Überlebenskampf von der Anwesenheit des anderen zu profitieren. Dem freien Ausleben der eigenen persönlichen Bedürfnisse und Präferenzen stehen aber die persönlichen Bedürfnisse und Präferenzen des anderen zwangsläufig immer wieder entgegen, was von den Alarmsystemen beider Beteiligter nicht ohne Weiteres hingenommen wird. Durch automatisch einsetzendes Copingverhalten (innerer Rückzug, Unterwerfung des einen unter den anderen, aggressives Verhalten, Vorwürfe, Verachtung etc.) kommt es in der Beziehung entweder zu einer übermäßigen Aufheizung oder aber zu einer enttäuschenden Abkühlung zwischen den Beteiligten.

Weil es eben unvermeidbar ist, dass verschiedene Menschen unterschiedliche Bedürfnisse, Präferenzen und Meinungen haben, und weil es genauso unvermeidbar ist, dass die Alarmsysteme der Beteiligten auf diese Differenzen mit automatischem Coping reagieren, liegt der Schlüssel zur Lösung von Beziehungsschwierigkeiten nicht darin, inhaltliche Angleichungen anzustreben, sondern vielmehr in der Verbesserung der Fähigkeit, eigene Alarmreaktionen zu modulieren.

In allen Beziehungen, in denen die Beteiligten sich nicht in tatsächlich gefährlicher oder ungesetzlicher Weise behandeln, kann mit dieser einfachen Leitlinie gearbeitet werden:

„Alarm beim einen löst Alarm beim anderen aus. Wenn ich meiner Alarmreaktion freien Lauf lasse, wird sie mehr Leid in die Beziehung bringen. Wenn ich mich zuerst darum kümmere, meine Alarmreaktion zu beruhigen, wird es meinem Gegenüber leichter fallen, auf mich einzugehen und mich zu mögen. Deshalb kümmere ich mich in meinen Beziehungen, was immer inhaltlich ansteht, immer zuerst um mein Befinden. Dass mein Gegenüber mich zwangsläufig immer wieder enttäuscht, ist unvermeidbar. Solange er oder sie mir nichts Gefährliches antut, werde ich mich darum bemühen, die Enttäuschung anzunehmen, ohne Sanktionen gegen den anderen zu ergreifen. Danach bin ich auch in der Lage, offen und ohne Druck für meine Belange einzustehen."

Die Vermittlung dieser Informationen und der zuletzt genannten „Arbeitsmaxime" steht auch in Paartherapien im Zentrum der Arbeit. Für weiterführende Informationen über Arbeit mit Paaren, die diese Leitlinie favorisiert, verweisen wir auf Atkinson (2005).

4.2.3 Vermittlung von Grundfertigkeiten

Zu den Grundfertigkeiten, welche die Ausübung von Selbstregulierung im Sinne des Emotionalen Resonanzraums ermöglichen, gehören im Wesentlichen Fertigkeiten der Achtsamkeitspraxis. Die wichtigsten Teilfertigkeiten sind:

1. die basale Fertigkeit, den eigenen Körper und die darin ablaufenden Prozesse genau wahrzunehmen, ohne letztere zu interpretieren oder zu bewerten,
2. das Nicht-Handeln (auch bei drängenden Handlungsimpulsen) und
3. die Einnahme einer wohlwollenden Haltung sich selbst und anderen Wesen gegenüber.

Erfahrungsgemäß stellt die Erlangung der letzteren Fertigkeit die höchsten Anforderungen.

Diese Fertigkeiten werden im Rahmen der therapeutischen Arbeit im ERR während der Sitzungen zwar geübt. Die zeitliche Begrenzung und auch die Abstände zwischen einzelnen Therapiesitzungen erlauben es indessen nicht, dass diese Fertigkeiten dadurch auch nur annähernd automatisiert werden können. Wir empfehlen unseren Patienten und Patientinnen deshalb die Teilnahme an einem die Therapie flankierenden oder in Eigenregie durchgeführten Achtsamkeits- oder (Selbst-)Mitgefühlsprogramms, das regelmäßige Übung impliziert. Folgende Programme eignen sich unserer Erfahrung nach besonders gut dafür:

- Achtwöchige MBSR-Programme
- Das Achtsamkeitstraining, wie es zur Durchführung in Eigenregie von Mark Williams (2015) angeboten wird (Buch und CD)
- Kristin Neffs (2015) Übungsbuch zum Selbstmitgefühl (Buch und CDs)

Die Durchführung solcher Programme kann die Therapie indessen nicht ersetzen, obwohl im Kern dieselben Fertigkeiten geübt werden. In der Psychotherapie kommen neben der inhaltlichen Auseinandersetzung mit der eigenen Lebensgeschichte spezifisch die Konfrontation mit stärker belastenden inneren Zuständen und die Einnahme einer mitfühlend-achtsamen Haltung unter diesen Bedingungen stärkerer innerer Anspannung hinzu.

Dem Patienten wird vermittelt, dass das Erlernen und Einüben der achtsamen Haltung eine vorbereitende Arbeit darstellt, welche zum späteren therapeutischen Umgang mit den spezifischen Trigger-Themen und den dadurch ausgelösten Erregungszuständen hinführt. Das folgende Beispiel gibt einen Eindruck, wie der Therapeut dem Patienten diesen Sachverhalt vermitteln kann.

TH: „Wir haben uns ja in den vergangenen Sitzungen die Dynamik des Alarmsystems mithilfe der Trichter-Grafik angesehen.“ *(Malt Abbildung 4.9 auf die Flipchart.)*

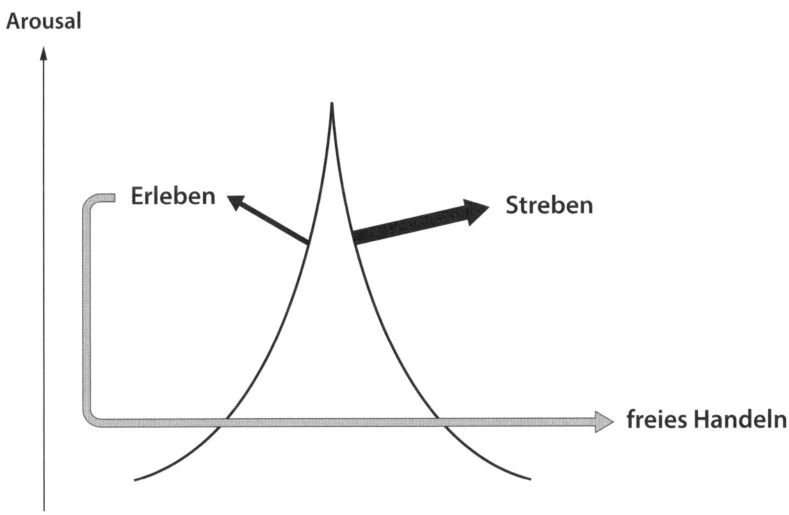

Abbildung 4.9

„Sie erinnern sich, dass da die ‚rechte Seite‘ mit der starken Handlungstendenz von Natur aus viel besser vorgebahnt war als die ‚linke Seite‘, auf der die Aktivierung nur beobachtet wird. Das wollen wir in nächster Zeit ein bisschen ausgleichen, indem wir die Fertigkeit zur achtsamen Beobachtung gezielt und regelmäßig einüben. Auf diese Weise erreichen wir, dass sich diese Fertigkeit bis zu einem gewissen Grad automatisiert, sodass Sie sie auch in den Momenten abrufen können, in denen Ihr System stärker aktiviert ist.

Das ist, als wenn Sie sich für die Teilnahme an Triathlons interessieren, aber noch nicht schwimmen können. Das erfordert, dass Sie die Schwimmtechnik erst unter erleichterten Bedingungen erlernen. Sie werden also die einzelnen Schwimmbewegungen zunächst isoliert im stehtiefen lauwarmen Wasser einüben, bis diese so automatisiert ablaufen, dass Sie sich auf das Bewältigen einer bestimmten Strecke im Sportbecken konzentrieren können. Das Schwimmen im kalten und bewegten Wasser im Meer stellt dann einen Schwierigkeitsgrad dar, den Sie nur bewältigen können, wenn die Schwimm-Fertigkeit ganz automatisiert und verfeinert ist.

Wir werden uns also in nächster Zeit dem Einüben der Achtsamkeit widmen und dann mehr und mehr versuchen, die achtsame Beobachtung auch dann abzurufen und aufrechtzuerhalten, wenn das System in den Konfliktsituationen mit Ihrem Mann aktiviert ist.

Einen wesentlichen Teil dieser Übungsarbeit können Sie mithilfe des Achtsamkeitsprogrammes in Ihrem Buch zwischen unseren Sitzungen absolvieren. Dabei ist es für den Lernfortschritt optimal, wenn Sie täglich 20 Minuten üben können. Allerdings ist die Zeit, die Sie mit Üben verbringen, allein nicht ausschlaggebend. Viel wichtiger ist es, dass Sie möglichst oft in die achtsame Perspektive wechseln. Also: lieber häufig und kurz üben als selten und lang."

Das wohlwollende Bezogensein resp. die mitfühlende Haltung (liebevoller Blick), wie sie für die Arbeit im ERR kennzeichnend ist, wird vorzugsweise ebenfalls vorbereitend in den Therapiesitzungen eingeübt. Dies geschieht, indem sie inhaltlich vorgestellt und in Übungen für den Patienten erfahrbar gemacht wird.

Der folgende Ausschnitt aus einem Sitzungsprotokoll gibt ein Beispiel hierfür:

Th: „Bisher haben wir in den Achtsamkeitsübungen unseren Fokus auf die inneren Prozesse gelegt und uns darauf konzentriert, alles, was da auftaucht, zuzulassen und allem Raum zu geben.

Im Folgenden werden wir noch einen Schritt weiter gehen und uns dem im Innenraum Angetroffenen auf eine Art zuwenden, wie wir es gegenüber einer Person tun würden, die uns nahesteht. Diese zugewandte Haltung können wir in einer ersten Übung versuchen abzurufen, indem Sie sich eine Person oder ein Wesen vorstellen, von dem Sie wissen, dass es Sie unmittelbar emotional anspricht. Das kann eine nahestehende Person sein, z. B. ein kleines Kind oder auch ein Tier, etwa ein knuddeliges Haustier. Natürlich können Sie dabei auch aus Ihrer Fantasie schöpfen. *(Pause)*

Haben Sie schon etwas gefunden?"

P: „Ja, ich denke gerade an meine zweijährige Nichte, die ich gestern wieder gesehen habe."

TH: „Sehr gut. Versuchen Sie zu spüren, was Sie für Ihre Nichte empfinden, was sie in Ihnen auslöst."

P: „Da ist einfach Begeisterung – und Liebe. Wenn ich sie so anschaue, spüre ich ganz stark den Wunsch, einfach für sie da zu sein, damit sie alles hat, was sie braucht, um glücklich zu sein."

TH: „Super! Dann versuchen Sie, dem mal genauer nachzugehen, was diese Begeisterung und Liebe ausmacht, die Sie spüren. Wo in Ihrem Körper macht sich das bemerkbar?"

P: „Es fühlt sich an wie eine Leichtigkeit und Wärme im Bauch, gleichzeitig habe ich das Gefühl, als wenn etwas in mir überströmen würde."

TH: „Prima, das scheinen Sie jetzt recht deutlich zu spüren. Sie können sich jetzt ganz auf diese Empfindungen konzentrieren, während Sie Ihre Nichte weiterhin ansehen und versuchen, dieses Empfinden weiter zu fördern und evtl. sogar zusätzlich anzufachen.
Wie ist das jetzt?"

P: „Ja, es ist tatsächlich noch etwas intensiver geworden."

TH: „Gut, dann können Sie sich bewusst werden, welchen Raum dieses Empfinden gerade in Ihnen einnimmt, und sich vorstellen, dass es sich nun sogar über Ihre Außengrenze hinaus ausdehnt. Vielleicht erleben Sie es nun als ein Strahlen, das auf Ihre Nichte übergeht, oder Wellen der Zuneigung, die von Ihnen ausgehen und Ihre Nichte erreichen. Stellen Sie sich vor, Sie schicken ihr etwas hinüber, das all Ihre Fürsorge und Ihre Zuneigung für sie enthält."

P *(nickt, mit einem zufriedenen Lächeln auf dem Gesicht):* „Ein schönes Gefühl!"

TH: „Was bekommen Sie jetzt gerade von Ihrem Alarmsystem mit?"

P: „Nichts, ich bin ganz mit dem Rüberschicken beschäftigt, da ist weiter gar kein Platz für etwas anderes!"

TH: „Sehr gut! Sie können da noch einen Moment bleiben und das noch etwas genießen. *(Pause)* Wenn Sie so weit sind, können Sie das Bild und die Beobachtung nun wieder loslassen und in unser Gespräch zurückkommen. *(Pause; der Therapeut wartet, bis die Patientin die Augen wieder geöffnet hat.)* Ja, für das Alarmsystem war jetzt gar kein Platz mehr, als Sie in dieser Geber-Rolle drin waren! Das ist auch gleich ein Effekt, den wir nutzen können, wenn wir diesen liebevollen Blick anwenden: Er ist ein starkes Gegenmittel gegen Alarmaktivierungen. Unser Nervensystem kann einfach nicht beides gleichzeitig tun: alarmiert sein und liebevoll geben! Das Tolle an dieser Fähigkeit ist, dass wir sie wie vieles andere üben und verfeinern können. Wenn Sie diese bezogene Perspektive also in nächster Zeit im Alltag immer wieder abrufen, werden Sie sie künftig auch in schwierigen

Momenten eher verfügbar haben. In der Übung haben Sie gesehen, wie der liebevolle Blick sich fast sofort einstellte, als Sie an Ihre Nichte gedacht haben. Es ist bei dieser Art von Übung somit gar nicht nötig, dass Sie ausgedehnte Übungsdurchgänge machen. Es reicht vollkommen aus, wenn Sie den liebevollen Blick während weniger Sekunden ‚anschalten' und dann mit Ihrer Alltagstätigkeit fortfahren. Sie können ihn zudem mit den Achtsamkeitsübungen kombinieren, indem Sie ihn ‚zuschalten', sobald sie sich in der achtsam beobachtenden Perspektive befinden."

In einem weiteren Schritt kann der liebevolle Blick, sobald er gezielt abgerufen werden kann, auf das eigene Empfinden gerichtet werden, was als vorbereitende Übung für die Arbeit im ERR angesehen werden kann. Dies fällt den Betroffenen in der Regel deutlich schwerer als der liebevolle Blick auf ein Gegenüber außerhalb der eigenen Person. Aus diesem Grund sollte diese Übung der eigentlichen Arbeit im ERR möglichst vorausgehen, namentlich dann, wenn in der Resonanzarbeit bereits Schwierigkeiten hinsichtlich der Akzeptanz von und der Zuwendung zum inneren Erleben aufgetreten sind. Dafür bietet sich wiederum die Variante mit dem leeren Stuhl an, auf den die im Innenraum angetroffenen Empfindungen „gesetzt" werden können.

4.3 Erlebnisorientierte Interventionen

Erlebnisorientierte Interventionen stellen das Herzstück der Arbeit im Emotionalen Resonanzraum dar. Bevor wir einzelne Interventionen beschreibend und anhand von Fallbeispielen ausführen, möchten wir zur groben Orientierung die von uns als „Prozessstufen" bezeichneten „Eckpunkte" oder „Stationen" im Überblick darstellen, welche bei der Arbeit im ERR typischerweise durchlaufen werden (vgl. Abbildung 4.10). Es ist der Versuch, einen prototypischen Ablauf zu zeichnen, der sich allerdings bei der konkreten therapeutischen Arbeit nicht in jedem Fall genau in dieser Form zeigen muss.

4.3.1 *Die Prozessstufen der erlebnisorientierten Arbeit im Emotionalen Resonanzraum*

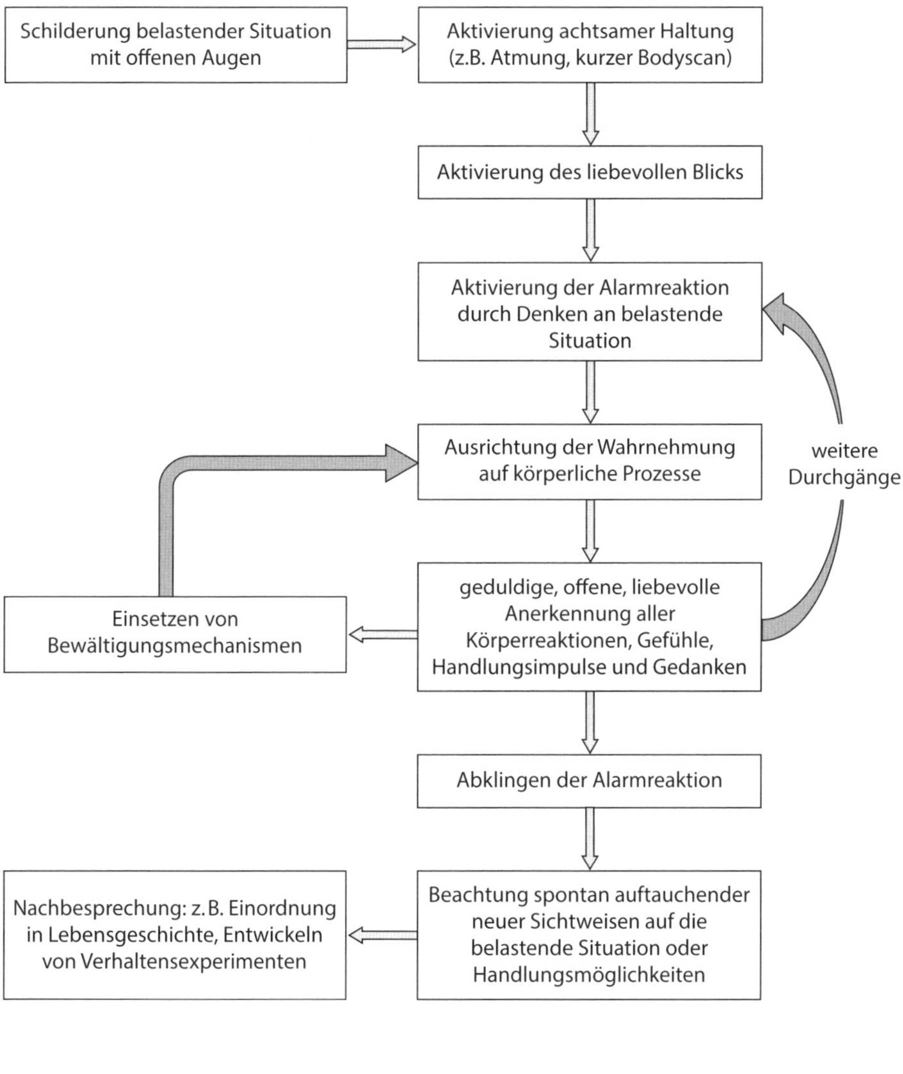

Abbildung 4.10

Schilderung einer belastenden Situation

Der Patient berichtet zunächst in der gewohnten alltäglichen Weise mit offenen Augen von einem aufwühlenden Ereignis. Dabei kommen Ereignisse aus allen Lebensabschnitten infrage: von frühester Kindheit bis zur Jetztzeit. Mit dieser Schilderung wird sichergestellt, dass die Therapeutin / der Therapeut über die wichtigsten Inhalte der genannten Szene informiert ist und dass ein Zusammenhang mit den in der Therapie generell behandelten Themen besteht.

Aktivierung der achtsamen Haltung

Bei diesem Schritt geht es darum, den alltäglichen Funktionszustand („Autopilot") in einen achtsam beobachtenden Zustand zu überführen. Wie weiter oben beschrieben, wird dabei eine „Zweiteilung" vorgenommen in das beobachtende Bewusstsein einerseits und die zu beobachtenden Phänomene andererseits. Der Therapeut unterstützt den Patienten dabei, seine Aufmerksamkeit auf Körperempfindungen zu richten und diese bewusst zu registrieren. Im achtsamen Zustand wird die Aufmerksamkeit darüber hinaus natürlich weggelenkt von gedanklichen Inhalten und es ist möglich, ablaufende Gedanken als Gedanken (und nicht als eine Realität, an die man scheinbar gebunden ist) zu erkennen. Ein einfacher Weg, die angestrebte Zweiteilung zu gewährleisten, ist die Durchführung eines kurzen Bodyscans.

Aktivierung des liebevollen Blicks

Nachdem die Aufmerksamkeit des Patienten auf den Körper gelenkt ist, wird er dabei unterstützt, sich selbst, allen seinen Empfindungen, Wahrnehmungen und Gedanken gegenüber eine geduldige, offene, wohlwollende und freundliche Haltung einzunehmen. Durch den liebevollen Blick *bezieht* der Patient (und auch der Therapeut) sich auf seine Empfindungen und Wahrnehmungen wie auf einen anderen Menschen.

Aktivierung der Alarmreaktion

Nun wird eine Alarmreaktion aktiviert, indem der Patient an die eingangs geschilderte belastende Situation oder das aufwühlende Ereignis denkt, sofern die Schilderung selbst nicht bereits eine Aktivierung bewirkt hat. Sobald die Aktivierung körperlich spürbar wird, wird der Patient angeleitet, die auslösenden Erinnerungen, Bilder oder Gedanken wieder loszulassen.

Wahrnehmung von Körperprozessen in aktiviertem Zustand

Im nächsten Schritt wird die Aufmerksamkeit, die unter Aktivierung der Alarmreaktion üblicherweise sofort wieder automatisch (vom Alarmsystem) auf die hektische gedankliche Suche nach einer Lösung gelenkt wird, erneut auf die Körperempfindungen gerichtet.

Wohlwollende Anerkennung aller auftauchenden Empfindungen

Der Therapeut unterstützt den Patienten dabei, den liebevollen Blick auf alle auftauchenden Körperempfindungen, Gefühle, Handlungsimpulse und Gedanken gerichtet zu halten, nicht in die ablaufenden Prozesse einzugreifen, den Körperreaktionen, Gefühlen, Handlungsimpulsen und Gedanken Raum zu lassen, sowohl im Körper als auch in der Zeit.

Einsetzen von Bewältigungsmechanismen

Befindet sich der Therapeut selbst in einem Zustand der Achtsamkeit und der wohlwollenden Beobachtung, wird er sehr schnell die auftauchenden Anzeichen einsetzender Bewältigungsreaktionen sowohl bei sich selbst als auch beim Patienten bemerken können. In diesem Fall hilft er sich selbst und / oder dem Patienten, die Aufmerksamkeit wieder auf die ablaufenden Körperprozesse zu lenken.

Für Therapeut wie Patient kann es hilfreich sein, sich bewusst zu machen, dass die in diesem Moment beobachteten Bewältigungsreaktionen in einer Situation ablaufen, die frei ist von unmittelbaren Bedrohungen für Leib und Leben und nicht wirklich einer Notmaßnahme bedarf. Der gegenwärtige Moment kann dann als sicher und „vollständig" verstanden werden, ein Umstand, der es überhaupt erst erlaubt, sich ganz auf die Wahrnehmung der inneren Prozesse zu konzentrieren.

Nachlassen der Alarmreaktion und erneute Durchgänge

Wenn es dem Patienten gelingt, eine Alarmreaktion bei vollem Bewusstsein offen, geduldig und wohlwollend mitzubekommen, lässt diese mit der Zeit meist nach. Geschieht dies nicht, kann das daran liegen, dass die innere Steuerung unversehens wieder von den Automatismen des Alarmsystems übernommen wurde: Der Patient ist erneut identifiziert mit den Inhalten seiner Alarmgedanken, der Organismus verbleibt in erregtem Zustand. (In Abschnitt 4.3 wird auf einzelne Interventionen zur Überwindung häufig auftretender Schwierigkeiten diesbezüglich eingegangen.)

Es gibt aber weitere Faktoren, die das Nachlassen des Arousals behindern können, etwa körperlich bedingte Zustände bei chronischen Schmerzen, Müdigkeit aufgrund massiven Schlafmangels, Störungen des Elektrolythaushaltes, Unterzuckerung u. Ä.

An dieser Stelle sei erwähnt, dass das Nachlassen der Alarmreaktion nie das eigentliche Ziel der Arbeit, sondern lediglich eine erwünschte Nebenwirkung darstellt. Es erweist sich außerdem als ungünstig, wenn Therapeuten den Patienten suggerieren, die Arbeit sei erst bei Eintreten eines vollständigen Ruhezustandes zu beenden.

Das Ziel besteht demgegenüber alleine in der Einübung der Fähigkeit, eine wohlwollende und achtsame Haltung auch unter stärkerer Spannung zu halten. Wenn also im Rahmen eines Durchlaufs die Alarmreaktion des Patienten nachlässt und bis zum Sitzungsende noch Zeit übrig ist, ist es zielführend, durch erneute Aktivierung des Arousals weitere Durchgänge einzuleiten.

Spontan auftauchende Interpretations- und Handlungsalternativen beachten

Wenn der Patient den liebevollen Blick auf seine Alarmreaktion genügend lange halten kann und diese nachlässt, ändert sich sein Zustand insgesamt. Die Muskulatur entspannt sich, die Atmung geht ruhiger und tiefer und die Wärme verteilt sich gleichmäßig im ganzen Körper. In diesem Zustand verändert sich auch das Denken. Es sind jetzt wieder Kapazitäten frei, die es erlauben, statt der vorherigen engen und festgefahrenen Sichtweise auf die Situation *verschiedene* Blickwinkel auf dasselbe Ereignis einzunehmen, und es können neue Handlungsoptionen auftauchen. Nicht selten bietet sich hier die Möglichkeit an, gar nicht zu handeln. In vielen Fällen, in denen der Betroffene einem Fehlalarm (mit gefühlter, aber nicht realer Bedrohung) ausgeliefert war, wird dies als sinnvoll und erleichternd erlebt. In dieser letzten Phase eines Übungsdurchgangs im Emotionalen Resonanzraum wird der Patient angeregt, sich der neuen Interpretations- und Handlungsmöglichkeiten bewusst zu werden. Spricht den Patienten eine Handlungsvariante unmittelbar an, kann er sie in der Vorstellung erproben.

Nachbesprechung

Nach Beendigung des Durchgangs bieten sich unserer Erfahrung nach zwei Optionen für die Nachbesprechung besonders an:

1. **Einordnung des Erlebten in die Lebensgeschichte des Patienten:** Dies beinhaltet die Verknüpfung der während des Durchlaufs im Fokus stehenden Alarmreaktion mit früheren belastenden Ereignissen. Bei einer weiter unten genauer geschil-

derten Variante eines Durchgangs im ERR (s. Abschnitt 4.3.4) ist das belastende Ereignis, das erinnert wird, eine Situation aus der Kindheit selbst. In diesem Fall liegt die nachträgliche kognitive Einordnung des während der Übung Erlebten nahe und ist für den Patienten besonders gut nachzuvollziehen.

2. **Ableitung eines Verhaltensexperiments aus den im Durchgang auftauchenden Handlungsalternativen:** Die während der letzten Station des Durchgangs im ERR sich zeigenden Handlungsalternativen werden auf ihre konkrete Realisierbarkeit im Alltag des Patienten hin überprüft und, die Neugier des Patienten vorausgesetzt, im Sinne einer „Hausaufgabe" formuliert. In der nächsten Sitzung wird das Ergebnis (auch und erst recht: Misserfolge) offen und wohlwollend besprochen und in die weitere therapeutische Arbeit sinnvoll einbezogen.

> Alle Prozessschritte beziehen sich gleichermaßen auf die Anleitung und Lenkung des Patienten wie auf die Selbststeuerung des Therapeuten. Der Therapeut ist darum bemüht, jeden einzelnen Schritt auch bei sich selbst zu realisieren.

4.3.2 *Einzelne Interventionen auf den verschiedenen Stufen*

Im Folgenden stellen wir alle bisher beschriebenen Interventionen auf den jeweiligen Prozessstufen anhand eines Fallbeispiels dar. Die Darstellung ist sehr modellhaft und dient dazu, dem Leser eine grobe Vorstellung vom Ablauf zu vermitteln.

Sabine Licht kommt in Therapie wegen Uneinigkeit in der Partnerschaft: Sie wünscht sich Kinder, ihr Partner Mark lehnt das ab. Mark positioniert sich zwar hinsichtlich der Kinderfrage sehr deutlich, offenbart aber seine Beweggründe, Überlegungen, Befürchtungen etc. nicht und verweigert das offene Gespräch darüber.

Schilderung einer belastenden Situation

TH: „Sie haben in der letzten Sitzung von den Schwierigkeiten in Ihrer Partnerschaft erzählt. Wenn ich es recht in Erinnerung habe, machen Sie immer wieder den Versuch, Ihren Partner in ein Gespräch über das Kinderkriegen zu involvieren."

P: „Ja, genau! Meine Versuche sind aber immer etwas halbherzig, weil ich Angst habe, dass wir wieder zu streiten anfangen."

TH: „Haben Sie es denn in der vergangenen Woche einmal versucht?"

P: „Ja, am Sonntag war das. Es war wieder einmal eine Katastrophe!"

TH: „Können Sie mir kurz erzählen, an welchem Punkt Ihre Alarmreaktion am deutlichsten gestiegen ist?"

P: „Ja, das war, als er – nicht einmal wütend, sondern auffällig ruhig, so distanziert irgendwie – gefragt hat, ob ich denn nicht verstehe, er habe es mir jetzt schon ein paarmal gesagt, dass er keine Kinder wolle und dass ich das alleine entscheiden müsse. Wenn ich ihn fallen ließe, wenn er keine Kinder haben wolle, sei das meine Sache. Er werde dann weitersehen."

TH: „Okay. Wir könnten diese Szene in einem Durchgang verwenden, was meinen Sie?"

P: „Ja, das war wirklich das Aufwühlendste, was in der letzten Woche geschehen ist."

Aktivierung einer achtsamen Haltung

TH: „Dann setzen Sie sich doch bequem und aufrecht auf Ihren Stuhl, achten Sie auf guten Kontakt Ihrer Füße mit dem Boden und schließen Sie, wenn möglich, die Augen."

P *(setzt sich aufrecht, schließt die Augen, bringt die Füße in Position)*

Th *(richtet sich seinerseits ein):* „Konzentrieren Sie sich nun auf die Atembewegungen in ihrem Bauch und spüren Sie, wie die Bauchdecke sich hebt und senkt. *(Pause)* Gehen Sie mit der Aufmerksamkeit jetzt in Ihre Füße und fühlen Sie sie von innen. *(Pause)* Und in die Hände, und fühlen Sie sie von innen. *(Pause)* Und in die Schultern und den Nacken. Fühlen Sie beides von innen. *(Pause)* Und wieder zurück in den Bauch. Verfolgen Sie dort wieder die Atembewegungen. *(Pause)*

Aktivierung des liebevollen Blicks

TH: „Bemerken Sie jetzt, dass Ihr Bewusstsein wie ein ruhiger, kräftiger Lichtstrom fließt, der alles, was auftaucht, in ein warmes, freundliches Licht taucht. Schauen Sie nun ruhig, geduldig und freundlich auf alle Körperempfindungen und Gefühle, egal ob sie angenehm oder unangenehm sind. Heißen Sie alles willkommen, geben Sie dafür Raum im Körper und lassen Sie sich Zeit. Greifen Sie nicht ein und erneuern Sie immer wieder Ihre ruhige, geduldige und freundliche innere Haltung." *(Pause)*

Variante:

TH: „Bemerken Sie jetzt, dass es einen Teil gibt in Ihnen, der schon Ihr ganzes Leben lang, und so auch jetzt, vollkommen still, geduldig, weit, warmherzig, freundlich, großzügig und annehmend war. Bringen Sie diesen Teil von sich in Verbindung mit der Empfindung Ihres Gewichts auf dem Stuhl, dem Kontakt Ihrer Füße zum Boden und dem stetigen Ein und Aus Ihres Atems. Und schauen Sie nun still, geduldig und freundlich auf alles, was in Ihnen auftaucht …"

Aktivierung der Alarmreaktion

TH: „Und denken Sie jetzt an das Gespräch vom letzten Sonntag."

P *(Der Kopf neigt sich leicht schräg nach links, die Augenbrauen ziehen sich zusammen, die Oberschenkel spannen sich leicht an, die Finger krümmen sich ein wenig):* „Also das ist wirklich sehr unangenehm! Ich weiß nicht, ob ich jetzt da hinschauen mag."

Wahrnehmung von Körperprozessen in aktiviertem Zustand

Th *(bemerkt bei sich eine Unruhe, den Impuls, sich nach vorne zu P. zu beugen, und leichte Mundtrockenheit. Entspannt seine Muskulatur, konzentriert sich auf seinen Atem und öffnet den Blick wieder in Richtung von P.):* „Lenken Sie jetzt Ihren ruhigen und warmen Blick auf Ihren Körper und lassen Sie die Erinnerung los. Achten Sie auf die Neigung Ihres Kopfes, auf die Augenbrauen, auf die Spannung in den Oberschenkeln, auf die Finger, die sich krümmen, und bemerken Sie den Impuls wegzuschauen ebenfalls freundlich. Greifen Sie nicht ein. *(Pause)* Und was geschieht jetzt?"

P: „Ich habe das Gefühl, ich müsste aufstehen und weglaufen. Das ist ziemlich stark."

TH: „Und was nehmen Sie sonst noch wahr im Körper?"

P: „Meine Atmung geht flacher, in der Brust ist es eng. Mein Herz klopft etwas schneller und intensiver und mir wird ziemlich warm."

TH: „Genau. Das sind alles Maßnahmen, die Ihr System trifft, weil es meint, Sie seien in Gefahr. Sie können sich jetzt daran erinnern, dass Sie in Wirklichkeit ja in Sicherheit sind, deshalb nichts zu unternehmen brauchen und sich einfach der Beobachtung hingeben können."

P: „Jetzt ist gerade wieder so ein Verlustgedanke aufgetaucht, der dieses Wirbeln im Bauch nochmals aufflackern lässt. Aber das ist okay für mich, ich sehe einfach nur zu."

TH: „Sehr gut! Und während Sie das mitkriegen, wie diese Dinge in Ihnen ablaufen, können Sie sich nochmals bewusst werden, dass sich die äußere Situation, in der wir diese Übung durchführen, seit dem Einstieg in die Übung nicht geändert hat. Sie befinden sich nach wie vor in einer sehr sicheren Umgebung, und Ihnen kann nichts passieren. Aus diesem Grund können Sie es sich auch leisten, die Denk- und Handlungsimpulse einfach nur ablaufen zu lassen, ohne sich daran zu beteiligen. *(Pause)* Alles, was Sie jetzt beobachten, ist quasi ein Naturschauspiel, das Sie interessiert verfolgen können. Es hat keine Signalfunktion, die Sie zu irgendetwas veranlassen müsste. *(Pause)* Versuchen Sie weiterhin, wohlwollend auf das Geschehen zu blicken. Was sich hier abspielt, sind ganz vitale Prozesse, die zeigen, dass Ihr ‚psychisches Immunsystem' gesund und reagibel ist, auch wenn

Sie diesen ‚Service' Ihres Alarmsystems jetzt gar nicht benötigen. Vielleicht können Sie sich vorstellen, dass Sie dankbar sind, dass es Ihnen so treu zur Seite steht und Sie schützen will."

Wohlwollende Anerkennung aller auftauchenden Empfindungen

Th *(mit ruhiger, freundlicher Stimme):* „Bleiben Sie präsent, schauen Sie ruhig und freundlich auf die flache Atmung. *(Kurze Pause)* Die Enge in der Brust. *(Kurze Pause)* Das klopfende Herz. *(Kurze Pause)* Die Wärme. Lassen Sie für all das Raum in Ihrem Körper. Wenn es noch mehr Raum einnehmen möchte, lassen Sie es zu. Bleiben Sie ruhig und freundlich, greifen Sie nicht ein. Ihr warmer Blick ruht geduldig auf allen Empfindungen. Sagen Sie innerlich Ja zu allem, was auftaucht. *(Pause)* Und was geschieht jetzt?"

Einsetzen von Bewältigungsmechanismen

P *(das Gesicht verzieht sich im Kampf gegen Tränen, die Stimme klingt hart und etwas metallisch):* „Jetzt habe ich gerade dran gedacht, wie Mark mich so unbeteiligt angesehen hat und jetzt wird es also richtig schlimm!"

Th *(bemerkt den Kampf gegen die Tränen, die Veränderung in der Stimme und die gedankliche Bewertung. Nimmt bei sich den Impuls wahr, sich von P. zu distanzieren und den Durchgang zu beenden, verstärkte Mundtrockenheit, Schweißbildung unter den Armen. Wartet ab, schaut freundlich auf sein Inneres. Sobald die Reaktion zurückgegangen ist, öffnet er erneut den Blick hin zur Patientin. Mit ruhiger und freundlicher Stimme):* „Lenken Sie Ihre Aufmerksamkeit jetzt in Ihre Füße, spüren Sie Ihr Gewicht auf dem Stuhl und Ihre Atembewegungen. *(Pause)* Und kehren Sie zurück zur Wahrnehmung Ihres ganzen Körpers, bleiben Sie präsent, schauen Sie ruhig und mit warmem Blick auf das, was weiter geschieht."

P: „Ich spüre einen Klumpen im Bauch und meine Unterarme sind ganz angespannt. Außerdem sind da jetzt ganz viele Gedanken darüber, was ich alles zu Mark sagen könnte, um ihn mal aufzurütteln. Ich würde ihm diese Dinge am liebsten um die Ohren hauen!"

Th: „Okay, da ist jetzt ganz viel Wut. Versuchen Sie einmal, die von außen zu sehen und ihr Erlaubnis und Raum zu geben, damit sie sich hier zeigen darf. *(Pause)* Ihr Alarmsystem versucht Sie nur vor etwas zu bewahren, das es für lebensbedrohlich hält. Was spüren Sie? Was könnte das sein, was da auf dem Spiel steht? *(Pause)*

P: „Hmm. *(Pause)* Ich habe Angst, dass ich Marks Unterstützung und Verständnis vollkommen verlieren werde und dass ich dann ganz alleine dastehe."

TH: „Das wäre natürlich sehr traurig für Sie, wenn Sie sich da nicht von ihm unterstützt und verstanden fühlen könnten."

P: „Das fühlt sich für mich nicht an wie Trauer. Eher so, wie wenn ich an einem Abgrund stünde, schrecklich!"

TH: „Da warnt Sie Ihr Alarmsystem, Sie könnten da hineinfallen und nie wieder rauskommen. Und all das, während Sie hier in aller Sicherheit im Sessel sitzen. Vielleicht können Sie sich an die Vorstellung herantasten, wie enttäuschend es ist, wenn Mark Sie nicht versteht, nicht auf Sie eingeht und die sonstige Nähe zu ihm an diesem Punkt gestört wird? *(Pause)*
Lassen Sie zu, dass Sie die Betroffenheit spüren, die dieser Verlust in Ihnen auslöst."

P *(die gerunzelte Stirn glättet sich, die Gesichtszüge wirken jetzt weicher):* „Jetzt werde ich ganz traurig."

TH: „Und wo im Körper spüren Sie das?"

P: „Ich habe einen Kloß im Hals."

TH: „Lassen Sie beidem Raum: der Trauer und dem Kampf gegen die Trauer, der Ihnen den Hals zuschnürt. Sie bleiben präsent, ruhig und liebevoll mit sich selbst."

Abklingen der Alarmreaktion und erneute Durchgänge

P *(wird ruhiger, Atmung geht etwas tiefer, Wirbelsäule richtet sich locker auf)*

TH: „Und was geschieht jetzt?"

P: „Jetzt ist es zwar immer noch traurig. Meine Probleme mit Mark sind ja noch nicht gelöst. Aber es ist alles etwas leichter, irgendwie nicht mehr so aussichtslos wie vorhin."

TH: „Okay, bleiben Sie präsent. *(Pause)* Und wenn Sie mögen, denken Sie jetzt wieder an Ihr Gespräch vom Sonntag."

P: „Oh, nein, da geht es gleich wieder los!"

TH: „Was geschieht jetzt?"

P: „Ich denke dran, dass Mark mich einfach alleine lässt!"

TH: „Und was geschieht jetzt in Ihrem Körper?"

P: „In der Brust wird es wieder eng, etwas Herzklopfen, und ich möchte mich aus dem Staub machen. *(Pause)* Und ich werde wütend."

TH: „Okay, und wo im Körper spüren Sie die Wut?"

P: „Komischerweise in den Händen und Unterarmen. Die Muskeln spannen sich an. Ich habe Lust, Mark zu schütteln."

TH: „Spüren Sie wieder die Füße auf dem Boden, Ihr Gewicht auf dem Stuhl und Ihre Atembewegungen. *(Pause)* Und schauen Sie weiterhin ruhig und freundlich auf Ihre Wut. Wenn sie noch stärker werden will, lassen Sie es zu, geben Sie der Wut Raum in Ihrem Körper. Lassen Sie alles frei ablaufen. Greifen Sie nicht ein."

P *(ist konzentriert.)*
Th *(wartet):* „Und was geschieht jetzt?“
P: „Ich werde wieder ruhiger.“
Th *(bemerkt auch bei sich eine Beruhigung. Die Atmung geht tiefer, es ist still.)*

Spontan auftauchende Interpretations- und Handlungsalternativen beachten

Th: „Schauen Sie jetzt, da alles etwas ruhiger geworden ist, wie Sie die Situation wahrnehmen.“

P *(ist konzentriert):* „Es ist natürlich immer noch nicht gut, aber ich habe jetzt nicht mehr das Gefühl, dass die Welt untergeht. Ich merke jetzt auch besser, was ich von Mark will. Ich möchte schon, dass er Stellung bezieht in unserer Beziehung, dass er mir sagt, ob ihm überhaupt etwas daran liegt, mit mir zusammen zu sein. Auch möchte ich von ihm wissen, was er für eine Vorstellung mit dem Kinderhaben verbindet, damit ich spüren kann, wo er innerlich steht.“

Th: „Und tauchen da auch Handlungsmöglichkeiten auf? Etwas, das Sie tun könnten?“

P: „Ja, da kommt mir schon etwas in den Sinn! Ich könnte ihn einfach fragen, ob ihm etwas an mir liegt.“

Th: „Okay. Wenn Sie Lust haben, können Sie es ja in der Vorstellung einmal versuchen.“

P *(tut es)*

Th *(wartet):* „Und was geschieht jetzt?“

P: „Es fühlt sich gut an, einmal gar nicht über das Kinderkriegen zu sprechen, sondern einfach nur diese Frage zu stellen. Ich habe ihn ganz ruhig gefragt und ich sehe ihn jetzt, wie er unsicher wird. Ich spüre jetzt an seiner Reaktion, dass er schon mit mir zusammen sein möchte. Für ihn ist die Vorstellung, Kinder zu haben, einfach schrecklich. Wieso, weiß ich eigentlich gar nicht so genau.“

Th: „Okay. Dann richten Sie sich jetzt darauf ein, mit Ihrem Bewusstsein langsam wieder ganz ins Behandlungszimmer zurückzukehren, und öffnen Sie die Augen, sobald Sie dazu bereit sind.“

P *(öffnet die Augen, streckt sich)*

Nachbesprechung

Th: „Wir haben jetzt noch etwas Zeit. Gibt es spontan etwas in diesem Durchgang, das Sie ansprechen möchten?“

P: „Ja, mir fällt jetzt gerade auf, dass ich mich im Gespräch mit Mark am Sonntag sehr ähnlich gefühlt habe wie bei vielen Gelegenheiten mit meinem Vater.“

TH: „Das ist interessant. Als Sie vorhin vertieft waren, musste ich ebenfalls häufig an Ihren Vater denken. Woran haben Sie denn gedacht?“

P: „Mein Vater hat sich sehr häufig in sein heiliges Arbeitszimmer zurückgezogen. Ich durfte da nicht rein. Wenn ich etwas von ihm wollte, die Erlaubnis für eine Unternehmung zum Beispiel, musste ich immer klopfen. Er stand dann auf und kam zur Tür. Ich kann mich nicht erinnern, dass er sich einmal gefreut hätte, mich zu sehen. Er war in meiner Erinnerung immer missmutig und distanziert. Wenn ich jetzt daran denke, finde ich es eigentlich sehr traurig. Früher hat es mich eingeschüchtert.“

TH: „Sie haben zu Beginn der Sitzung erwähnt, dass Mark in dem Gespräch am Sonntag sehr distanziert war. Möglicherweise war es dieses Signal, das Sie so alarmiert hat.“

P: „Ja, das könnte schon sein.“

TH: „Wenn da etwas dran ist, ist es ja sehr einfach zu verstehen, warum Sie so unruhig werden. Ihr Alarmsystem befürchtet, wie früher beim Vater, die langfristige Abwesenheit von freundlicher Zuwendung und leitet Sie in der Beziehung mit Mark heute dazu an, ja nicht zu sehr auf Ihrem Kinderwunsch zu bestehen, um ihn nicht dauerhaft zu vergraulen. Vielleicht können Sie sich auch noch an das ‚Still-Face‘-Video erinnern. Dieses abwesende Gesicht. Unser Alarmsystem reagiert bis ins Erwachsenenalter auf Signale von Distanziertheit. Und dies geschieht erst recht, wenn Sie entsprechende leidvolle Erfahrungen gemacht haben.“

P: „Ja, das erscheint sinnvoll.“

TH: „Sie haben am Schluss der Übung vorhin erwähnt, dass Sie eigentlich gar nicht verstehen, weshalb Mark so prinzipiell gegen das Kinderkriegen eingestellt ist.“

P: „Ja, genau. Ich verstehe es wirklich nicht.“

TH: „Vielleicht könnten Sie ihn einmal fragen, was es denn damit auf sich hat. Möglicherweise kommen Sie beide besser damit zurecht, wenn Sie verstehen können, weshalb Mark so kategorisch dagegen ist. Meiner Erfahrung nach widersetzt sich niemand dem Kinderkriegen einfach so. Er wird seine Gründe haben. Falls Sie mit ihm sprechen, versuchen Sie daran zu denken, dass Sie, selbst wenn Sie seine Gründe kennen, immer noch nicht mit seiner Entscheidung einverstanden sein müssen. Es kann aber eine Grundlage für Ihre weiteren Entscheidungen sein.“

P: „Ich merke, dass es mir wirklich wichtig ist, seine Gründe zu verstehen. Aber ich weiß nicht, irgendwie bin ich pessimistisch, dass er auf ein Gespräch darüber einsteigt.“

TH: „Möglicherweise alarmiert Sie der Gedanke an ein offenes Gespräch mit ihm gerade wieder. Wir können uns dem, wenn es dann noch aktuell ist, in der nächsten Sitzung wieder zuwenden.“

4.3.3 Die Arbeit mit Trauer

Die folgende Sequenz aus einer Therapiestunde gibt einen Eindruck, wie die Therapeutin die im Rahmen einer Übung im Emotionalen Resonanzraum spontan auftauchende Trauer des Patienten begleiten kann:

TH: „Was geschieht denn jetzt, wenn Sie diesen inneren Bewegungen nur noch zusehen?"

P: „Der Drang zu handeln lässt deutlich nach und es wird irgendwie alles ruhiger, aber gleichzeitig kommt auch so eine Schwere."

TH: „Das klingt jetzt ein wenig danach, als sei das gar nicht so leicht auszuhalten?"

P: „Ich bin unsicher, ob ich da weitergehen soll."

TH: „Sie können sich jetzt noch einmal daran erinnern, dass Ihnen hier gar nichts passieren kann, während Sie sich in der Übung befinden. Was meldet sich denn da, wenn diese Schwere kommt?"

P *(Sein Gesicht verzieht sich leicht in schmerzhafter Mimik, er hat Tränen in den Augen.)*

TH: „Okay, jetzt kommt offenbar Trauer. *(Der Patient nickt.)* Können Sie die genauso zulassen wie die bisherigen Empfindungen?" *(Pause)*

P *(nickt)*

TH: „Sehr gut, Sie können der Trauer jetzt einfach Raum geben und brauchen weiter gar nichts zu tun. Die Trauer übernimmt das für Sie. *(Pause)*
Wie erleben Sie das jetzt: der Trauer zuzusehen?"

P: „Hmm … Das fällt mir eigentlich leicht. Irgendwie hat sich das traurige Empfinden jetzt auch ein bisschen verdünnt."

TH: „Sind Sie bereit, da noch einen Moment zu bleiben?"

P: „Ja, gerne, das fühlt sich irgendwie auch gut an."

Danach führt die Therapeutin den Patienten wieder aus der Übung heraus und bespricht deren Verlauf mit ihm nach:

TH: „Was bei Ihnen in der Übung aufgetaucht ist, ist etwas, das häufig passiert, wenn wir die bisherigen Anstrengungen loslassen. Vermutlich haben Sie dabei einen alten Verlust bearbeitet, mit dem Ihr System bis heute gekämpft hat. Haben Sie eine Idee, was das gewesen sein könnte? Kam mit diesem Gefühl der Schwere und Trauer auch eine Erinnerung hoch, ein Bild?"

P: „Nein, dieses Gefühl ist einfach aus heiterem Himmel aufgetaucht. Müsste ich mich denn an etwas Bestimmtes erinnern können?"

TH: „Nein, die Tatsache, dass Sie Ihre Bewältigungsbemühungen einstellen konnten und das darauffolgende Trauergefühl sich ebenfalls verflüchtigt hat, lässt vermuten, dass sich da bei Ihnen gewissermaßen ein Knoten gelöst hat. Was das genau war und woher der stammte, ist rückblickend eigentlich nicht mehr von Belang. Was wir als Nächstes tun können, ist, dass wir in einem weiteren Übungsdurchgang prüfen, wie frei Sie hinsichtlich der Triggersituation jetzt bereits sind. Wir würden also nochmals in die Übung gehen, bei der Sie sich den Trigger nochmals vor Augen führen und wieder jegliches Handeln unterlassen. Wir werden dann sehen, ob sich Ihr Alarmsystem nochmals mit Handlungsimpulsen oder Warnungen meldet. Es könnte aber auch sein, dass nochmals so eine Welle von Trauer kommt, die Sie dann begleiten können. Sind Sie dazu jetzt bereit?"

P: „Ja, ist gut. Ich bin gespannt, was da wohl kommt!"

Ein anderer Typus des Übungsverlaufs äußert sich darin, dass bei den Übungen im ERR keine Beruhigung der Aktivierung eintritt bzw. dass die betroffene Person ihr Copingverhalten nicht unterlassen kann. Vielmehr entsteht dann der Eindruck, der Patient sei aktuell ganz in seinem Überlebenskampf absorbiert. In diesem Fall kann die Therapeutin der Hypothese nachgehen, dass der Patient an einem Wunschbild „festhängt", von dem er sich noch nicht verabschiedet hat. Es handelt sich dabei grundsätzlich um Bilder, in denen sich die Verheißung der Befriedigung zentraler Bedürfnisse erfüllt. Meist beinhalten diese Wunschbilder mehr als nur ein einzelnes Bedürfnis. Vielmehr stellen sie ein umfassendes Konstrukt dar, in dem sich die Aussicht auf die Erfüllung vieler verschiedener Bedürfnisse ausdrückt. Weil dies im Zusammenhang mit der Verfolgung der „idealen Homöostase" höchst relevant ist, lässt sich das kämpferische Festhalten daran, vermittelt durch die Automatismen des Alarmsystems, gut verstehen. Das folgende Fallbeispiel mit Frau Lena Herbst zeigt das Vorgehen der Therapeutin beim Ergründen der relevanten Hoffnungsbilder, welche das Loslassen in den Resonanzübungen verhindern. Es wird darin deutlich, wie sie die Patientin aktiv dabei unterstützt, zu den entsprechenden Bildern vorzudringen, indem sie konkrete Vorschläge macht:

P: „Ich kann das Nachdenken über meinen Umgang mit meinem Sohn einfach nicht sein lassen – dann würde ja alles keinen Sinn mehr machen!"

Th: „Da steht wohl einiges auf dem Spiel! Lassen Sie uns doch sehen, was Ihnen abhandenkommen würde, wenn Sie den Erfolgsdruck in der Erziehung Ihres Sohnes jetzt loslassen würden. Ist das okay für Sie?"

P: „Ja. *(Schweigt und ist offenbar mit der inneren Suche nach einer Antwort beschäftigt.)* Dann wäre ich ja auch so eine Mutter, die immer mal wieder ihr Kind anfährt, das finde ich eine schreckliche Vorstellung!"

Th: „Natürlich, das ist ja verständlich, dass Sie sich wünschen, einen harmonischen Kontakt zu Ihrem Kind zu haben. Ich würde Ihnen allerdings vorschlagen, dass wir davon ausgehen, dass die Gedanken ja frei sind, und diese Vorstellung weiter untersuchen, dass Sie nun ‚auch so eine Mutter' wären. Sind Sie damit einverstanden?"

P: „Okay. Hmm … *(Pause)* Ich komme einfach nicht drauf, merke nur, dass mich das total abstößt und ich am liebsten an etwas anderes denken würde."

TH: „Okay, dann kann ich Ihnen vielleicht einen Vorschlag machen?"

P *(nickt)*

TH: „Ich denke da gerade an die Beziehung zu Ihrem Mann. Könnte es sein, dass Sie dann befürchten müssten, dass er Sie dafür kritisiert, dass Sie Ihrem Sohn gegenüber emotional werden?"

P *(schweigt eine Weile, dann):* „Das würde ihn wahrscheinlich schon stören. Aber irgendwie ist diese Vorstellung jetzt gar nicht so schlimm. Ich glaube nicht, dass es das ist, was mich so unter Druck setzt."

TH: „Gut, lassen Sie uns also weitersuchen. *(Pause)* Da kommt mir Ihre Mutter in den Sinn, von der Sie mir erzählt haben: die oft ganz in ihren eigenen Emotionen gefangen war, mürrisch und ungeduldig. Das war ja für Sie als Kind sehr einschneidend, weil Sie sich dadurch in Ihren Bedürfnissen nicht gesehen fühlten."

P *(zeigt kleine mimische Veränderungen)*

TH: „Da könnte ich mir schon vorstellen, dass Sie darunter so gelitten haben, dass Sie sich automatisch auf die Suche danach gemacht haben, wie sich solche Situationen grundsätzlich verhindern ließen …"

P *(Tränen steigen ihr in die Augen.)*

TH: „… Sie sich quasi auf die Fahne geschrieben haben: ‚So weit werde ich es als Mutter nie kommen lassen!' *(Pause)* Das war damals Ihre einzige Möglichkeit, sich eine tröstliche Perspektive zu schaffen. Und dieser Kampf hat sich bis heute erhalten, als wenn Sie die damalige Situation nach wie vor abwehren müssten."

P *(nickt, unter Tränen)*

TH: „Wie wäre es denn, wenn Sie hier und jetzt das Leiden der kleinen Lena damals würdigen … *(Pause)* … und all das, was damals so leidvoll war, jetzt an sich rankommen lassen … und zulassen, dass Sie das jetzt betroffen macht?"

P *(mit leiser Stimme):* „Ja."

TH: „Dann können Sie vielleicht auch zulassen, dass die Situation damals mit Ihrer Mutter einfach schwierig und unbefriedigend war … und Sie das jetzt auch nicht mehr ändern können … und auch nicht mehr ändern müssen. Können Sie fühlen, wie Ihnen das jetzt nahegeht?"

P: „Ja, absolut!"

TH: „Wo spüren Sie das jetzt, welche Empfindungen sind jetzt gerade da?"

P: „Das sitzt hier in der Brust, da ist so ein Schmerz, dann auch hier in der Kehle … Ich spüre es zusätzlich im Gesicht, in den Wangen und hinter den Augen, als Tränendruck."

TH: „Gut, versuchen Sie, diesen Empfindungen möglichst viel Raum zu geben, während Sie die Vorstellung, dass sich die kleine Lena von ihrer Mutter verstanden fühlt, loslassen. *(Pause)* Wie ist das gerade?"

P: „Ich spüre den Schmerz jetzt schon sehr deutlich, und die Lena von damals tut mir unendlich leid!“

Th: „Ja, all die Tränen, die Sie damals nicht weinen konnten – vielleicht können Sie das jetzt nachholen?“

P *(nickt, während sie still weint)*

Th *(nach einer kurzen Pause):* „Was nehmen Sie jetzt wahr?“

P: „Das traurige Gefühl ist immer noch da, aber nicht mehr so drängend.“

Th: „Gut, Sie können jetzt einfach mit Ihrer Aufmerksamkeit noch dabei bleiben, ohne dass Sie irgendetwas tun müssen. *(Pause)* Wie ist es jetzt?“

P: „Es fällt mir immer leichter, dieses Empfinden zu ertragen.“

Th: „Ich habe jetzt auch den Eindruck, dass Sie recht ruhig geworden sind und tatsächlich nur noch zusehen.“

P: „Ja, stimmt, ich fühle mich ruhig – und als wenn ich auf festerem Boden stehen würde.“

Th: „Sehr gut! Wir könnten jetzt noch an diesem Punkt verweilen oder aber nochmals zur Situation mit Ihrem Sohn zurückkehren. Wären Sie dazu bereit?“

P: „Ja, ist gut.“

Th: „Wenn Sie sich jetzt nochmals vorstellen, Sie wären eine Mutter, die hin und wieder genervt ist von ihrem Sohn und dann auch mal laut wird – Sie brauchen diese Vorstellung nicht zu mögen –, gibt es jetzt etwas, was sich gegen dieses Bild wehrt?“

P: „Nein, das ist so weit okay.“

Th: „Gut, dann lassen Sie wieder zu, dass diese Vorstellung Sie betroffen macht, dass Sie spüren, wie schade Sie das finden, dass es halt oft so ist, wie es ist. Was passiert jetzt?“

P: „Ich kann schon fühlen, dass mich das traurig macht, aber nicht mehr so heftig wie vorhin.“

Th: „Und ich habe auch nicht den Eindruck, dass Sie sich noch dagegen wehren. Sie wirken jetzt sehr ruhig auf mich.“

Die Therapeutin lässt Frau Herbst noch kurze Zeit in der Beobachtung des traurigen Gefühls verweilen und leitet sie danach an, aus der Übung auszusteigen. Die Nachbesprechung der Übung läuft folgendermaßen ab:

Th: „Wenn Sie jetzt auf die Übung zurückschauen, was haben Sie dann für einen Eindruck?“

P: „Das ging schon sehr tief. Ich hätte nicht vermutet, dass da so viel dranhängt an der Situation mit meinem Sohn.“

Th: „Ja, und jetzt wird auch verständlich, weshalb die Konflikte mit ihm für Sie ein Thema waren, das Sie so auf Trab gehalten hat: Ihr heutiger Kampf spiegelte Ihren Überlebenskampf als Kind wider, nämlich den Kampf darum, von Ihrer Mutter gesehen und verstanden zu werden. Das ist für Kinder etwas ganz Existenzielles, weil es ja die Voraussetzung dafür ist, dass die Grundbedürfnisse des Kindes befriedigt werden können: dass sie überhaupt erst *erkannt* werden. Damals als Kind konnten Sie sich nicht eingestehen, dass die Verbindung zur Mutter immer wieder Lücken aufwies. Sie hatten nur die Möglichkeit, dafür zu kämpfen, dass sich diese Lücken möglichst schließen sollten. Und ein wesentlicher Teil Ihrer Lösung war die Suche nach einer Perspektive, in der diese Lücken gar nicht mehr auftauchen. Das wäre der Fall, wenn Eltern in einem konfliktfreien Verhältnis zu ihren Kindern stünden – was Sie dann, nun selbst in der Rolle als Mutter, extrem unter Druck gesetzt hat!"

P: „Ja, das ergibt sehr viel Sinn und ich habe den Eindruck, jetzt alles mehr aus der Distanz heraus zu sehen. Das tut gut! – Nur frage ich mich: Welche Bedeutung werden die Konflikte mit meinem Sohn künftig wohl für mich haben? Ich will meine Bemühungen um einen möglichst einvernehmlichen Kontakt zu ihm ja nicht aufgeben!"

Th: „Das brauchen Sie auch nicht zu tun! Natürlich sind Sie weiterhin sehr daran interessiert eine harmonische Beziehung zu ihm zu haben – aber Sie sind nicht mehr darauf *angewiesen*. Wenn einmal ein Konflikt nicht auszuräumen ist, Sie z. B. ihre erzieherische Haltung hinsichtlich seiner Fernsehzeiten nicht aufzugeben bereit sind, können Sie es sich künftig vielleicht eher leisten, den Konflikt einfach stehen zu lassen. Und sich zuzugestehen, dass sein nörgelndes Verhalten Sie nervt, und Sie dann auch mal ungehalten reagieren. Wie klingt das für Sie?"

P: „Das ist total entlastend! Und ich spüre ganz deutlich mehr Freiheit, mich einmal anders zu verhalten. Tatsächlich bin ich jetzt sogar ein wenig neugierig, mit meinem Verhalten ihm gegenüber zu experimentieren!"

4.3.4 Durchgänge unter Verwendung früherer traumatischer Situationen

Eine wichtige Variante der Arbeit im ERR ist die Berücksichtigung von Erinnerungen an belastende und traumatische Erlebnisse. Bei jeder Alarmreaktion, die aktuell durch irgendein Signal ausgelöst wird, werden, wie im ersten Teil dieses Buches beschrieben, implizite Gedächtnisinhalte aktiv. Im Rahmen dieser Aktivität wird ein psychophysischer Zustand hergestellt, der dem Zustand in jener Situation ähnlich ist, in welcher der Betroffene sich im bisherigen Leben bedroht gefühlt hat. In diesem Zustand können auch entsprechende Erinnerungsbilder auftauchen, welche die damalige Situation „illustrieren". Das Gehirn gibt in diesen Bildern gleichsam inhaltlich die Entstehungsbedingungen des aktivierten Alarmkomplexes preis, und der Betroffene kann sich als Betroffener in dieser Situation von früher wiedererleben.

Vor dem Hintergrund des Konzepts des Limited Reparenting wird in der Schematherapie mit solchen Bildern derart gearbeitet, dass der Therapeut (oder der Patient als Gesunder Erwachsener) in die imaginierte Szenerie von früher *eintritt*, das dort angetroffene Kind unterstützt und beschützt und allenfalls bedrohliche Figuren (strafende Eltern, gewalttätige Menschen) bekämpft, zurückdrängt oder in Schranken weist.

Wir schlagen hierzu eine Variante vor, welche die bereits geschilderte Art der Arbeit im ERR eins zu eins auf auftauchende Erinnerungsbilder anwendet. Sobald der Patient sich eine aktuell belastende Szene in Erinnerung gerufen hat und der für diese Situation typische psychophysische Zustand aktiviert ist, wird er gebeten, sich in der Zeit zurückfallen zu lassen und zu warten, ob irgendwelche Bilder auftauchen, die zu dem aktuellen Zustand passen. Nicht selten erinnert sich der Patient dann an bestimmte Szenen, die mit hoher Wahrscheinlichkeit als „emotionale Schlüsselerfahrungen" (Wendisch, 2015) angesehen werden können. Dabei ist es unserer Erfahrung nach nicht ausschlaggebend, ob dies besonders deutliche Bilder sind. Viele Menschen erinnern sich in diffusen Bildern, manche ganz ohne Bilder. Im letzten Fall besteht meist so etwas wie eine körperlich empfindbare Erinnerung.

Bei der Arbeit im Emotionalen Resonanzraum bitten wir Patienten nicht, in das Bild / die Erinnerung einzutreten, sondern aus dem Hier und Jetzt auf diese Bilder / Erinnerung zu schauen. Dies geschieht dann in der gleichen Weise wie im Rahmen der oben aufgeführten Prozessstufen beschrieben, nur dass das Gegenüber, auf welches geschaut wird, der Patient als Kind ist. Im Gegensatz zu der Intervention im Rahmen des Limited Reparenting werden beim Kind in dieser Arbeit keine Bedürfnisse gestillt, sondern der bei ihm auftretende Schmerz über die unerfüllten Bedürfnisse anerkannt. Dabei wird betont, dass das missliche frühere Erlebnis tatsächlich so frustrierend, enttäuschend oder bedrohlich abgelaufen ist, dass es aber heute die Möglichkeit gibt, insofern Ruhe einkehren zu lassen, als der Schmerz darüber endlich gesehen wird.

Frau Winter hat in der Therapiesitzung eben eine Konfliktsituation mit ihrem Mann Mark geschildert. Dadurch wurden Gefühle von Ärger, Hilflosigkeit und Verzweiflung wachgerufen.

TH: „Versuchen Sie jetzt, die Empfindungen, die Sie eben beschrieben haben, noch einen Moment lang zu halten. Während Sie diese Empfindungen weiterhin wahrnehmen, können Sie sich jetzt vorstellen, Sie würden die Gegenwart loslassen und in der Zeit rückwärtsreisen. Reisen Sie möglichst weit in die Vergangenheit zurück, in ihre Jugendzeit und vielleicht noch weiter, in Ihre Kindheit. Sie können sich damit Zeit lassen und sich dort umsehen, vielleicht sehen Sie ein Bild oder eine Szene, die sich Ihnen anbietet." *(Pause)*

P *(wirkt sehr konzentriert, während ihr Ausdruck unverändert scheint):* „Hmm. Ich sehe ein Bild, bin mir aber nicht sicher, was es zu bedeuten hat. *(Pause)*
Ach ja, jetzt wird es deutlicher: Da sind wir als Familie auf einem Ausflug in den Wald. Ich sehe die Bäume rund um mich herum, befinde mich an einem steilen Abhang und höre die Leute auf dem Rastplatz auf der anderen Seite des Hanges. Da brennt auch ein Feuer, auf dem wir unsere Würste gebraten haben, ich kann den Rauch riechen."

TH: „Können Sie sich selber im Bild sehen?"

P: „Ja, jetzt fällt es mir auch wieder ein: Da waren diese fremden Buben, die gerade noch um mich herumgetollt sind, ich kann ihr wildes Geschrei noch hören. Ich selber sitze an einen Baum gelehnt da und schaue auf mein aufgeschrammtes Knie, das bereits stark anschwillt, ich weine und habe Angst. Die Buben waren grob zu mir und haben mich gestoßen, bis ich hinfiel und mir das Knie an einem Stein aufgeschlagen habe."

TH: „Wie alt sind sie da etwa?"

P: „Etwa fünf Jahre alt. Mein Kleid ist verdreckt und am Saum sind Blutflecken von meinem Knie."

TH: „Was ist in diesem Bild am belastendsten?"

P *(zögert):* „Ich habe eben die Stimme meines Vaters gehört, sie kam vom obersten Teil des Abhanges. Dann habe ich ihn auch gesehen, er war am Telefon und sprach wohl wieder mit einem seiner Geschäftskunden. Er hat kurz von oben auf mich herabgesehen, ich habe ihn gerufen, aber er wandte sich ab, ohne mir ein Zeichen zu geben, dass er meine Lage erkannt habe."

4.3.5 Sich als erwachsene Person von außen sehen

Ähnlich wie bei Durchgängen im ERR unter Verwendung traumatischer Kindheitserfahrungen kann der Patient sich auch als Erwachsenen in aufgewühltem, belastetem Zustand visualisieren und durch den liebevollen Blick aktuelle Alarmreaktionen beruhigen.

Stefan Blume ist 28 Jahre alt. Er kommt zur Therapie wegen intensiver Angstzustände, die sich einstellen, wenn er geschäftlich unter Leistungsdruck kommt, sich in engen Räumen oder in einem fahrenden Auto befindet und wenn er mit seiner neuen Partnerin Nähe und Vertrautheit erlebt. Die letztgenannte Situation ist für ihn besonders heikel, weil er im Rahmen seiner Angstzustände befürchtet, er könnte gegen seine Partnerin aggressiv werden und Gewalt anwenden. Herr Blumes Eltern trennten sich, als er fünf Jahre alt war. Seine Mutter hatte sehr jung Kinder bekommen. Als der Vater den Haushalt verlassen hatte, ging die Mutter abends häufig aus, um das Leben zu genießen und einen neuen Partner zu finden. Herr Blume blieb mit seiner kleineren Schwester alleine daheim zurück. Wenn die Mutter spätabends nach Hause kam, war sie entweder angetrunken oder richtig betrunken. Da er und seine Schwester noch klein waren, fand die Mutter bei ihrer Heimkehr meist ein Durcheinander von Spielsachen, manchmal auch kaputte Gläser o. Ä. vor. Sie wurde dann wütend und schlug die Kinder nicht selten, bevor sie sie ins Bett schickte. Die Besuche beim Vater waren geprägt von hohen Erwartungen an den kleinen Stefan, „ein starker Junge" zu sein. Herr Blume hat seinem Vater gegenüber bis heute das Gefühl, ein Schwächling zu sein.

Bei der therapeutischen Arbeit erinnert sich Herr Blume an eine Situation vom letzten Wochenende. Er sieht sich, wie er gerade mit seiner neuen Partnerin in einer Stadt in Frankreich ankommt. Obwohl er sich auf diesen Wochenendausflug sehr gefreut hat und die Fahrt über die Autobahn wider Erwarten sehr ruhig und angstfrei verlaufen ist, überkommt ihn die Angst, als er im Hotelzimmer auf dem Bett sitzt, während seine Partnerin sich im Bad frisch macht.

P *(sitzt mit geschlossenen Augen und erinnert sich)*

TH: „Was geschieht in Ihrem Körper, wenn Sie an die Situation im Hotel denken?"

P: „Meine Atmung geht schneller und flacher. Mein Herz beginnt stark zu schlagen, ich schwitze unter den Armen und fühle starken Harndrang. Und jetzt geschieht das Gleiche wie immer: Ich habe das Gefühl, mein Stuhl, auf dem ich jetzt gerade sitze, würde mit den Füßen an der Wand kleben und ich würde jeden Moment aus dem Stuhl auf den Boden fallen." *(Atmet noch schneller.)*

TH: „Spüren Sie Ihr Gewicht auf dem Stuhl. *(Pause)* Ihre Füße auf dem Boden. *(Pause)* Und Ihren Atem, der ein und aus geht. *(Pause)* Stellen Sie sich jetzt Stefan vor, der Ihnen gegenüber sitzt und all diese Dinge empfindet: den flachen Atem, das klopfende Herz, den Schweiß unter den Armen und diese gefährliche Position des Stuhls an der Wand. Schauen Sie ganz still, offen und wohlwollend auf Stefan. Nehmen Sie interessiert wahr, wie es ihm geht und was er erlebt. *(Pause)* Was nehmen Sie wahr?"

P: „Stefan hat Angst. Er fürchtet, dass er die Enge nicht aushält und seine Freundin schlägt, wenn sie aus dem Bad kommt, weil er es einfach nicht aushält."

TH: „Schauen Sie weiter ganz still und freundlich auf Stefan und schicken Sie ihm etwas Warmes, eine Welle oder einen Strahl, der sagt: ‚Ich spüre, dass du Angst hast.' *(Pause)* ‚Dass du befürchtest, du könntest Lisa schlagen, wenn sie aus dem Bad kommt.' *(Pause)* ‚Du hast das Gefühl, du könnest den Druck nicht aushalten. Ich verstehe das.' *(Pause)* Schicken Sie den Strahl ganz frei, ohne Erwartung, und schauen Sie, was jetzt passiert. Kommt er bei Stefan an, verliert er sich, bevor er ankommt, prallt er an ihm ab? Was geschieht?"

P: „Er kommt an."

TH: „Woran merken Sie das?"

P: „Stefan ist ganz erstaunt, dass da jemand ist, der ihn sieht. Es schaut aus, als würde er aus seiner Angst erwachen. Seine Atmung beruhigt sich ein wenig und das Herz geht ruhiger." *(Beginnt zu weinen.)*

TH: „Schauen Sie auf Stefan, der weint. Was geschieht mit ihm?"

P: „Er ist verzweifelt. Er findet es zwar sehr schön, dass ich ihn sehe, aber er fürchtet auch, dass ich mich sofort wieder von ihm abwende."

TH: „Okay. Erkennen Sie bei Stefan diese Befürchtung an. Und beobachten Sie ruhig und interessiert, was als Nächstes geschieht."

P: „Stefan kann es nicht fassen, dass ich da bleibe. Sein Blick verändert sich, jetzt wird er misstrauisch."

4.3.6 Die Vorstellung des Gegenübers von Zuschreibungen befreien

Es erweist sich in vielen Fällen als hilfreich, den liebevollen Blick nicht nur auf sich selbst zu richten, sondern auch auf andere Menschen: Den eigenen Partner, der einen stört, einen Vorgesetzten, der einen drangsaliert, oder auch die eigenen Eltern oder andere wichtige Personen aus der Kindheit und Jugend, die einen enttäuscht, überfordert, missachtet oder gar gewalttätig behandelt haben.

Der Sinn dieses Vorgehens liegt z. B. darin, die Vorstellung des Gegenübers von Zuschreibungen zu befreien, die im Rahmen von Alarmreaktionen entstanden sind und die eine aktuelle Beziehung schwer belasten können, wann immer sie auftreten. Ein Partner kann auf diese Weise aus der Rolle des „Bösewichts" entlassen werden. Bleibt der Betroffene mit der inneren Repräsentation des Partners als Bösewicht identifiziert, wird ihn sein Alarmhirn stets automatisch davor warnen, mit dem Partner in einen nahen und vertrauensvollen Kontakt zu gehen. Die Partner bleiben dann voneinander isoliert und leiden in der Beziehung.

Eine weitere Indikation für diese Intervention besteht darin, die Integration vergangener belastender Ereignisse zu fördern. So kann mittels des offenen und liebevollen Blicks auf Eltern, Ex-Partner oder vergangene belastende Ereignisse mit dem aktuellen Partner die Anerkennung vergangener Enttäuschungen erleichtert werden, was dem Betroffenen hilft, innerlich damit „abzuschließen". Mit einem Erlebnis „zum Abschluss zu kommen" bedeutet nach unserem Verständnis einerseits, ein deutliches Gefühl dafür zu entwickeln, dass die belastende Situation *vergangen* ist und heute außer einem bestimmten unangenehmen Gefühl beim Erinnern keine Beeinträchtigungen mehr hervorruft. Weiter bedeutet „abschließen", die Fähigkeit zu entwickeln, das Geschehene anzuerkennen als das, was es war, ohne im Nachhinein beschönigende Korrekturen anbringen zu müssen. Erst wenn das möglich ist, kann der Betroffene das Geschehene „stehen lassen“. Unsere Erfahrungen zeigen, dass dieser Prozess – nach geeigneter Vorbereitung – auch mit schwer traumatisierten Patienten möglich ist und von diesen als sehr hilfreich erlebt wird. Eine klare Kontraindikation für diese Intervention ist gegeben, wenn der Betroffene während der laufenden Therapie in der Realität gefährlichen Situationen ausgesetzt ist.

Voraussetzung für diese Intervention ist eine bereits vorhandene Übungspraxis beim Betroffenen mit der Aktivierung des liebevollen Blicks auf sich selbst. Das ruhige und offene Schauen auf Täter, denen der Betroffene ehemals ausgesetzt war, ist selbstverständlich optional. Im Rahmen der Therapie von Paaren, bei denen ein Partner einst Gewalt ausgeübt, dieses Verhalten nun aber verlässlich eingestellt hat, ist es unseres Erachtens allerdings eine notwendige Voraussetzung für das Erreichen einer stabilen Vertrautheit, dass das ehemalige Opfer den offenen Blick auf das gewalttätige Verhalten des Partners übt.

Den Partner von Zuschreibungen befreien

Bei Frau Busch hat sich im Laufe der Jahre die Zuschreibung zu Ihrem Mann entwickelt, er sei ein „egomaner kalter Fisch“. Ihr Mann verhält sich tatsächlich immer wieder sehr abweisend und verständnislos. Frau Busch möchte trotzdem mit ihm zusammenbleiben. Ihr Mann kann nämlich auch sehr fürsorglich und warmherzig sein. Frau Busch hat bemerkt, dass er ihr jeweils dann die kalte Schulter zeigt, wenn er sich von ihr kritisch betrachtet fühlt. Sie sieht nach einigen Therapiesitzungen, dass sie ihm gegenüber tatsächlich sehr kritisch sein kann, wenn sie sich einsam oder alleingelassen fühlt.

Frau Busch erinnert sich in der aktuellen Sitzung an eine Szene vom Vortag beim Abendessen, als sie wieder das Gefühl hatte, ihr Mann sei ein „egomaner kalter Fisch“:

Th: „Woran erinnern Sie sich jetzt?“
P: „Ich sehe meinen Mann, wie er seine hochmütige, kalte Schnute macht.“
Th: „Und was geschieht in Ihrem Körper, wenn sie ihn so wahrnehmen?“
P: „Mir wird heiß und ich spüre, wie Wut in mir hochsteigt. Ich möchte ihm am liebsten die Gabel in sein arrogantes Gesicht stoßen.“

Es folgt eine Sequenz, in welcher Frau Busch wohlwollend auf sich selbst achtet. Sie wird etwas ruhiger und spürt ihre Enttäuschung über den Mangel an Nähe zu ihrem Mann.

TH: „Okay. Spüren Sie wieder Ihr Gewicht auf dem Stuhl, die Füße am Boden und Ihren Atem, der geht. Stellen Sie sich jetzt wieder Ihren Mann vor, der Sie beim Abendessen hochmütig anschaut. Schauen Sie genau so offen und wohlwollend auf ihn, wie Sie vorhin auf sich selbst geschaut haben. Atmen Sie. *(Pause)* Was erkennen Sie?"

PAT: „Ich sehe an seinem Gesicht, dass er schlecht von mir denkt. Er denkt, ich sei die letzte Zicke. Er hat einen verächtlichen Gesichtsausdruck."

TH: „Achten Sie immer wieder zuerst auf Ihre eigenen Reaktionen und wenn Sie wieder etwas ruhiger sind, schauen Sie weiter offen auf ihn, seinen Ausdruck, auf alles, lassen Sie sich nicht abbringen. Bekommen Sie ihn vollständig mit."

P: „Das irritiert ihn, wenn ich ihn so offen anschaue!"

TH: „Was erkennen Sie?"

P: „Er hat Angst, dass ich ihn als Nächstes gleich wieder kritisiere."

TH: „Okay. Schicken Sie ihm einen warmen, freundlichen Strahl, der heißt: ‚Ich spüre, dass du Angst hast, ich könnte dich hart kritisieren. Ich verstehe das.' Senden Sie den Strahl frei ab, ohne Erwartung. Kümmern Sie sich nicht darum, ob der Strahl irgendein ‚Ziel' erreicht, sondern schauen Sie einfach ruhig, was als Nächstes geschieht."

P: „Er ist erstaunt darüber, dass ich erkenne, was mit ihm los ist. Aber ich kann an seinem leicht abgewandten Kopf sehen, dass er mir nicht traut. Er glaubt immer noch, dass ich ihn gleich angreifen werde."

TH: „Okay. Schauen Sie weiter, sitzen Sie still, bleiben Sie offen. Bekommen Sie jede Regung von Ihrem Mann mit. Wie fühlt er sich jetzt?"

P: „Ich sehe, dass er hilflos ist. Er möchte, dass ich freundlich bin zu ihm, traut sich aber nicht, mich darum zu bitten."

TH: „Können Sie ihm das zurückspiegeln? Ruhig und wohlwollend?"

P *(schweigt)*

TH *(nach einer Pause)*: „Und was geschieht jetzt?"

P: „Er bestätigt es ganz leise, dass er sich nicht traut, mich zu fragen. Jetzt hat er richtig Angst."

TH: „Bleiben Sie ruhig, offen. Schauen Sie weiter."

P: „Meine Gefühle haben sich jetzt vollständig verändert. Wenn ich ihn so sehe, werde ich traurig."

Auf gewalttätige Eltern schauen

Hier wird eine Sequenz wiedergegeben, in der sich Stefan Blume an eine Szene aus seiner Kindheit erinnert: Seine Mutter kehrt spätabends vom Feiern heim. Der sechsjährige Stefan war mit seiner noch kleineren Schwester den ganzen Abend alleine zu Hause. Im Wohnzimmer liegen unaufgeräumt die Spielsachen der kleinen Kinder. Die Mutter schreit den kleinen Stefan an und schlägt ihn wegen der Unordnung.

TH: „Können Sie schildern, was Sie jetzt gerade sehen?"
P: „Da ist meine Mutter. Es ist dunkel draußen. Meine Schwester drückt sich an mich. Wir stehen alle im Wohnzimmer. Die Mutter schwitzt und schreit. Sie schlägt mich."
TH: „Was geschieht mit dem kleinen Stefan?"
P: „Er schaut gebannt auf die Mutter. Er hat Angst, zieht seine Schultern hoch." *(Patient beginnt zu schwitzen, rutscht unruhig auf seinem Stuhl hin und her.)*

Es folgt eine Sequenz, in welcher Herr Blume wohlwollend auf sich als Kind achtet. Er wird etwas ruhiger.

TH: „Bemerken Sie jetzt, dass Sie in meinem Büro auf Ihrem Stuhl sitzen. Spüren Sie Ihr Gewicht auf dem Stuhl, den Kontakt Ihrer Füße zum Boden und Ihren Atem. – Schauen Sie jetzt vollkommen still, ruhig und offen auf Ihre Mutter in dieser Szene. Lassen Sie sie den kleinen Stefan anschreien und schlagen und beobachten Sie sie ohne Scheu."
P: „Das kann ich nicht!"
TH: „Bemerken Sie, wie der Anblick Sie alarmiert. Das ist verständlich. Sie sitzen bei mir in der Praxis. Sie sind in Sicherheit. Es passiert Ihnen nichts. Sie können hinschauen und mitbekommen, was in Ihrer Kindheit abgelaufen ist. Achten Sie auf Ihre Mutter. Wie geht es ihr? Was treibt sie um? Wie fühlt sie sich?"
P *(schweigt, Schweißflecken breiten sich unter den Achseln auf dem Hemd aus):* „Ich sehe, dass sie wütend ist."
TH: „Schauen Sie weiter. Spiegeln Sie es Ihrer Mutter: ‚Ich sehe, dass du wütend bist!' Tun Sie es mit Ihrem Blick, ohne zu sprechen in der Vorstellung."
P: „Die Mutter wird noch wütender!"
TH: „Okay. Sie sitzen in meinem Büro auf Ihrem Stuhl, bemerken Sie Ihre körperliche Präsenz, Ihr Gewicht auf dem Stuhl, Ihren Atem. Halten Sie dem Anblick stand, ruhig und offen. Wie entwickelt sich der Zustand Ihrer Mutter. Erkennen Sie, was unter der Wut der Mutter mitspielt. Warum ist es für sie so wichtig, den kleinen Stefan anzuschreien und zu schlagen?"
P: „Sie ist überfordert. Sie fühlt sich vom Vater betrogen. Sie braucht selber Hilfe."
TH: „Schicken Sie Ihrer Mutter einen Strahl, eine Welle: ‚Ich spüre, dass du überfordert bist, du fühlst dich von Vater betrogen. Du wünschst dir, Hilfe zu bekom-

men.' *(Pause)* Schicken Sie den Strahl frei und ohne etwas zu erwarten. Beobachten Sie weiter. Was geschieht?"

P: „Sie verzieht ihr Gesicht. Sie will von mir keine ‚Strahlen' erhalten. Es fühlt sich so an, als ob sie unbedingt auf den Vater böse sein müsste. Alles andere wäre ein Eingeständnis der Schwäche, das sie sich nicht leisten kann."

TH: „Okay. Schauen Sie weiter ruhig auf Ihre Mutter, selbst wenn sie es nicht will. Erkennen Sie ihren Hass auf den Vater und die Bedrohung, die sie fühlt, wenn sie sich verletzlich zeigen würde, an. Halten Sie den Blick ruhig und offen auf Ihre Mutter gerichtet. Spüren Sie Ihr Gewicht auf dem Stuhl, die Füße am Boden und Ihren Atem."

P *(schweigt.)*

TH: „Und was geschieht jetzt?"

P: „Die Mutter bricht zusammen. Sie kann nicht mehr. Sie weint."

TH: „Und was geschieht mit Stefan?"

P: „Stefan ist verzweifelt. Er möchte seiner Mutter helfen. Er macht sich daran, das Wohnzimmer aufzuräumen."

TH: „Senden Sie Stefan den nächsten Strahl: ‚Ich sehe, dass du deiner Mutter helfen möchtest. Du hast Mitleid mit ihr und möchtest etwas tun, damit es ihr so bald wie möglich wieder besser geht.'"

P *(schweigt. Die Atmung beruhigt sich.)*

TH: „Was fühlen Sie jetzt in Ihrem Körper?"

P: „Ich fühle mich etwas entspannter. Das Schwitzen hat aufgehört. Ich kann etwas tiefer atmen."

TH: „Okay. Schauen Sie jetzt wieder auf Ihre Mutter im Bild. Was sehen Sie?"

P: „Sie hat aufgehört zu weinen. Jetzt schweigt sie und schaut auf den Boden. Sie schämt sich."

TH: „Schauen Sie ruhig und offen auf Ihre Mutter. Senden Sie ihr den nächsten Strahl: ‚Ich sehe, dass du dich schämst. Du bemerkst, dass du zu weit gegangen bist.' *(Pause)* Und was geschieht jetzt?"

P: „Der Mutter ist immer noch nicht wohl. Sie weiß nicht, wohin sie schauen soll. Jetzt steht sie auf und geht in ihr Schlafzimmer, ohne gute Nacht zu sagen."

TH: „Schauen Sie jetzt wieder auf Stefan. Was geschieht mit ihm."

P: „Er möchte, dass die Mutter umkehrt und ihm wenigstens noch Gute Nacht sagt."

TH: „Erkennen Sie bei Stefan dieses Bedürfnis an."

P *(nach einer Pause)*: „Er beruhigt sich nicht!"

TH: „Bemerkt Stefan, dass Sie auf ihn schauen?"

P: „Nein. Er schaut immer noch der Mutter nach und möchte zu ihr hin."

TH: „Senden Sie Stefan den nächsten Strahl: ‚Ich sehe, dass du gar nicht bemerken kannst, dass ich auf dich schaue. Du bist damit beschäftigt zu überlegen, wie du es anstellen könntest, dass deine Mutter dir noch Gute Nacht sagt. Du würdest gerne noch von ihr in den Arm genommen werden, und es macht dich traurig, dass sie einfach weggegangen ist.‘ *(Pause)* Und was geschieht jetzt?“

P: „Jetzt sieht Stefan mich. Er wird ruhiger und es tut ihm gut, dass ich ihn ruhig anschaue und alles mitbekomme, was mit ihm passiert.“

TH: „Okay. Dann gehen Sie doch wieder an den Anfang der Szene zurück und versuchen Sie, Stefan einfach zuzuschauen und seine Verzweiflung und Trauer aus dieser offenen und liebevollen Haltung heraus wahrzunehmen.“

In der letzten Sequenz wird deutlich, dass es nicht darum geht, die Arbeit dann zu beenden, wenn der Patient sich gerade gut fühlt. Das könnte im ungünstigsten Fall dazu führen, dass der Patient die Erwartung aufbaut, den Stefan im Bild in jedem Fall beruhigen zu müssen. Das Ziel der Arbeit im ERR ist indessen, auf jegliche sich einstellende Gefühlslagen offen und liebevoll schauen zu können. Aus diesem Grund leitet der Therapeut den Patienten an, in der Szene noch einmal an den Anfang zurückzugehen. Die Arbeit im ERR findet in diesem Sinne nie ein Ende. Es wird lediglich die Fähigkeit so häufig wie möglich geübt, eine offene und mitfühlende Haltung einzunehmen.

4.3.7 Neue Verhaltensweisen als Trigger für die Arbeit im Emotionalen Resonanzraum

In den vorangehenden Abschnitten wurde beschrieben, wie die Alarmreaktion über die Verwendung traumatischer Erinnerungen, die Konfrontation mit einem Bild von sich selber als erwachsener Person oder mit einem Bild einer relevanten Bezugsperson aus der Vergangenheit oder Gegenwart durch achtsames Begleiten abgeschwächt wird. Eine weitere Variante besteht darin, die Erinnerungsspuren, welche mit der Alarmreaktion gekoppelt sind, über bisher ungewohntes Verhalten zu aktivieren. Dabei kann es sich durchaus um ein erwünschtes Zielverhalten handeln, es geht bei dieser Übungsvariante jedoch nicht darum, dieses Zielverhalten im eigentlichen Sinne „einzuüben“. Wesentlich ist es, ein Verhalten zu wählen, das der Handlungsrichtung, wie sie sich in den angestammten Bewältigungsreaktionen äußert, widerspricht. Die betroffene Person handelt somit in der Imagination oder im Rollenspiel auf eine Art, die bisher von starkem Missbefinden oder gedanklichen Befürchtungen begleitet und deshalb vermieden wurde. Wie bei den vorgenannten Übungsvarianten wird auch bei diesem Übungstyp gezielt eine Alarmaktivierung ausgelöst und danach achtsam und wohlwollend begleitet. Im selben Maße, wie die Alarmaktivierung im Laufe des Übens von den bisherigen Bewältigungsreaktionen entkoppelt wird, erweitert sich für die betroffene Person das Spektrum der verfügbaren Verhaltensmöglichkeiten. Mit anderen Worten: Die Flexibilität im Umgang mit der jeweiligen Situation nimmt zu und damit auch erst die Freiheit der Person, sich bewusst für ein bestimmtes Verhalten zu entscheiden. Ob der Betreffende das zuvor ausgemachte Zielverhalten schließlich umsetzt, ist dabei zweitrangig. Im Fokus des therapeutischen Handelns steht demgegenüber die Freiheit, dass er im Sinne des Zielverhaltens handeln *könnte*.

Handelt es sich bei der Triggersituation um einen sozialen Kontext, kann die Fähigkeit, das angestammte Bewältigungsmuster zu hemmen, bei dieser Übungsvariante noch zusätzlich herausgefordert werden, indem die Person sich vorstellt, das Gegenüber in der imaginierten Szene würde sich betont aversiv verhalten. Im Rollenspiel mit dem Therapeuten bedeutet dies, dass Letzterer auf das Alternativverhalten der Person hin betont „Gegensteuer" gibt, widerspricht, Vorhaltungen macht, beleidigt reagiert etc., je nachdem was für den Betreffenden die direktesten Auslöser für seine Alarmreaktion darstellt. Die Person erfährt in diesen Durchgängen, dass sie dabei zwar unangenehme Gefühle erlebt, jedoch in keinem Moment wirklich gefährdet ist und sich das in der Übung vorgenommene Verhalten daher durchaus „leisten" kann.

4.4 Kognitive Interventionen

Um den Gegenstand dieser Interventionen einzugrenzen, definieren wir zunächst, welche Phänomene wir zu der Klasse der Kognitionen zählen:

- implizite, vorsprachliche Annahmen
- Gedanken / sprachliche Äußerungen
- Zuschreibungen
- Bewertungen
- Überzeugungen
- Erklärungen
- (Pseudo-)kausale Verknüpfungen
- Selbstgespräche
- innere (Streit-)Gespräche mit anderen Personen
- bewegte und unbewegte Bilder (Erinnerungsbilder, Zukunftsfantasien, Fantasieorte und -wesen, Träume)

Im Zusammenhang mit Kognitionen fokussiert die Arbeit im ERR wechselnd auf drei Aspekte:

1. Der wichtigste Aspekt betrifft den Umstand, dass Form und Inhalt von Kognitionen den psychophysischen Gesamtzustand des Organismus in einem bestimmten Moment abbilden: Der alarmierte Zustand wird auf Ebene der Kognitionen repräsentiert durch kognitive Einengung, durch bedrohliche Bilder,

die mit den für die Alarmsituation typischen aversiven Gefühlen einhergehen, sowie durch Erklärungen, Überzeugungen, innere Dialoge etc., welche automatische Bewältigungsreaktionen widerspiegeln. Die mitfühlende Beobachtung stellt Alarmkognitionen in einen neuen Rahmen, innerhalb dessen sie ihren verbindlichen Signalcharakter verlieren. Dementsprechend entfällt die Notwendigkeit für automatische Bewältigungsreaktionen.

2. Der zweite Aspekt betrifft die Tatsache, dass Gedanken nicht zwangsläufig identisch sind mit der Wirklichkeit, die sie bezeichnen. Kognitionen können Inhalte transportieren, die nur lose oder gar nicht mit der im Hier und Jetzt beobachtbaren Wirklichkeit in Zusammenhang stehen. Dazu kommt, dass die Fähigkeit, zu erkennen, in welchem Maß Kognitionen die beobachtbare Wirklichkeit abbilden, im Rahmen von Alarmreaktionen schwer beeinträchtigt sein kann oder gar gänzlich abhandenkommt. Dabei gilt die Regel, dass diese Urteilsfähigkeit mit steigendem Erregungsniveau abnimmt. Im Zustand hoher Erregung kommt es deshalb zu einer vom Betroffenen nicht bemerkbaren vollständigen Identifikation der Kognitionen mit ihren Inhalten. Dies auch deshalb, weil im Rahmen der Alarmreaktion neben der Urteilsfähigkeit über den Zusammenhang der Gedankeninhalte mit der beobachtbaren Wirklichkeit auch das Bewusstsein über das Ablaufen gedanklicher Prozesse *selbst* zunehmend verloren geht. In der Alarmreaktion besteht deshalb nicht nur eine Identifikation der Gedanken mit ihren Inhalten, sondern auch eine Identifikation des Denkenden mit seinem Gedanken. Im Zustand mitfühlender Beobachtung, in welchem das Erregungsniveau niedrig bis mittelgradig ausgeprägt ist, ist die Urteilsfähigkeit intakt. Es besteht jederzeit die Möglichkeit, zu erkennen, dass ein Gedanke ein Gedanke ist und inwiefern die Inhalte des Gedankens mit der aktuellen Wirklichkeit korrespondieren.
3. Der dritte Aspekt betrifft den Umstand, dass die Verwendung einer adäquaten und einfach an der Wirklichkeit überprüfbaren Erklärung von psychischen Zuständen eine hilfreich ordnende Wirkung auf den Betroffenen haben kann. Wenn diese Erklärung insbesondere die Grenzen der Beeinflussbarkeit psychischer Zustände berücksichtigt, kann sie auf einfache Weise zur Erleichterung des Betroffenen beitragen.

Aus diesen drei Aspekten ergeben sich folgende Foki bei der therapeutischen Arbeit im Zusammenhang mit Kognitionen:

1. Förderung der Fähigkeit, Gedanken als Gedanken zu identifizieren.
2. Die Förderung der Fähigkeit, Kognitionen als Teil einer Alarm- und Bewältigungsreaktion wahrzunehmen.
3. Förderung der Fähigkeit, die Inhalte von Kognitionen auf ihre Relevanz bezüglich der aktuellen Wirklichkeit zu überprüfen.

4. Förderung der Fähigkeit, die *tatsächliche* Verbindlichkeit der im Alarm auftauchenden Kognitionen von der *gefühlten* Verbindlichkeit zu unterscheiden.
5. Einsatz von Psychoedukation mit (möglichst) adäquaten und einfach zu überprüfenden Erklärungen für psychische Zustände.

Abschließend zu diesem Kapitel weisen wir darauf hin, dass das Ziel der achtsamen Beschäftigung mit Kognitionen nie darin besteht, diese zu verändern, sondern deren wirkliche Funktion zu erkennen. Alle im Folgenden dargestellten Interventionen haben dementsprechend nichts mit kognitiver Umstrukturierung zu tun. Unsere Erfahrung ist, dass sich die Struktur von Kognitionen von selbst ändert, wenn die Betroffene ihre Alarm- und Bewältigungsreaktionen mithilfe liebevoller Beobachtung moduliert.

4.4.1 Förderung der Fähigkeit, Gedanken als Gedanken zu identifizieren

Die Fähigkeit, Gedanken als Gedanken identifizieren zu können, kann durch folgende Übungen und Interventionen gefördert werden.

- Die Therapeutin kann dem Patienten helfen, indem sie in der Therapiesitzung selbst immer wieder markiert, dass Gedanken Gedanken sind. Sie kann dem Patienten beispielsweise immer wieder sagen: „Das denkt Ihr Gehirn jetzt gerade." Oder: „Das ist ein Gedanke, den Ihr Gehirn gerade zu dieser Sache hatte."
- Die Therapeutin kann bezüglich einer Äußerung der Patientin („Mein Mann ist wirklich sehr unsensibel!") nachfragen: „Was Sie jetzt gerade geäußert haben, worum handelt es sich dabei?" – Diese Frage kann – vor allem, wenn die Patientin noch nicht daran gewöhnt ist, sie zu hören – sehr irritierend sein. Wenn es der Therapeutin aber gelingt, diese Irritation ruhig und verständnisvoll anzuerkennen, kann die Frage gerade *wegen* der von ihr ausgelösten Irritation sehr wirksam sein. Patienten verstehen und beantworten die Frage in der Regel zunächst auf inhaltlicher Ebene: „Also, was ich gerade gesagt habe, bedeutet, dass ich wirklich genug habe von meinem Mann." Die Therapeutin kann dann darauf hinweisen, dass sie die *Form* der Äußerung gemeint hat: „Worauf ich Ihre Aufmerksamkeit mit meiner Frage hinlenken wollte, ist die Tatsache, dass es sich bei Ihrer Äußerung nicht um eine Bewegung oder einen Seufzer oder einen Schrei oder Ähnliches handelte, sondern um einen Gedanken."
- Der Patient kann seine Fähigkeit, Gedanken als Gedanken zu erkennen, neben der Erfahrung der genannten Interventionen in der Therapiesitzung selbst in einem die Therapie flankierenden Achtsamkeitstraining üben.

4.4.2 Förderung der Fähigkeit, Kognitionen als Teil einer Alarmreaktion zu identifizieren

Nachdem die Patientin gelernt hat, Gedanken als Gedanken zu identifizieren, ist ein nächster wichtiger Schritt, Alarmgedanken identifizieren zu können. Erwirbt der Patient diese Fähigkeit, steht ihm neben der achtsamen Wahrnehmung der Körperprozesse auch die achtsame Wahrnehmung seiner Kognitionen als Instrument zur Verfügung, um Alarmreaktionen bei sich zu erkennen.

In diesem Zusammenhang kann es hilfreich sein, allgemeine Merkmale von typischerweise im Rahmen von Alarm- und Bewältigungsreaktionen auftretenden Kognitionen zu kennen. In der folgenden Tabelle 4.1 sind typische Formen und Inhalte von Alarmkognitionen in Form sprachlicher Äußerungen aufgelistet. Die Liste erhebt keinerlei Anspruch auf Vollständigkeit. Wir geben lediglich im Praxisalltag besonders häufig wiederkehrende Äußerungen wieder. Die in der Spalte mit dem Titel „Art der Kognition" aufgelisteten Kategorien sind nicht scharf voneinander abgrenzbar. Dasselbe Beispiel kann deshalb in mehreren Kategorien auftauchen.

Art der Kognition	Beispiele
Wertende Äußerungen	■ „Mein Zustand ist schrecklich!" ■ „Es geht mir blendend." ■ „Die letzte Therapiestunde war einfach super!" ■ „Die letzte Therapiestunde war für mich sehr schädlich." ■ „Diese Übung war sehr schön!"
Offenkundige Irrtümer und Ausdruck von Fehlwahrnehmungen	■ „Ich brauche dringend mehr Anerkennung, sonst verkümmere ich." ■ „Ich verliere den Boden unter den Füßen." ■ „Mein Gesicht ist ganz lang gezogen." ■ „In meinem Bauch befindet sich eine schwarze Kugel." ■ (Patient sitzt fest auf seinem Stuhl:) „Ich falle vornüber." ■ (Patient zeigt auf die weiße Wand:) „Da steht ein Mann mit einem Gewehr und er zielt auf mich." ■ „Die Wände Ihrer Praxis schieben sich zusammen und werden uns zermalmen."
Nicht geprüfte Wenn-dann-Verknüpfungen	■ „Wenn ich meinem Mann jetzt nicht klipp und klar sage, dass er ein elender Ignorant ist, wird sich das nie ändern!" ■ „Wenn ich jetzt nicht eine extrem gute Arbeit abliefere, ist alles aus!" ■ „Wenn ich mich jetzt nicht entscheide, stehe ich als Schwächling da."

Art der Kognition	Beispiele
Unfaire Zuschreibungen / Anklagen	■ „Sie ist eine Zicke!“ ■ „Mein Chef verhält sich wie ein Gestapo-Mann.“ ■ „Er ist ein Waschlappen.“ ■ „Die Kopfschmerzen sind immer noch nicht weg.“ ■ „Da ist immer noch dieser Druck in der Brust.“
Nicht geprüfte Erklärungen	■ „Das tut sie, weil sie zu dumm ist für was anderes.“ ■ „Ich habe einfach zu wenig Selbstbewusstsein!“ ■ „Dass er sich abwendet, liegt nur daran, dass ich so langweilig bin.“ ■ „Es ist alles so schrecklich, weil meine Freundin mich verlassen hat.“ ■ „Es ist sowieso mein Fehler!“ ■ „Es ist doch so, dass ...!“ ■ „Man weiß ja, dass ...!“
Bewältigungsmechanismen widerspiegelnde Kognitionen	*Kampf, Wut:* ■ „Dem reiß' ich den Arsch auf!“ ■ „Die soll mal sehen, wo sie bleibt ohne mich! ■ „Ich hasse mich!“ *Vermeidung:* ■ (Antwort auf die Frage „Wie geht es Ihnen?“:) „Also einerseits bin ich sehr wütend und andererseits auch vollkommen ruhig.“ ■ (Antwort auf die Frage „Wie fühlen Sie sich?“:) „Eigentlich recht gut.“ ■ (Antwort auf die Frage „Was spüren Sie jetzt?“:) „Also höchstens eine ganz kleine Anspannung.“ ■ (Antwort auf die Frage „Wie fühlen Sie sich?“:) „Ich denke, ich bin etwas bedrückt.“ ■ (Antwort auf die Frage „Wie fühlen Sie sich?“:) „Also, ich bin der Meinung, dass dieses Gefühl hier keine Berechtigung hat.“ ■ (Antwort auf die Frage „Wie fühlen Sie sich?“:) „Ein bisschen traurig, glaube ich.“ *Unterwerfung:* ■ „Es ist sowieso mein Fehler!“ ■ „Sie kann nichts dafür. Ich kann mich immer noch nicht richtig auf ihr Verhalten einstellen!“

Art der Kognition	Beispiele
Gebrauch von Modalverben	■ „Ich sollte jetzt endlich lernen, nicht mehr so empfindlich zu sein!" ■ „Meine Frau muss das jetzt endlich verstehen." ■ „Ich kann nicht mehr so weitermachen." ■ „Ich will jetzt wirklich mehr auf mich achten." ■ „Mein Sohn darf nicht so mit mir sprechen!"
Gebrauch von Vergangenheitsform, Zukunftsform und Konjunktiv	■ (Patient imaginiert eine Situation, die er vor einer Woche erlebt hat. Der Therapeut fragt ihn, was er jetzt gerade in seinem Körper erlebt.) „Ich habe mich sehr angespannt gefühlt." ■ „Ich werde da hingehen und denen meine Meinung sagen." ■ „Ich wäre sehr gerne stärker!" ■ „Ich wünschte, meine Frau wäre etwas zärtlicher mit mir."
Eingeengtes, unflexibles Denken	PATIENT: „Dass mein Mann immer wieder solche blöden Witze reißt, obwohl ich ihm schon tausendmal gesagt habe, dass ich die nicht lustig finde, heißt doch, dass er mich einfach nicht respektiert!" THERAPEUTIN: „Könnte es sein, dass Ihr Mann in gewissen Situationen in Verlegenheit gerät und sich nicht mehr anders zu helfen weiß, als einen blöden Witz zu reißen?" PATIENT *(in verärgertem Ton)*: „Um Himmels willen, wie kommen Sie denn darauf! Das wäre aber ein gefährliches Zugeständnis. Nein, nein! Das ist nicht möglich. Ich muss darauf bestehen, dass Sie mir jetzt nicht auch noch in den Rücken fallen. Mein Mann ist einfach respektlos!"

Tabelle 4.1: Liste häufig auftretender sprachlicher Äußerungen im Rahmen von Alarm- und Bewältigungsreaktionen

Die Beispiele in Tabelle 4.1 zielen darauf ab, Therapeuten für Anzeichen des Vorhandenseins von Alarm- und Bewältigungsreaktionen auf sprachlicher Ebene zu sensibilisieren. Das Wissen um diese möglichen sprachlichen Äußerungen kann dann in der Folge verwendet werden, um Patienten an geeigneter Stelle in ihrer Rede zu unterbrechen und mit ihnen zusammen die inneren Zusammenhänge der gerade gemachten Äußerungen zu explorieren. Wie Letzteres vonstattengehen kann, wird im folgenden Abschnitt beschrieben.

4.4.3 Förderung der Fähigkeit, die Inhalte von Kognitionen auf ihre Relevanz bezüglich der aktuellen Wirklichkeit zu überprüfen

Die im Folgenden dargestellte Intervention setzt den in Tabelle 4.1 unter der Rubrik „eingeengtes, unflexibles Denken" dargestellten Dialog zwischen Patientin und Therapeutin fort.

TH: „Sie haben eben gerade gesagt, ich solle Ihnen nicht in den Rücken fallen, und Ihr Mann sei einfach respektlos."

P: „Ja, aber das war nicht gegen Sie gerichtet. Ich rege mich halt einfach auf!"

TH: „Das ist okay. Ich nehme das nicht persönlich. Ich würde aber gerne mit Ihnen hinschauen, was in so einem Moment, in dem Sie eine solche Äußerung machen, genau bei Ihnen abläuft. Sind Sie dazu bereit?"

P: „Also, ich würde Ihnen jetzt eigentlich lieber erzählen, was mein Mann gestern sonst noch alles gemacht hat!"

TH: „Ich verstehe, dass Ihnen das jetzt unter den Nägeln brennt. Ich habe allerdings Bedenken, dass, wenn ich Sie jetzt einfach erzählen lasse, bei Ihnen einmal mehr, ohne dass Sie etwas dafür können, der immer gleiche Alarmautomatismus abläuft und dass eine weitere Möglichkeit verstreicht, einen Fuß in die Tür zu bekommen und den Automatismus zu unterbrechen."

P: „Ja, das stimmt allerdings."

TH: „Können Sie sich dafür entscheiden, mit mir zusammen zu untersuchen, was innen bei Ihnen abläuft, auch wenn Sie jetzt gerne weiter von den Untaten Ihres Mannes erzählen würden?"

P: „Also gut." *(lächelt)*

TH: „Okay. Versuchen Sie, sich Ihr Alarmsystem vorzustellen, wie es auf diesem Stuhl hier sitzt oder auf Ihrem Schoß. Sie können es sich zum Beispiel als einen Wachhund vorstellen, der Ihnen sehr freundlich gesinnt ist und Sie beschützen will."

P: „Oh, das ist eine lustige Vorstellung. Ja, das mache ich. Ich setze meinen Wachhund in der Vorstellung hier vor mich auf den Boden."

TH: „Denken Sie daran, dass er Ihnen immer wohlgesonnen ist und Sie beschützen will. Versuchen Sie, freundlich auf ihn zu schauen."

P: „Ja, ich kann ihn hier vor mir sehen."

TH: „Prima! Sprechen Sie innerlich zu ihm: ‚Mein lieber Wachhund, du hast mich vorhin gerade angeleitet, meiner Therapeutin zu sagen, sie solle mir nicht in den Rücken fallen und mein Mann sei einfach respektlos. Ich bin mir sicher, dass du deine Gründe hast, mich das sagen zu lassen. Kannst du mir sagen, wozu es für dich wichtig war, mich dazu anzuleiten?' – Warten Sie und beobachten Sie Ihren Hund, bis Sie seine Antwort hören können."

P *(sitzt still, wartet. Dann):* „Er sagt mir, dass ich mich zum Affen mache, wenn ich Sie nicht warne und meinem Mann seine Respektlosigkeit durchgehen lasse."

Th: „Ich verstehe. Können Sie Ihren Hund fragen, was er genau meint, wenn er sagt, dass Sie sich ‚zum Affen machen'? – Beobachten Sie es einfach weiter mit dieser Frage im Kopf."

P *(wartet):* „Er meint damit, dass ich nicht respektiert werde, wenn ich mich nicht vehement gegen die Witze meines Mannes wehre."

Th: „Bedeutet das, dass in dem Moment, in dem Sie Ihren Mann solche Witze reißen hören, in Ihnen drin die Angst entsteht, dass er Sie gar nicht respektiert?"

P: „Ja, ich gebe das zwar nicht gerne zu, aber das könnte sein."

Th: „Wenn ich auf Ihren Wachhund schaue und seine Sichtweise berücksichtige, kann ich gut verstehen, dass es Ihnen nicht leicht fällt, das zuzugeben. Sie können es aber trotzdem bejahen, dass die Angst, nicht respektiert zu werden, bei Ihnen immer wieder mal auftaucht."

P: „Ja, das ist tatsächlich so!"

Th: „Ist es möglich, dass dieselbe Angst auch mir gegenüber gerade vorhin in der Therapiesitzung aufgetaucht ist?"

P: „Wie meinen Sie?"

Th: „Sie haben mir vorhin gesagt, ich solle Ihnen nicht in den Rücken fallen, als ich versucht habe, eine alternative Erklärung für das Verhalten Ihres Mannes hineinzubringen. In dem Moment hat es ganz so ausgesehen, als würden Sie von mir dasselbe fürchten wie von Ihrem Mann: Dass ich eher bereit bin, Ihren Mann in Schutz zu nehmen als Sie."

P: „Ja, das hat tatsächlich so ausgehen für mich in dem Moment und ich war wirklich gerade sehr enttäuscht von Ihnen."

Th: „Wenn ich wieder auf Ihr Alarmsystem schaue, kann ich diese Reaktion gut nachvollziehen."

P: „Ja, ich auch."

Th: „Ich würde gerne zusammen mit Ihnen prüfen, ob ich Sie tatsächlich missachtet habe oder ob das einfach eine Meldung aus Ihrem Alarmsystem war, die vielleicht mit der aktuellen Situation in unserem Gespräch bzw. mit meinen Handlungen gar nicht viel zu tun hatte."

P: „Wie wollen Sie das prüfen?"

Th *(schlägt die in Abschnitt 5.3 dargestellte Intervention vor.)*

4.4.4 Unterscheidung der gefühlten und der tatsächlichen Verbindlichkeit von Alarmkognitionen

Im Rahmen von Alarm- und Bewältigungsreaktionen auftretende Kognitionen erscheinen den Patienten in aller Regel sehr verbindlich. Die gefühlte Verbindlichkeit korreliert positiv mit dem physiologischen Arousal. Verbindlichkeit ist dabei auf zwei Ebenen zu verstehen. Zum einen suggeriert das Gehirn eine inhaltliche Verbindlichkeit, zum anderen – im Falle von Wenn-dann-Verknüpfungen bzw. regelhafter Anleitungen – eine Verbindlichkeit zur Handlung.

Ein Beispiel für die gefühlte inhaltliche Verbindlichkeit ist der für die Dauer der Alarm- und Bewältigungsreaktion feste Glaube an die Inhalte der Alarmkognitionen. Wenn die Frau im obigen Beispiel im Alarm die Kognition generiert, dass ihr Mann aus Respektlosigkeit Witze reißt, dann ist diese Erklärung für die Dauer der Alarmreaktion für sie verbindlich. Der Inhalt dieser Erklärung ist für sie in diesem Moment die Realität.

Die gefühlte Verbindlichkeit zur Handlung kann illustriert werden am Beispiel des Mannes, der über sich und seine Situation im Rahmen einer Alarmreaktion folgende Kognition bildet: „Wenn ich mich jetzt nicht entschuldige, dann werde ich vollkommen alleine dastehen.“ Wenn „alleine dastehen“ in der Vorstellung desselben Mannes mit der Kognition „Ich kann das nicht aushalten!“ verbunden ist, wird der Druck, sich zu entschuldigen, stark ausfallen. Sich zu entschuldigen ist dann nicht mehr nur eine unter anderen Möglichkeiten, sondern eher ein verbindlicher Befehl.

Weil sowohl inhaltliche Verbindlichkeit wie auch Verbindlichkeit zur Handlung bei anhaltendem physiologischem Arousal im Rahmen der Alarmreaktion aufrechterhalten werden, ist eine vernünftige Beurteilung der *tatsächlichen* Verbindlichkeit erst nach Abklingen des Arousals möglich. Die erste Maßnahme besteht deshalb darin, eine oder zwei „Runden“ im ERR zu „drehen“.

Ist das Arousal einmal abgeklungen, können die Therapeutin und der Patient die tatsächliche Verbindlichkeit einer vorher aufgetretenen Alarmkognition im Unterschied zu der gefühlten Verbindlichkeit untersuchen. Dies kann im therapeutischen Gespräch aussehen wie im folgenden Beispiel dargestellt.

Die Kognition, die beim Patienten im Rahmen einer Alarmreaktion aufgetaucht ist, bezog sich auf das Vorhaben, einem Freund wegen Überlastung die geplante gemeinsame Reise abzusagen. Die Alarmkognition lautete: „Wenn ich das tue, dann wird er sich von mir abwenden! – Ich muss einfach mitfahren, koste es, was es wolle!“ Nach einigen Durchgängen im ERR hat sich das Alarmsystem des Patienten etwas beruhigt und Therapeutin und Patient schauen nochmals auf den Alarmgedanken.

TH: „Rufen Sie sich nochmals den Gedanken von vorhin in Erinnerung und prüfen Sie, wie verbindlich er Ihnen jetzt vorkommt."

P: „Na ja, Ich glaube immer noch ziemlich fest daran, dass es wegen der Freundschaft besser wäre mitzufahren. Allerdings kann ich jetzt auch deutlicher spüren, was es mich kosten würde. Und noch etwas anderes hat sich verändert. Obwohl ich immer noch ein wenig Schiss habe, ihm abzusagen, erscheint mir das Risiko nun nicht mehr so groß wie vorher."

TH: „Okay. Und hat sich noch etwas geändert? Vorhin hat es so ausgesehen, als stünden Sie sehr unter Druck, gleich entscheiden zu müssen, ob Sie nun mitfahren oder die Reise absagen."

P: „Ja, das stimmt. Vorhin hatte ich wirklich den Eindruck, ich müsste sofort handeln. Das hat sich jetzt auch verändert. Es fallen mir mehr Alternativen ein, was ich sonst noch tun könnte. Ich könnte zum Beispiel einfach mit ihm darüber sprechen, dass ich sehr müde und ausgelaugt bin, und dann schauen, was sich in diesem Gespräch entwickelt."

Eine weitere Möglichkeit, die Verbindlichkeit von Alarmkognitionen und die Identifikation des Betroffenen mit seinen Gedanken auf den Prüfstand zu stellen, ist die Beschäftigung mit folgendem Satz:

> „Wenn ich einen Gedanken denke und nicht bemerke, dass es ein Gedanke ist, dann hält mein Gehirn den Inhalt des Gedankens für die Realität. Wenn ich z. B. denke, ich sei ein Idiot, und nicht bemerke, dass es ein Gedanke ist, dann *bin* ich ein Idiot."

Dieser Satz lässt sich auf alle Gedanken anwenden, z. B. die folgenden:

- „Mein Mann ist ein Weichei."
- „Ich kann jetzt keine Achtsamkeitsübung machen."
- „Dieser Schmerz ist nicht auszuhalten."
- „Ich fühle nichts."
- …

Es kann sehr lustig sein (und hilfreich), mit diesem Satz etwas herumzuspielen. Ist er der Patientin einmal geläufig, wird es auch viel einfacher, in Durchgängen im ERR auf die Identifikation mit Gedanken und die Suggestion von Verbindlichkeit von Alarmgedanken hinzuweisen.

4.4.5 Regelmäßiger Einsatz von Psychoedukation als kognitive Intervention

Die regelmäßige Wiederholung der im Theorieteil und in Abschnitt 4.2 dargestellten psychoedukativen Informationen sowie deren Verknüpfung mit Erlebnisinhalten des Patienten stellen eine weitere Möglichkeit zur Intervention auf kognitiver Ebene dar. Sie können den gesamten Therapieprozess begleiten. Diese Intervention ermöglicht dem Patienten, seine wiederholt auftretenden leidvollen Zustände auf einfache Weise zu erklären und damit auf entlastende Weise einzuordnen. Zur langfristigen Aufrechterhaltung der Therapiemotivation scheint diese Intervention eine wichtige Rolle zu spielen.

5. Methoden zur Förderung des Therapiefortschritts – der Teufel steckt im Detail

Generell ist es hilfreich, auf die im Folgenden aufgeführten Methoden zurückzugreifen, wenn Patienten in dysfunktionalem Copingverhalten verharren oder wenn die Alarmaktivierung so stark ist, dass keine Kapazität für bewusstes und wohlwollendes Beobachten vorhanden ist.

5.1 Übungen mit traumatischen Erinnerungen

In den bisherigen Ausführungen über die Arbeit im ERR wurden zumeist die Schilderung des Patienten und die darauf einsetzende Alarmaktivierung als Ausgangspunkt für die Übungen betrachtet. Bei vielen Patienten, insbesondere solchen mit traumatischen Erfahrungen, setzt jedoch bereits die Vorstellung, die belastenden Inhalte in der Therapie zu schildern, eine deutliche Alarmaktivierung in Gang. Dies kann zur Folge haben, dass die betroffene Person aus Furcht vor einer noch stärkeren Aktivierung die Schilderung der belastenden Inhalte verweigert oder aber das durch die Schilderung ausgelöste Arousal das therapeutische Fenster übersteigt. In diesem Fall genügt oft das Aktivierungsniveau, das durch die bloße Vorstellung ausgelöst wird, das traumatische Ereignis im Therapiegespräch zu thematisieren, für die Übung im ERR bereits völlig. Wie bereits beschrieben, wird das dadurch evozierte Erleben mittels wohlwollenden Beobachters begleitet, bis das Arousal nachlässt und die Person sich in einem nächsten Schritt, wiederum zuerst nur in der Vorstellung, der Schilderung nähert. Die Fortsetzung dieser Strategie mündet schließlich in erste kurze Etappen der inhaltlichen Schilderung des traumatischen Erlebnisses, nach deren Ablauf wieder nur die dadurch ausgelöste Aktivierung achtsam begleitet wird. Im Fokus dieser therapeutischen Strategie steht somit nicht so sehr das traumatische Erleben selbst, sondern die der einzelnen Erinnerung vorausgehenden und die sie begleitenden Aktivierungsempfindungen („Symptome"). Die Schilderung der traumatischen Erinnerung dient letztlich nur dazu, diese Aktivierungen aufzurufen. Sodann werden sie ihres impliziten Signal-Charakters („Wenn es sich so anfühlt, dann muss das Erinnerte jetzt gerade gefährlich sein!") enthoben, indem nicht handelnd und beobachtend darauf eingegangen wird. Sobald die Erinnerungen keine oder nur noch eine schwache Aktivierung nach sich ziehen, werden sie für die betroffene Person als kontrolliert abrufbarer Gedächtnisinhalt verfügbar und ins Narrativ über die eigene Person integriert.

5.2 Eine aufwühlende Situation knapp erzählen

Das Bedürfnis, gesehen zu werden, steht für Patienten in einer Therapie natürlicherweise sehr im Vordergrund (vgl. Abschnitt 1.2.8). Um ihre Not möglichst genau und nachvollziehbar darzustellen, erzählen Patienten leidvolle Episoden aus ihrem Alltag nicht selten in einem das Verständnis eher behindernden Detailreichtum und – vor dem Hintergrund der bei Patienten fast ubiquitären Befürchtung des Alarmsystems, eben nicht verstanden zu werden – in ausufernder Länge. Weil diese Art der Erzählung eine dysfunktionale Bewältigungsreaktion widerspiegelt, ist es sehr wichtig, Patienten auf geeignete Weise zu unterbrechen und mit ihnen eine Art der Erzählung einzuüben, welche lediglich dazu dient, einen Auslöser für Alarmreaktionen beim Patienten zu identifizieren. Diese Auslöser dienen dann der weiteren Arbeit im ERR. Es ist allerdings für Patienten sehr irritierend, in ihrem gewohnten Erzählfluss unterbrochen zu werden. Um der regelmäßig auf eine Unterbrechung folgenden Irritation gerecht zu werden, schlagen wir vor, dem Patienten die in der folgenden Intervention dargestellte Erklärung zu geben, um dann eine bestimmte Art des Erzählens leidvoller Episoden zu üben. Es versteht sich, dass man diese Intervention in den ersten Minuten eines Erstgesprächs, vielleicht sogar während der ersten paar Sitzungen, nicht durchführen wird. Indessen erweist es sich als wichtig, auch nicht allzu lange damit zu warten. Bei gewissen Patienten ist es durchaus möglich, bereits in der ersten Sitzung auf diese Intervention zurückzugreifen.

P *(spricht seit zwei Minuten darüber, wie sein Chef ihn gestern behandelt hat):* „... Und jetzt kommt das Beste! Dann – und das müssen Sie sich einmal vorstellen – hat er seine Brille abgenommen, wissen Sie, so, wie arrogante Professoren das tun, das haben Sie doch sicher auch schon einmal wo gesehen, so auf die Seite weg. Und dann hat er sich so zurückgelehnt und er hätte dann gar nichts mehr zu sagen brauchen, es war sowieso klar, dass er mich fertigmachen wollte und ..."

Th: „Entschuldigen Sie, wenn ich Sie unterbreche. Ich sehe, dass Sie sehr aufgewühlt sind und dass Sie gerne weitererzählen würden. Trotzdem möchte ich Ihnen kurz eine Rückmeldung geben darüber, was auf meiner Seite passiert, während Sie sprechen. Ich habe schon in den ersten paar Sätzen den deutlichen Eindruck gewonnen, dass Sie sich von Ihrem Chef sehr gedemütigt fühlen, und das hat zunächst mein Mitgefühl geweckt. Als Sie dann weitererzählt haben und die Klage nicht mehr enden wollte, habe ich gemerkt, dass mein Mitgefühl umschlug, je länger Sie fortfuhren, desto mehr, zuerst in Ungeduld und dann in Ärger. Zum Schluss habe ich Ihnen gar nicht mehr richtig zugehört."

P: „Ja, aber das ist doch Ihre Aufgabe, mir zuzuhören."

TH: „Ja, das sehe ich auch so! Und genau deshalb habe ich Sie unterbrochen, weil in unserem Gespräch die Situation eingetreten ist, dass ich mich innerlich ausgeklinkt habe. Und weil ich Ihnen zuhören will und Sie verstehen will, habe ich Sie unterbrochen, damit wir etwas tun können, damit das wieder gegeben ist!"

P: „Also, da will ich nicht dafür verantwortlich gemacht werden! Es ist Ihr Job, sich so einzustellen, dass Sie mir zuhören können."

TH: „Ich mache Sie auch gar nicht dafür verantwortlich. Ich glaube, vorhin hat gerade Ihr Alarmsystem gesprochen, das mir mit vielen Details klarmachen wollte, wie übel Ihr Chef Ihnen mitgespielt hat. Und es hat dann den Eindruck gemacht, als würde die Klage über Ihren Chef kein Ende mehr finden."

P: „Ja, genau! Das kann man nicht lange genug beklagen. So schlecht behandelt der mich!"

TH: „Jetzt haben Sie mir ja erzählt, dass Ihre Frau, wenn Sie zu Hause von Ihrem Chef erzählen, ähnlich reagiert wie ich vorhin: Dass sie sich ausklinkt, wegschaut, sich zu ärgern beginnt und die Augen verdreht und in ganz argen Fällen sogar den Tisch verlässt."

P *(betroffen):* „Ja, das tut sie tatsächlich. Also, es sieht aber jetzt ganz so aus, als wollten Sie mich als den letzten Trottel hinstellen und mir dafür auch noch die Schuld in die Schuhe schieben!"

TH: „Ich glaube nicht, dass Sie eine Schuld trifft. Erinnern Sie sich noch daran, was ich Ihnen darüber gesagt habe, wenn zwei Menschen in einem Raum sind und der eine Alarm hat?"

P: „Ja, dann hat der andere auch Alarm."

TH: „Und erinnern Sie sich auch noch daran, dass Alarmreaktionen so schnell einsetzen können, dass man es ganz zu Beginn gar nicht merkt?"

P: „Ja, stimmt, das haben Sie mir erklärt."

TH: „Okay. Und genau das ist, glaube ich, hier in der Sitzung gerade vorhin passiert und passiert eventuell auch bei Ihnen zu Hause. Ich glaube, Sie haben vorhin nicht bemerkt, dass Sie, als Sie an Ihren Chef gedacht haben, eine Alarmreaktion hatten und ihr Alarmsystem Sie durch die nicht abreißende Klage über ihn vor der Bedrohung schützen wollte, die Sie in seiner Anwesenheit fühlen. Und diese Alarmreaktion überträgt sich, ohne dass Sie es wollen, auf Ihr Gegenüber und löst eine Gegenreaktion aus: In unserem Fall hier, dass ich mich über Sie geärgert habe und meine Motivation, mit Ihnen zu fühlen, deutlich gesunken ist."

P: „Aber das will ich gar nicht. Wie kann ich das denn ändern?"

TH: „Ich schlage Ihnen vor, folgendermaßen vorzugehen. Denken Sie, ohne zu sprechen, an Ihren Chef und beobachten Sie dabei Ihren Körper. Lassen Sie dann die gestrige Episode in Ihrer Vorstellung ablaufen und merken Sie sich die Stelle, an der Ihr Körper am stärksten reagiert, und erzählen Sie nur diesen Ausschnitt der Episode. Versuchen Sie, sich dabei auf vielleicht ein bis zwei Sätze zu beschränken. Es kann gut sein, dass sich das bei den ersten paar Malen etwas unangenehm anfühlt. Sie werden höchstwahrscheinlich den Druck verspüren, alles viel genauer zu erzählen, weil Sie vielleicht befürchten, sonst nicht verstanden zu werden."

P: „Wenn ich mir vorstelle, das zu tun, was Sie gerade vorgeschlagen haben, fühlt es sich tatsächlich unangenehm an."

TH: „Das verstehe ich. Mögen Sie es trotzdem einmal ausprobieren?"

PAT: Okay. *(Sitzt still.)* Ja, jetzt hab ich's. Soll ich erzählen?"

TH: „Ja, gerne. Versuchen Sie es tatsächlich mal in ein oder zwei Sätzen."

P: „Es ist dieser Moment, als er sein Kinn so reckt und seine Haut am Hals, die im Hemdkragen feststeckt, befreit. Wenn ich mich daran erinnere, wird mir schlagartig heiß."

TH: „Okay! Diese Erinnerung löst also bei Ihnen den Alarm aus. Wir können jetzt in eine längere Übung einsteigen, und ich werde Sie im Laufe der Übung an diese Sequenz erinnern, um bei Ihnen Alarm auszulösen."

Es folgt die Durchführung einer Übung im ERR, wie weiter oben anhand der Prozessstufen beschrieben.

5.3 Den Unterschied zwischen Bewertung durch den Verstand und gefühlter Reaktion kennenlernen

Eine natürliche Konsequenz lang anhaltender Erlebnisvermeidung ist die chronische und autonom ablaufende Ausblendung der Wahrnehmung von Körpersignalen. Diese führt dazu, dass der betroffenen Person zur Orientierung in Situationen nur die (meistens automatisch generierten) Kognitionen zur Verfügung stehen. Folgendes Beispiel illustriert diesen Vorgang und die Intervention, die wir in diesem Zusammenhang vorschlagen.

Die Patientin erzählt eine belastende Episode aus Ihrem Alltag. Die Therapeutin meldet ihr zurück, was sie verstanden hat. Es entspinnt sich folgender Dialog:

P: „Das kann ja nicht sein, dass Sie das so schnell verstanden haben!" *(Beginnt, die Episode genauer zu erzählen.)*

TH *(unterbricht die Patientin)*: „Sie sagen, es könne nicht sein, dass ich Sie so schnell verstanden habe. Woher kommt diese Einschätzung?"

P: „Das ist ja klar! Niemand kann jemand anderen so schnell verstehen. Ich weiß das einfach."

TH: „Das klingt ganz so, als wenn Ihr Gehirn das einfach so behauptet. Ich muss damit nicht recht bekommen, aber ich glaube, ich habe Sie vorhin gut verstanden. Und da ich weiß, dass es Ihnen sehr wichtig ist, verstanden zu werden, wäre es sehr schade, wenn Ihr Verstand das verhindern würde. Wären Sie bereit, das zu überprüfen?"

P: „Das wäre tatsächlich schade, wenn ich Ihr Verständnis ablehnen würde. Aber ich hatte vorher einfach den klaren Eindruck, dass Sie mich gar nicht so schnell verstehen können."

TH: „Ja, das sehe ich. Wollen Sie es zusammen mit mir überprüfen?"

P: „Okay."

TH: „Gut. Dann mache ich Ihnen folgenden Vorschlag: Ich melde Ihnen noch einmal zurück, was ich verstanden habe, und lade Sie ein, mir dabei genau zuzuhören, meine Mimik und Körpersprache zu beobachten, den Klang meiner Stimme zu hören und auf den Inhalt der Worte zu achten. Versuchen Sie gleichzeitig, bei sich zu spüren, welche Wirkung meine Rückmeldung auf Ihren Körper hat. *(Wiederholt die Rückmeldung.)* Was spüren Sie in Ihrem Körper?"

P: „Die Muskeln entspannen sich und es wird angenehm warm im ganzen Körper."

TH: „Okay. Und wie ist Ihre Einschätzung jetzt. Haben Sie jetzt das Gefühl, ich hätte Sie verstanden, oder eher nicht?"

P: „Doch, jetzt merke ich es. Ich glaube, Sie haben mich gut verstanden."

TH: „Wenn Sie möchten, können wir jetzt noch das Gegenteil ausprobieren. Ich spiele jetzt jemanden, der gar nicht mitfühlend ist, und melde Ihnen Dinge zurück, die Sie so gar nicht gesagt haben. Und Sie versuchen wieder zuzuhören und dabei auf Ihren Körper zu achten."

P: „Okay. Das können wir machen."

TH *(meldet der Patientin mit kalter Stimme Dinge zurück, die Sie gar nicht so gesagt hat):* „Und was geschieht jetzt?"

P: „Oh, das ist unangenehm. Ich werde unruhig, bekomme etwas kältere Hände und bemerke, dass ich ärgerlich werde."

TH: „Okay. Können Sie jetzt bemerken, dass zwischen der unmittelbaren Rückmeldung Ihres Körpers und der automatischen Einschätzung Ihres Verstandes ein großer Unterschied bestehen kann?"

P: „Ja, das ist wirklich ein großer Unterschied."

5.4 Gelassenheit ist nicht Entspannung

Bei der achtsamkeitszentrierten Arbeit wird immer wieder deutlich, dass sowohl Patienten als auch Therapeuten implizit das Ziel verfolgen, mithilfe der durchgeführten Übungen „ruhig" und „entspannt" zu werden. Obwohl Ruhe und Entspannung sich bei achtsamkeitszentrierter Arbeit tatsächlich sehr häufig einstellen, sind sie doch nicht als Ziel anzusehen, sondern vielmehr als willkommene Nebenwirkung. Sobald Therapeut und Patient mit dem Ziel, Ruhe und Entspannung zu erreichen, in Übungen gehen, kann sich keine Gelassenheit einstellen, weil der Betroffene zu sehr mit der Suche nach und dem Festhalten an allen Zuständen beschäftigt ist, die sich nach „Ruhe" und „Entspannung" anfühlen, bzw. mit der Vermeidung aller Zustände, die sich eben nicht ruhig und entspannt anfühlen. Diese Suche entspricht der Funktionsweise des Strebens und zieht automatisch eine Mobilisierung von Körperprozessen im Sinne des psychophysischen Arousals nach sich, erreicht also gerade *nicht* die angestrebte Beruhigung und Entspannung.

Das Streben nach Ruhe und Entspannung ergibt sich ganz natürlich aus der Tätigkeit des Überlebenssystems (Belohnungsmechanismen) und kann in Übungen auch entsprechend berücksichtigt werden. Es ist ein sehr wichtiges Element jeglicher achtsamkeitszentrierten Therapie, nicht nur das Zulassen belastender Zustände, sondern auch das Loslassen angenehmer Zustände bewusst zu üben.

Der folgende Ausschnitt aus einer Therapiesitzung illustriert dieses Element. Bisher hat der Patient in dieser Sitzung achtsam auf die Ereignisse in seinem Körper und in seinem Gefühlsleben geschaut, wobei er Zustände stärkerer Anspannung zulassen und bewusst und freundlich mitverfolgen konnte. Nun hat sich seine Muskulatur gerade entspannt und sein Atem geht tiefer und ruhiger.

Th *(nach längerer Stille):* „Und was beobachten Sie jetzt?"

P: „Ah, jetzt ist es sehr angenehm."

Th: „Welche konkreten Empfindungen sind es, die Sie als angenehm bezeichnen?"

P: „Ich weiß auch nicht, es fühlt sich einfach gut an, und ich glaube, es wäre gut, wenn wir die Übung hier beenden könnten."

Th: „Wozu ist es wichtig, an diesem Punkt mit der Übung aufzuhören?"

P: „Es ist jetzt super gelungen, meine Aufregung ist fast vollständig weg und ich möchte nicht, dass ich jetzt wieder in irgendeine Anspannung hineinrutsche."

Th: „Wenn ich Ihrer Stimme zuhöre und Ihren Körper beobachte, bekomme ich den Eindruck, dass Sie bereits in die Anspannung hineingerutscht *sind*. Könnte das sein?"

P *(öffnet die Augen, leicht ärgerlich):* „Ja, das ist tatsächlich so! Es stört mich, dass Sie jetzt hier weitermachen. Ich habe es mir wirklich anders vorgestellt. Jetzt weiß ich, dass ich doch wieder ziemlich aufgewühlt hier weggehen werde!"

TH: „Ja, das verstehe ich sehr gut. Sie sind mit der nächsten Enttäuschung konfrontiert und dagegen wehrt sich Ihr System, wie es sich gehört. Es wäre tatsächlich schöner für Sie, wenn Sie ruhig und entspannt wieder in den Arbeitsalltag gehen könnten."

P *(lächelt mit einem etwas traurigen Ausdruck):* „Ja, das wäre tatsächlich schöner …"

TH: „Ich würde gerne, bevor Sie gehen, noch etwas von dem hervorheben, was eben geschehen ist. Ist das für Sie in Ordnung?"

P *(schelmisch):* „Wenn Sie mich damit nicht noch mehr auf die Palme bringen, ist es okay."

TH *(lacht):* „Alles klar, ich werde mich bemühen. – Es gab vorhin in der Übung den Punkt, an dem Sie Ihren Zustand als angenehm empfunden haben. Können Sie sich an das erinnern?"

P: „Ja, natürlich. Das wollte ich ja behalten!"

TH: „Genau! Sie erinnern sich vielleicht auch noch daran, dass wir einmal über Belohnung gesprochen haben. Sobald wir keine Bedrohung mehr wahrnehmen, beginnen wir nach Belohnungen Ausschau zu halten. Das Belohnungssystem drängt uns dazu, das Gute und Angenehme, das wir spüren, zu halten oder noch zu intensivieren."

P: „Ja, genau."

TH: Erinnern Sie sich auch noch daran, was ich vorhin in der Übung gefragt habe, als Sie zum ersten Mal gesagt haben, es fühle sich sehr angenehm an?"

P: „Nein, daran erinnere ich mich nicht."

TH: „Ich habe Sie gefragt, welche konkreten Empfindungen es sind, die Sie als angenehm bezeichnen."

P: „Ah ja, jetzt erinnere ich mich. Die Frage hat mich schon ziemlich genervt."

TH: „Ja, das habe ich bemerkt. Dieser Ärger spiegelt vermutlich die Tätigkeit Ihres Überlebenssystems wider, das sofort danach strebt, das Angenehme zu halten und zu verlängern."

P: „Ja, das kann sein."

TH: „Wenn Sie sich jetzt vorstellen, ich hätte diese ärgerliche Frage nicht mehr gestellt und die Übung an dem für Sie angenehmen Punkt beendet, wie lange, denken Sie, hätte der angenehme Zustand angehalten."

P: „Schwer zu sagen."

TH: „Wäre es Ihnen gelungen, das Angenehme für immer zu halten?"

P: „Nein, natürlich nicht."

TH: „Genau! Das wäre Ihnen natürlich nicht gelungen, weil ihr Überlebenssystem andauernd weiterarbeitet und irgendwann absolut zwangsläufig die nächste Bedrohung wittert. Wenn Sie jetzt im Nachhinein auf das schauen, was abgelaufen ist, was schließen Sie daraus für Ihren Umgang mit angenehmen Gefühlen?"

P: „Irgendwie wäre es gut, wenn ich mich darauf einstellen könnte, dass sie wieder verschwinden, wenn sie einmal da sind. Sie werden sowieso wieder verschwinden."

TH: „Ja, genau. Stellen Sie sich einmal das Maß an Freiheit vor, das Sie gewinnen, wenn Sie nicht nur unangenehme Zustände zulassen, sondern auch angenehme Zustände wieder loslassen können."

P: „Oh ja, das fühlt sich sehr gut an!"

TH: „Okay, dann können Sie gleich mit dem Üben beginnen. Lassen Sie sich dieses gute Gefühl spüren und schauen Sie dabei zu, wie es wieder verschwindet."

5.5 Umgang mit unbefriedigenden Lebensumständen und funktionales Anbahnen von Entscheidungen

Lebensumstände, die im Hinblick auf die persönlichen Bedürfnisse als unbefriedigend erlebt werden, stellen häufig eine Bedingung dar, die psychische Beschwerden auslöst oder an deren Aufrechterhaltung wesentlich beteiligt ist. So kann beispielsweise eine unbefriedigende berufliche Situation dazu führen, dass das implizite Ziel der Lebensprozesse, die Annäherung an die absolute Homöostase, nicht erreicht werden kann. Dies macht es wahrscheinlich, dass das Erleben dieser unbefriedigenden Lebensbedingungen Aktivierungen des Alarmsystems verursacht. In seiner Orientierung an urzeitlichen Lebensbedingungen möchte das Alarmsystem das Individuum darauf hinweisen, dass die mangelhafte Bedürfnisabdeckung in diesem Bereich möglicherweise überlebensrelevante Bedeutung hat.

Frau Stern: scheinbar gefangen in einer unbefriedigenden beruflichen Situation

Frau Stern ist vor einem halben Jahr in die obere Riege ihrer Firma aufgestiegen. Bei ihrer bisherigen Karriereplanung ließ sie sich von den Möglichkeiten leiten, die ihr ihre außerordentlich guten Bewertungen in Ausbildung und Beruf eröffneten, und nutzte folglich die Gelegenheit zum Aufstieg, als sie ihr angeboten wurde. Nach diesem letzten Karrieresprung erlebt sie nun allerdings ihre Tätigkeit zunehmend als unbefriedigend. Sie fühlt sich durch die große Verantwortung und die Menge an Arbeit erdrückt und entmutigt, obschon sie ihre Fähigkeiten nach wie vor als durchaus ausreichend für die angetroffenen

Anforderungen einschätzt. Bei genauerem Nachfragen bestätigt Frau Stern, dass sie im Vergleich zu den täglich geleisteten Anstrengungen keine Befriedigung erlebe, etwa durch das Bewusstsein ihres erreichten Status oder die Etablierung eines neuen Produkts auf dem Markt etc. Alle diese Aspekte stellten für sie keine Motivation dar, für die es sich lohne, die damit zusammenhängende Anstrengung aufzubringen. Stattdessen sehnt sie sich mehr und mehr nach einer Tätigkeit mit einem tieferen Anforderungsprofil, dafür mit mehr persönlichem Spielraum und etwas mehr Freizeit. Bei der Beschäftigung mit der Frage, was sie denn mit mehr Zeit für sich anfangen wolle, tauchen vernachlässigte soziale Kontakte und vergessen geglaubte Hobbys auf. Diesen Vorstellungen gegenüber empfindet sie eine starke Anziehung, woraus sich eine Motivation ergibt, die sie in ihrem Arbeitsalltag vermisst.

Die Arbeit mit Frau Stern beinhaltet zunächst die Wahrnehmung der Alarmqualität bei der Beschäftigung mit ihrer momentan unbefriedigenden Situation. In einzelnen Übungen im ERR kann sie bewusst erleben, wie das Empfinden von Arbeitsdruck und gleichzeitiger Unzufriedenheit in ihr einen Drang erzeugt, möglichst sofort eine Lösung zu finden, z. B. indem sie aus ihrer Abneigung heraus einfach der Versuchung nachgibt, nicht mehr zur Arbeit zu erscheinen oder sich zu hinterfragen, was denn mit ihr nicht stimme, dass sie mit ihrer Arbeit so unzufrieden sei, wo doch andere sie für ihre Leistung loben und um ihre Position beneiden etc.

In einem weiteren Schritt wird sie sich bewusst, dass dieser Drang und die damit einhergehenden Gedanken nicht verbindlich sind (vgl. Abschnitt 4.4, der für diese Arbeit wichtige Hilfestellung bietet). Es handelt sich nur um ein Unwohlsein, das über das Maß an Bedürfnisabdeckung Aufschluss gibt, das jedoch keine Gefahr anzeigt und daher auch kein unmittelbares Handeln erfordert.

Die Therapeutin gibt diesen Sachverhalt wie folgt wieder:

Th: „Vergleichen Sie Ihre Unzufriedenheit bezüglich Ihrer gegenwärtigen Arbeit mit folgender Situation: Stellen Sie sich vor, Sie hätten sich ein neues Auto gekauft. Nun erweist sich der Wagen als ziemlich unbequem und Sie werden sich bewusst, auf welchen Komfort Sie eigentlich Wert legen würden. Das ist sicherlich eine unbefriedigende Situation, und es ist zielführend, dass Sie das bemerken. Es versetzt Sie nämlich in die Lage, sich mittel- und langfristig umzusehen, welches Fahrzeug für Ihre Bedürfnisse geeigneter wäre.
Es besteht jedoch keine Notwendigkeit, das Auto sofort anzuhalten und auszusteigen oder unmittelbar auf ein anderes Auto umsteigen zu müssen. Natürlich macht es auch keinen Sinn, vor Ihrer Unzufriedenheit die Augen zu verschließen und keine weitere Entscheidung anzubahnen. Was ich Ihnen daher anbieten möchte, ist, dass wir uns gemeinsam darum kümmern, das Thema ‚Arbeitszu-

friedenheit‘ möglichst weitgehend von Ihrem Alarmsystem zu entkoppeln, damit Sie die Möglichkeit haben, sich in nächster Zeit möglichst ungestört beruflich neu zu orientieren. Sie haben also eigentlich viel Zeit, um eine Entscheidung reifen zu lassen, während der Sie sich allerdings bei der Arbeit immer wieder unzufrieden fühlen werden. Wie klingt das für Sie? Wären Sie dazu bereit?“

Ein weiterer Therapieschritt, nachdem die Unzufriedenheit als hilfreiches Signal zur Weiterentwicklung ohne unmittelbare Handlungsveranlassung umgedeutet wurde, besteht darin, mögliche künftige Entscheidungsvarianten daraufhin zu prüfen, ob sie das Alarmsystem auslösen. Der störende Einfluss des Alarmsystems auf Entscheidungsprozesse wurde bereits beschrieben und die Tendenz des Alarm-Denkens, jede kompromisshafte Bedürfnisberücksichtigung als Missstand anzuzeigen. Dies spielt auch im Beispiel von Frau Stern eine Rolle, weil nicht nur die Bedürfnisse nach mehr privatem sozialem Kontakt und der Selbstverwirklichung in persönlichen Hobbys in die Entscheidungsfindung einfließen. Wenn es nur um diese Aspekte ginge und Frau Stern sich ihrer nun mittels ihrer Unzufriedenheit bewusst geworden wäre, könnte sie sich einfach nach einer Stelle mit einem entsprechend niedrigeren Anforderungsprofil umsehen. Als die Therapeutin diese Perspektive eröffnet, reagiert Frau Stern jedoch mit folgendem Einwand:

P: „Aber dann würde ich ja meine beruflichen Möglichkeiten gar nicht voll ausschöpfen, mein Potenzial nicht ausnutzen. Das ist übrigens ein Aspekt, den die Menschen in meinem Umfeld immer betonen, wenn sie sagen: ‚Aber du hast doch so gute Voraussetzungen und hast alles bisher so gut gemeistert, in dir steckt vielleicht viel mehr, als du selber denkst!‘“

Th: „Ja, das erklärt, weshalb Sie sich davor scheuen, ihr berufliches Profil nach unten zu korrigieren: Sie würden schließlich auch etwas verlieren! Aus der Sicht unseres veralteten Alarmsystems ist ein Verlust immer potenziell tödlich. In Wirklichkeit wäre es allerdings einfach ein Abschied von einer möglichen Perspektive, der vielleicht auch schmerzlich ist, den Sie sich aber gefahrlos ‚leisten‘ könnten. Wie ist das für Sie, wenn Sie das so von mir hören?“

P: „Mein Kopf sagt Ja, aber ich habe kein gutes Gefühl dabei.“

Th: „Und dieses ungute Gefühl macht Sie unfrei in dem Sinne, dass Sie die Möglichkeit einer Reduktion gar nicht ernsthaft erwägen ‚dürfen‘. *(Pause)* Mir geht es jetzt überhaupt nicht darum, sie zu einer Entscheidung in die eine oder andere Richtung zu bewegen. Ich würde Sie nur gern darin unterstützen, sich den gesamten ‚Entscheidungsraum‘ wieder zugänglich zu machen.“

P: „Das ist es ja genau, was mich stört: dass sich das Ganze wie ein heißes Eisen anfühlt, obwohl ich ja ganz klar eine Veränderung wünsche!“

Mit dem so identifizierten Alarmauslöser kann nun in Übungen im ERR weitergearbeitet werden, indem die Vorstellung von „Verlust von möglichen beruflichen Perspektiven" vom Alarmsystem entkoppelt wird. Je nach Verlauf der entsprechenden Übungen kann die emotionale Arbeit auch gezielt in Richtung eines ganz bewussten Erlebens von Trauer im Zusammenhang mit diesem Abschied führen, insbesondere wenn die Therapeutin den Eindruck gewinnt, die Entkoppelung vom Alarmsystem „hänge noch irgendwo fest":

P: „Ich spüre dieses aufwühlende Gefühl im Bauch ganz deutlich, aber ich kann es irgendwie nicht von außen beobachten. Es fühlt sich nach wie vor so verpflichtend an, als wenn in jedem Moment etwas passieren könnte."

TH: „Gut, dann versuchen Sie einmal, den Verlust der beruflichen Möglichkeiten ganz an sich heranzulassen, und versuchen Sie auch zuzulassen, dass Sie das betroffen macht. *(Pause)* Vielleicht können Sie anerkennen, dass es auch wehtut, wenn Sie etwas loslassen, das Ihnen bisher wichtig war." *(Pause)*

P: „Ja, da taucht etwas auf … Wehmut?"

TH: „Wo im Körper macht sich das bemerkbar?"

P: „Da ist irgendwie so ein Stechen in der Brust und dann wird es auch ein bisschen eng im Hals."

TH: „Okay, können Sie dem liebevoll Raum geben, es begleiten?"

P: „Mhm."

TH *(nach einer Pause)*: „Wie ist das jetzt für Sie? *(Pause)* Ist das aushaltbar?"

P: „Ja, das geht recht gut, es fühlt sich sogar irgendwie schön an, obwohl es traurig ist."

TH *(nach einer Pause)*: „Auf mich wirken Sie jetzt auch ruhiger. *(Pause)* Ich kann mir vorstellen, dass die Gedanken jetzt nicht mehr so drängend sind."

P: „Stimmt, dazu habe ich jetzt gerade viel Abstand."

TH: „Können Sie sich vorstellen, dass dieses traurige Gefühl künftig seinen Platz bekommt, während Sie sich auf Ihre Entscheidung zubewegen?"

P: „Ja, absolut!"

Ziel dieser Arbeit ist es schließlich, dass Frau Stern das Entwickeln neuer Perspektiven in aller Ruhe angehen und pragmatische Schritte unternehmen kann, was z. B. das Einholen zusätzlicher Informationen oder die Nutzung ihres Beziehungsnetzes beinhaltet. Gleichzeitig bringt sie die Ausdauer auf, die ungünstigen Umstände, die ihre bisherige Stelle mit sich bringt, zu ertragen und das Missbefinden, das sie dabei empfindet, als Beleg für die Bedeutung ihrer darüber hinaus gehenden Bedürfnisse zu verstehen.

5.6 Achtsamkeitstraining mit körperlichen Anzeichen von Bewältigungsreaktionen

Alarm- und Bewältigungsreaktionen können sich in mitunter sehr kleinen körperlichen Bewegungen und Veränderungen der Körperstellung bemerkbar machen. Obwohl manchmal kaum sichtbar, können sie das offene Erleben der Alarm- und Bewältigungsprozesse stark hemmen oder gar vollständig blockieren. Typische Beispiele dafür sind etwa kleine, streichelnde Bewegungen mit den Fingern, Wippen mit den Füßen, das Anziehen der Zehen oder eine weit nach hinten gelehnte Sitzhaltung mit ausgestreckten und überkreuzten Beinen. Diese Bewegungen bzw. Stellungen sind in aller Regel Ausdruck von Bewältigungs- bzw. Schutzreaktionen. Streichelnde Bewegungen mit den Fingern können sich beispielsweise entpuppen als Mittel, sich selbst zu trösten. Ein wippender Fuß kann sich erweisen als Mittel zur Spannungsreduktion oder als Ausdruck einer ständigen Bereitschaft, schnell auf befürchtete Bedrohungen reagieren zu können. Eine zurückgelehnte Haltung hilft oft (vorübergehend), um von irgendetwas nicht emotional zu sehr berührt zu werden. Die hier genannten Funktionen sind indessen nicht schematisch zu verstehen. Sie können sich nur in der achtsamen Erkundung zeigen und stark variieren (s. dazu das unten stehende Beispiel). Um als Therapeut Stellungen und Bewegungen zu identifizieren, welche die Erlebnisvermeidung fördern, genügt ein offener und achtsamer Blick auf den Patienten. Wenn der Therapeut das eigene Erleben angesichts des Patienten beachtet, wird sein Blick von selbst auf Körperpartien des Patienten aufmerksam, in welchen sich Bewältigungsreaktionen abspielen.

Im Folgenden stellen wir eine Vorgehensweise vor, die solche Bewegungen und Stellungen für die therapeutische Arbeit nutzt. Im Wesentlichen werden dabei folgende Punkte durchlaufen:

1. Die Bewegung / Stellung wird von der Therapeutin angesprochen.
2. Der Patient beobachtet die Bewegung bzw. Stellung bewusst.
3. Der Patient spürt hin, ob die Körperbewegung bzw. -stellung eine innere Entsprechung hat (innere Bewegung bzw. Haltung).
4. Der Patient stellt sich vor, er höre mit der Bewegung auf oder verändere die Stellung, ohne es aber zu tun.
5. Der Patient spürt, was mit ihm geschieht, wenn er sich vorstellt, mit der Bewegung innezuhalten bzw. die habituelle Stellung aufzugeben (im Körper, im Gefühl, in den Gedanken).
6. Der Patient wird eingeladen, die Bewegung tatsächlich anzuhalten oder die Stellung tatsächlich zu verändern (langsam und sanft).
7. Der Patient spürt die Veränderungen im Körper, im Gefühl, im Denken.

Im folgenden Ausschnitt wird eine solche Sequenz aus einer Therapiestunde wiedergegeben. Die Lippen der Patientin standen habituell offen, was den Eindruck erweckte, sie sei chronisch erkältet.

TH: „Ich werde Sie jetzt auf etwas aufmerksam machen, was ich schon längere Zeit an Ihnen beobachte, und ich bitte Sie, was immer ich jetzt ansprechen werde, nichts daran zu ändern."

P: „In Ordnung."

TH: „Bemerken Sie, dass Ihre Lippen offen stehen?"

P: „Ja, jetzt, wo Sie es sagen, bemerke ich es."

TH: „Lassen Sie die Lippen offen und beachten Sie diese Stellung ganz bewusst und versuchen Sie zu spüren, ob diese Stellung irgendwie in Zusammenhang steht mit einer inneren Bewegung oder Haltung."

P: „Wie meinen Sie das?"

TH: „Ich kann Ihnen das schlecht erklären. Versuchen Sie es einfach zu spüren. Lassen Sie sich etwas Zeit."

P *(sitzt still):* „Ja, ich kann etwas spüren. Da ist innen eine Art Spannung, als wenn ich ganz aufmerksam sein müsste, damit ich nichts verpasse, falls etwas Schlimmes passiert."

TH: „Okay. Stellen Sie sich jetzt vor – ohne es aber zu tun –, dass Sie Ihren Mund schließen, und beachten Sie, was mit Ihnen geschieht, wenn Sie sich das vorstellen."

P *(wird sofort unruhig):* „Das ist sehr unangenehm."

TH: „Was geschieht in Ihrem Körper?"

P: „Ich habe einen Druck auf der Brust und mein Herz klopft sehr schnell und stark. Und es wird mir übel."

TH: „Das ist wirklich sehr unangenehm für Sie. Können Sie trotzdem versuchen, dabeizubleiben?"

P: „Ja, das geht schon."

TH: „Und welche Gefühle können Sie jetzt wahrnehmen?"

P: „Ich habe Panik!"

TH: „Und was denken Sie jetzt?"

P: „Ich denke, dass ich sofort sehr tief einatmen muss, sonst bekomme ich nicht genügend Luft!"

TH: „Okay. Sie sind sehr beunruhigt, ich verstehe. Können Sie jetzt trotz der Unruhe versuchen, Ihren Mund zu schließen?"

P: „Ja, das sollte gehen." *(Schließt den Mund.)*

TH: „Und was geschieht jetzt?"

P *(sitzt still):* „Es ist merkwürdig. Jetzt, wo der Mund geschlossen ist, bin ich schlagartig ruhiger geworden. Es kribbelt zwar immer noch ein wenig, aber ich bin ruhiger."

5.7 Überwindung von Erlebnisvermeidung durch sanfte Bewegung

Bei manchen Patienten setzt im Rahmen von Alarmreaktionen habituell eine Erstarrung ein, oft begleitet von beinahe angehaltener Atmung und starken Spannungen in der Muskulatur, z. B. in Nacken und Schultern (geduckte Haltung). In diesem Fall kann es hilfreich sein, Patienten zum kleinen und sanften Bewegen der angespannten bzw. gehaltenen Körperpartien anzuhalten. Das Vorgehen ist vom Prinzip her dasselbe wie im vorigen Abschnitt beschrieben.

5.8 Körperübungen bei stark ausgeprägten Alarmreaktionen

Der Erregungszustand einer Person kann im Rahmen einer Alarmreaktion so ausgeprägt ausfallen, dass er das therapeutische Fenster übersteigt und die Person zu einer wohlwollenden Beobachtung nicht mehr in der Lage ist. Dies geschieht bei manchen Patienten am Anfang der Therapie gehäuft, bei anderen nur ganz punktuell, z. B. wenn zu einem bestimmten Zeitpunkt mehrere Belastungsfaktoren kumulativ wirken. In diesen Momenten ist nicht genügend Kapazität frei, um die komplexen und energieaufwendigen Prozesse anzustoßen, die für die bewusste und wohlwollende Beobachtung erforderlich sind.

Die im Folgenden erläuterten Atemübungen eignen sich dafür, den Erregungszustand des Patienten vor der Arbeit im ERR auf ein möglichst tiefes Niveau zu bringen, wenn bei der Arbeit mit bestimmten Triggern mit einer starken Alarmaktivierung zu rechnen ist. Auf diese Weise kann die Wahrscheinlichkeit gesteigert werden, dass das während der späteren Übung im ERR auftretende Aktivierungsniveau innerhalb des therapeutischen Fensters bleibt.

Der Mechanismus, über den die Atemübungen wirksam werden können, ist die Aktivierung des Parasympathikus und, damit einhergehend, die Drosselung der Sympathikusaktivität.

Nach der Beschreibung der Atemübungen werden zwei weitere Körperübungen vorgestellt, die zur Anwendung kommen, wenn das Aktivierungsniveau einer Person im Laufe einer Übung im ERR das therapeutische Fenster übersteigt. Im Vergleich zu den Atemübungen verfolgen sie eine andere Wirkungsweise: Das Ballen der Fäuste und das intensive Schütteln bewirken einerseits den Umsatz der in der Alarmreaktion mobilisierten Energie in Form von Muskelarbeit. Weiter durchbrechen sie die momentan ablaufende Bewältigungsreaktion, die sich z. B. in trance- und dissoziationsähnlichen Zuständen äußern kann. Außerdem weisen sie im Falle des intensiven Schüttelns die Qualität des von Levine (1999) hervorgehobenen Übergangsprozesses „von der aktivierten Wachsamkeit zur normalen, entspannten Aktivität" (Seite 104) auf: „Sobald die Tiere überzeugt sind, dass ihnen keine Gefahr droht, fangen sie häufig an zu vibrieren, zu zucken und leicht zu zittern" (ebenda).

Die Atmung in drei Stufen

Zunächst wird der Patient auf den Unterschied zwischen Brust- und Bauchatmung hingewiesen und dazu angeleitet, die beiden Atemstile nacheinander zu praktizieren. Dazu ist es von Vorteil, wenn er eine Hand quer in Höhe des Brustbeins, die andere ebenfalls parallel zum Boden auf Höhe des Bauchnabels platziert. Auf diese Weise kann die Atembewegung als Bewegung der Hände beobachtet werden, was die gezielte Steuerung der Atmung im Sinne der beiden Atemstile erleichtert. Hilfreich kann es hierbei sein, bildliche Vorstellungen, wie „der Bauch ist wie ein Ballon, der sich füllt und nach außen wölbt", zu verwenden. Zusätzlich kann die Therapeutin im Sinne der Psychoedukation kurz erklären, dass das vegetative Nervensystem die Bauchatmung nur in Situationen der Sicherheit und Entspannung automatisch ansteuert, weil bei diesem Atemstil die empfindlichen Bauchorgane weniger gut geschützt sind als bei der Brustatmung mit ihrer gleichzeitigen Anspannung der Bauchmuskulatur.

Ist der Patient einmal in der Lage, sowohl die Brust- als auch die Bauchatmung isoliert auszuführen (und dabei nur die jeweilige Hand durch die Atembewegung nach vorne, von der Wirbelsäule weg, zu drücken), kann die eigentliche Atmung in drei Stufen angeleitet werden. Das Einatmen beginnt mit dem Einströmen-Lassen der Luft durch die Nase in den Bauch, setzt sich von dort aus fort mit der Atmung in die Seiten (den Taillenbereich auf Höhe der untersten Rippenbögen) und weitet zuletzt in den Brustraum. Daraus ergibt sich ein langsames und tiefes Einatmen in drei Stufen. Das Ausatmen erfolgt ohne gezielte Steuerung lediglich durch das passive Entweichenlassen der Atemluft. Es werden vier bis fünf dieser Atemzüge nacheinander gemacht, dann überlässt der Übende die Atmung wieder ihrem natürlichen Rhythmus.

Es ist bei dieser Übung darauf zu achten, dass der Übende sich durch die absichtsvolle Steuerung der Atmung nicht anstrengt und auf diese Weise verkrampft. Dies kann einfach dadurch vermieden werden, indem das Einatmen ganz langsam vollzogen wird und auf diese Weise genügend Zeit bleibt, den Atemstrom ohne Anstrengung nacheinander in die verschiedenen Bereiche zu leiten.

Verlängerung der Ausatmung

Im Pranayama, der Atemschule des Hatha-Yoga, werden mehrere Übungen beschrieben, die darauf abzielen, die Ausatmung zu betonen und die in ihrer Wirkung „beruhigend, ausleitend, ein Übermaß an innerer Spannung ausgleichend" (Kistenmacher, 2012, Seite 42) sind. Für den Zweck einer vorbereitenden Übung innerhalb der Psychotherapie ist eine stark vereinfachte Form wie nachfolgend beschrieben völlig ausreichend. Sie kann unmittelbar vor der Arbeit im ERR in normaler Sitzposition angeleitet werden und hat in der Regel innerhalb weniger Minuten einen entspannenden Effekt.

Wie im vorangegangenen Abschnitt beschrieben, sollte der Übende imstande sein, gezielt in die Bauchatmung überzuwechseln. In einem weiteren Schritt der Anleitung kann jetzt darauf geachtet werden, das Ausatmen im Vergleich zum Einatmen auszudehnen. Dies geschieht am einfachsten durch die Technik der „Lippenbremse": Die Lippen werden locker aufeinandergelegt, sodass sie beim Ausatmen durch den Mund den Luftstrom bremsen, ohne ihn zu unterbrechen. Auf diese Weise kann zuerst mit einzelnen verlängerten Ausatemzügen experimentiert werden, um die Wahrnehmung der Atmung zu fördern und erste Erfahrungen mit dieser Atemtechnik zu sammeln. Dabei ist darauf zu achten, dass das Ausatmen lediglich betont und nicht durch übermäßiges Bremsen der Drang, einzuatmen, provoziert wird. Auch hier kann wieder die bildliche Vorstellung von einem Ballon hilfreich sein, bei dem das Entweichen der Luft jetzt allerdings durch teilweises Verschließen der Öffnung gebremst wird. Auf die Versuche folgen jeweils ein paar freie Atemzüge, bei denen sich die Atmung wieder in ihrem natürlichen Rhythmus einpendelt.

Bei fortgeschrittenem Übungsstand kann der Atemrhythmus mit ausgedehnter Ausatmung durch inneres Zählen begleitet werden, z. B. während „eins – zwei" einatmen und während „eins – zwei – drei – vier" ausatmen. Auf welches Zählmaß die Person in der Übung kommt, ist zweitrangig, dieses kann auch von Atemzug zu Atemzug etwas variieren. Das Zählen soll lediglich die Orientierung über das Verhältnis der Länge von Ein- und Ausatmung ermöglichen. Wichtig ist hierbei, dass sich die Person durch die Konzentration auf die Bauchatmung und das Zählen nicht verkrampft.

Für die Vorbereitung einer Übung im ERR ist es meist ausreichend, die Atemübung mit Verlängerung der Ausatmung während ca. einer Minute durchzuführen.

Dehnungsatmung

Einen weiteren Einfluss auf das vegetative Nervensystem und damit auf das Niveau des Arousals bietet die „Dehnungsatmung". Es ist von Vorteil, diese Art der Atmung einzuüben, bevor sie für die Beeinflussung höherer Erregungszustände verwendet wird.

Für die Dehnungsatmung dient die in den vorangegangenen Abschnitten beschriebene Bauchatmung ebenfalls als Ausgangszustand, sie sollte also ohne größere Mühe abrufbar sein. Während der Patient die Bauchatmung praktiziert, hebt er beim nächsten Einatmen in den Bauch die Arme und verschränkt die Hände am Hinterkopf oder im Nacken. Dann wird, immer noch im Zuge desselben Einatmens in den Bauch, die Brustwirbelsäule langsam nach hinten überstreckt. Dies wird durch eine Rückenlehne, die bis unter die Schulterblätter reicht, wesentlich erleichtert. Auf diese Weise wird, zusätzlich zur gewölbten Bauchdecke, der Brustkorb geweitet und es entsteht mehr Volumen für den momentanen Ein-Atemzug. Die Atembewegung in den Bauch geht jedoch dieser Dehnung des Brustkorbs stets voraus. Ist eine deutliche Überstreckung erreicht (Vorsicht bei Rückenproblemen!), wird versucht, das Atemvolumen durch ein langsames und leicht forciertes Einatmen noch zu erhöhen, wie das beim spontan ablaufenden Gähnen und Strecken natürlicherweise geschieht. Diese Haltung des Einatmens bei maximalem Atemvolumen kann nun einige Sekunden lang gehalten werden. Wichtig ist, dass der Atemweg nicht verschlossen, der Atem also nicht angehalten wird. Außerdem sollte die Dehnung nur so lange gehalten werden, dass keine Atemnot entsteht.

Als Nächstes wird in ganz flachen Atemzügen, ganz nahe an der oberen Dehnungsgrenze, weiter geatmet, dabei kann beim Einatmen versucht werden, die Dehnung jeweils noch etwas mehr zu vertiefen. Nach ca. sechs bis zehn Atemzügen wird die überstreckte Haltung gelöst, werden die Hände aus dem Nacken genommen und die Arme wieder gesenkt. Diese Bewegung erfolgt ebenfalls nach dem Vorbild des Lösens einer natürlich auftretenden Streck- und Gähn-Bewegung. Nun kann sich der Atem wieder normalisieren, ohne dass er bewusst gesteuert wird. Gleichzeitig werden allfällige Veränderungen in der Wahrnehmung des ganzen Körpers bewusst registriert.

Hat sich der Atem wieder völlig normalisiert (nach ca. 30 bis 60 Sekunden), kann die Dehnungshaltung ein weiteres Mal eingenommen werden, danach noch ein drittes Mal.

Als Effekt dieser Übung wird meist genannt, dass die Atmung leichter werde und „mehr Platz“ im Bauch sei, oft auch ein Gefühl der Beruhigung und ein angenehmes Fließen im Körper.

Die Dehnungsatmung kann als Vorbereitung zu den beschriebenen erlebnisaktivierenden Übungen verwendet oder mit den klassischen Achtsamkeitsübungen kombiniert werden.

Fäuste ballen

Aufgrund ihrer Einfachheit erfordert diese Übung keine Vorbereitung, sondern kann bei Bedarf direkt angeleitet werden: Die Fäuste werden geballt, die Fingerspitzen mit hohem Kraftaufwand in die Handflächen gedrückt, während die Daumen zusätzlich von außen auf die Finger drücken. Dabei wird die Spannung in den Händen und Unterarmen aufmerksam wahrgenommen. Ein zusätzliches Erleben von Kontrolle kann sich einstellen bei der Vorstellung, die Energie der ausgelösten Alarmaktivierung würde direkt in den Fäusten umgesetzt und spürbar gemacht. Der Patient hält die Spannung für ca. zehn bis 20 Sekunden, dann löst er die Fäuste und spürt den Veränderungen in Händen und Unterarmen nach. Das Anspannen kann bei Bedarf beliebig oft wiederholt werden.

Bei einer Variante dieser Übung wird die Körperspannung auf den gesamten Körper ausgeweitet: Beginnend mit den Zehen, die sich nach unten einrollen, werden nacheinander die Füße, Unterschenkel, Oberschenkel, Bauchmuskeln und der gesamte Oberkörper mit Fäusten, Armen, Brust, Rücken und Schultern angespannt, zusätzlich können noch die Muskeln im Gesicht mit einbezogen werden. Auch hier wird die Spannung einige Sekunden gehalten und dann wieder gelöst, mit dem nachfolgenden Beobachten der Körperempfindungen.

Intensives Schütteln

Eine andere Übung aktiviert den Körper. Sie kann helfen, Alarmreaktionen zu „durchbrechen", die sich in trance- und dissoziationsähnlichen Zuständen äußern. Der Patient steht auf, stellt die Füße hüftbreit parallel und geht so weit in die Knie, bis Ober- und Unterschenkel einen Winkel von etwa 120° bilden. Die Hände werden vor der Brust auf Schulterhöhe Handfläche auf Handfläche aneinandergelegt. Die Ellbogen befinden sich ebenfalls auf Schulterhöhe. Nun stoßen sich die Handflächen gegenseitig in möglichst schnellem Rhythmus von rechts nach links und zurück. Diese Bewegung schüttelt den ganzen Körper stark durch. Die Rumpfmuskulatur wird gehalten, um dem Schütteln entgegenzusteuern. Der Hals bleibt so locker wie möglich, die Atmung läuft weiter. Es wird während ca. 20 Sekunden geschüttelt. Dann kann sich der Patient wieder aufrichten (Beine strecken), stillstehen und normal atmen, bis die Atmung sich beruhigt hat. Der Vorgang wird noch einmal wiederholt. Die Übung endet wieder mit dem Aufrichten des Körpers und Stillstehen, außerdem kann den Veränderungen im Empfinden nachgespürt und bemerkt werden, inwieweit sich eine Entlastung im Vergleich zum Ausgangszustand ergeben hat. Am Schluss steht wieder Stillstehen und die Wirkung-Nachspüren bzw. Bemerken, ob eine Befreiung aus dem Eingangszustand stattgefunden hat.

5.9 Emotionaler Resonanzraum: Übung für zu Hause

Der folgende Ablauf stellt eine Zusammenfassung der bisherigen Interventionen dar und kann von Patienten zu Hause selbstständig durchgeführt werden. Während in der Therapiesitzung angeleitete Durchläufe im Emotionalen Resonanzraum mitunter eine halbe bis eine Dreiviertelstunde in Anspruch nehmen können, dauert der hier dargestellte Ablauf etwa drei Minuten. Will der Patient die in diesem Buch dargestellte Technik in Stresssituationen tatsächlich abrufen können, müssen die darin enthaltenen Abläufe automatisiert sein. Dazu bedarf es häufiger Durchläufe. Eine Automatisierung kann erfolgen, wenn der Betroffene die unten stehende Sequenz während vier bis acht Wochen drei- bis viermal täglich durchläuft.

Es ist anzumerken, dass nicht alle Patienten von allen in der Übung aufgeführten Schritten in gleichem Maß profitieren. Einzelne Schritte können ohne Weiteres weggelassen werden. Wird allerdings der zweite Schritt ausgelassen, hat die Übung meist keinen nachhaltigen Effekt, weil diese Weglassung einer Erlebnisvermeidung entspricht.

Um eine Automatisierung zu erreichen, ist regelmäßige Übung wichtig. Da nicht bei allen Menschen täglich drei oder vier Alarmreaktionen spontan auftreten, kann das Arousal auch durch Denken an die letzte aufwühlende Situation evoziert werden. Wir bieten Patienten auf Wunsch die Möglichkeit an, dass sie einzelne Übungssequenzen auf ihrem Smartphone aufzeichnen und uns die Audiodateien schicken. So können Feedbacks über allfällig eingeschlichene Fehler beim Üben und entsprechende Korrekturen angeboten werden.

Der Ablauf der Übung ist wie folgt:

Schritt 1 Bei spontan auftretender Alarmreaktion wird innegehalten und innerlich die Situation / der Auslöser kurz beschrieben.
Wenn keine spontan auftretende Alarmreaktion vorhanden ist, wird sie durch Denken an ein belastendes Ereignis ausgelöst. Auch hier wird die Situation / der Auslöser innerlich kurz beschrieben.

Schritt 2 Liebevoll und geduldig Körperreaktionen, Gefühle, Handlungsimpulse und Alarmgedanken wahrnehmen.

Schritt 3 Bewusst atmen (dreistufige Atmung oder Widerstandsatmung, Abschnitt 5.8), bis eine Beruhigung einsetzt.

Schritt 4 Sich des Vorhandenseins einer Alarmreaktion und ihrer Folgen vollständig bewusst werden. Zu sich sagen: „Ich weiß, dass ich jetzt eine Alarmreaktion habe. Im Alarm neigt mein Gehirn dazu, falsche Prognosen, falsche Erklärungen oder unfaire Zuschreibungen zu machen. Zum Beispiel habe ich gerade vorhin gedacht: ‚(Alarmgedanken aus Schritt 2 einsetzen.)' Es ist schon möglich, dass das stimmt, was ich gedacht habe. Aber weil ich Alarm habe, muss ich erwägen, dass in Wirklichkeit alles auch ganz anders sein könnte. Vernünftig beurteilen kann ich das erst, wenn ich wieder ruhiger bin."

Schritt 5 Mehr Zeit geben, nochmals atmen, den Körper spüren. Bei ganz starken Alarmreaktionen eine Körperübung machen, welche die Aufmerksamkeit vollständig absorbiert.

Schritt 6 Überprüfen, ob sich ohne angestrengtes Nachdenken eine Erweiterung der Handlungsmöglichkeiten in der schwierigen Situation und / oder eine Erweiterung der Sichtweise auf die Situation ergibt.

5.10 Wenn nur noch die Haltung bleibt

Unter zwei Bedingungen kann der **bewusste Austausch** zwischen Patient und Therapeut zum Erliegen kommen bzw. gar nicht erst einsetzen. Das ist zum einen dann der Fall, wenn der Kontakt unterbrochen wird, weil der Patient (oder der Therapeut) von einer starken überschießenden Alarmreaktion bzw. den damit einhergehenden Bewältigungsmechanismen vollständig absorbiert ist und die bewusste Aufnahme von Informationen von außen vom Alarmsystem nicht mehr „erlaubt" wird. Dieser Fall kann im Rahmen von Dissoziationen, akuten psychotischen Episoden, plötzlich einsetzendem Stupor, Panikattacken oder Wutanfällen eintreten. In anderen Situationen kann der Austausch zwischen Patient und Therapeut gar nicht erst zustande kommen, z. B. wenn somatische Faktoren wie neuronale Erkrankungen, extreme Schmerzzustände, Behinderungen etc. den Organismus so beeinträchtigen oder absorbieren, dass bewusste Kommunikation von Beginn des Kontakts weg gänzlich unmöglich ist.

Selbst wenn in solchen Situationen der bewusste Dialog entfällt, kommunizieren lebendige Organismen dennoch weiter. Diesem mitunter vollkommen unbewusst ablaufenden und trotzdem hochintensiven Informationsaustausch ist es zu verdanken, dass gewisse Möglichkeiten, einen günstigen Einfluss auf die Situation zu nehmen, weiterhin gegeben sind. Therapeuten können sich unter den gegebenen Bedingungen vollständig darauf konzentrieren, ganz bei sich zu bleiben und ihr System durch freundliches Da-Bleiben zu regulieren, ohne die Aufmerksamkeit vom Patienten ganz abzuwenden. Eine Kontraindikation für dieses Vorgehen ist natürlich dann gegeben, wenn entweder der Patient oder der Therapeut in realer Gefahr ist.

Der Nutzen dieser Selbststeuerung des Therapeuten liegt darin, dass die Stimmung im Raum nicht noch weiter angeheizt wird und der Organismus des alarmierten Patienten nicht durch die Spannung des Therapeuten in noch stärkerem Maß erregt wird. Die genannten Situationen stellen für Therapeuten in gewissem Sinne wohl die höchsten Ansprüche an die eigene Selbststeuerung.

6. Abschluss einer Therapiesequenz der Arbeit im Emotionalen Resonanzraum

6.1 Achtsamkeitszentrierte Arbeit hat kein Ende

Weil die Arbeit im ERR sich wie jede achtsamkeitszentrierte Therapiearbeit darum bemüht, ein Leben im Einklang mit in der Natur unvermeidlich wiederkehrenden Prozessen zu führen, kann sie im strengen Sinn nicht „beendet" werden. Therapeuten und Patienten können wohl zu jedem beliebigen Zeitpunkt damit aufhören, sich um die Integration dieser Prozesse in ihr Bewusstsein und ihr Handeln zu bemühen. Die Prozesse selbst, auch und erst recht die, die wir als einengend und Unglück stiftend erleben, werden damit nicht aufhören, ihre Wirkung zu entfalten.

Das „Ende" ist bereits im Anfang enthalten

Wir machen bereits früh in der Therapie deutlich, dass das Therapieende nicht von einem dauerhaft „guten" Zustand abhängt, sondern eben von dem Maß, in welchem der Patient gelassen mit angenehmen und unangenehmen Zuständen sein kann. Die Arbeit im ERR zielt auch nicht darauf ab, mit dem Patienten ganz bestimmte Verhaltensanforderungen zu erreichen (z. B. Essverhalten, bestimmtes Beziehungsverhalten, Aufenthalte an vorher angstbesetzten Orten, Eindämmen von Zwangshandlungen, bestimmtes Schlafverhalten etc.). Die Arbeit im ERR konzentriert sich vielmehr darauf, durch Akzeptanz des Unvermeidlichen die Bewegungsfreiheit des Patienten (wieder) in dem Maße zu erweitern, dass dieser die Realisierung seiner Wünsche und Interessen tatkräftig angehen kann. Er wird durch die therapeutischen Übungen (mehr oder weniger) die Fähigkeit erlangt haben, die auf dem Weg zwangsläufig eintretenden Enttäuschungen anzunehmen und die bei Erfolgserlebnissen eintretenden Gefühle des Stolzes und der Freude wieder loszulassen. In beiden Fällen wird er nicht lange verharren müssen, sondern kann nach kurzem Innehalten frei weiterschreiten.

Um diese in unseren Augen zentrale Fähigkeit zu üben und zu pflegen, legen wir bereits zu Beginn der Sitzungen einer Therapiesequenz großen Wert auf die größtmögliche Verantwortungsübernahme durch den Patienten, welche selbstverständlich von Patient zu Patient variiert. Um dies zu fördern, beherzigen wir von Beginn an einige Maßnahmen. Gleich zu Beginn einer Therapiesequenz kommunizieren wir beispielsweise, dass keine Sitzungen stattfinden werden, nur weil Sitzungen verabredet wurden. Das heißt, Patienten sind angehalten, sich zu Beginn jeder einzelnen Sitzung über den Sinn der aktuellen Sitzung bewusst zu werden („Weshalb bin ich heute hier?“, „Was ist der nächste konkrete Schritt, den ich machen will?“, „Welche Bedenken bestehen zurzeit gerade bezüglich meiner Therapie?“). Eine weitere Maßnahme besteht darin, darauf zu achten, dass Sitzungen nicht jeweils dann enden, wenn es der Patientin „gut“ geht oder wenn sie gerade „ruhig“ oder „entspannt“ ist. Selbstverständlich werden einige Sitzungen so enden, andere aber in einem Zustand der Aufgewühltheit, Angst oder Wut. Indem wir Patienten zutrauen, auch mit solchen Gefühlen aus einer Therapiesitzung zu gehen, hoffen wir, ihnen Gelegenheit zu geben, die in der Therapiestunde erworbenen Fertigkeiten auch auf die *durch die Therapie hervorgerufenen* negativ erlebten Zustände anzuwenden, ohne dass der Therapeut dabei ist.

6.2 Kriterien Flexibilität und Automatisierung

Wenn auch die Arbeit im ERR nie „beendet“ ist, sind doch Kriterien benennbar, die die Entscheidung zu einer Beendigung einer Therapiesequenz erleichtern können, in der schwerpunktmäßig im ERR gearbeitet wurde. Ein Kriterium für eine Beendigung der Arbeit ist der Grad der vom Patienten erreichten Flexibilität. Dabei kann vor allem darauf geachtet werden, ob Flexibilität auch unter stärkerem emotionalem Stress entweder ganz aufrechterhalten oder nach kürzerer Zeit wiedererlangt werden kann.

Ein weiteres hilfreiches Kriterium besteht in dem von der Patientin erreichten Grad der Automatisierung in der Einnahme einer achtsamen, wohlwollenden Beobachterhaltung. Je geübter das Gehirn darin ist, eine freundliche Beobachterhaltung einzunehmen, desto einfacher wird das „Umschalten“ gehen und desto häufiger wird es (fast) von selbst geschehen.

Ein dritter Anhaltspunkt für die Entscheidung zur Beendigung einer Therapiesequenz im ERR ist außerdem der Grad an Klarheit, mit der sich der Patient im Konzept über das Alarmsystem orientieren und damit sein Erleben im Alltag sinnhaft einordnen kann. Dies erlaubt es ihm, im Bedarfsfall die Notwendigkeit zu erkennen, seine Übungspraxis im Sinne des gezielten Aussteigens aus den Alarmreaktionen zu intensivieren und entsprechende Schritte zu unternehmen. Auf diese Weise kann er in Zeiten von erhöhter emotionaler Belastung eigenverantwortlich reagieren, ohne sich erneut auf die Hilfe durch einen Therapeuten angewiesen zu fühlen. Krisen erscheinen aus dieser Perspektive dann weniger als existenziell bedrohliche Ereignisse, welche die Person als Ganzes infrage stellen und ein Abgeben der Verantwortung für das eigene Leben an Spezialisten notwendig machen. Vielmehr stellen Krisen dann ganz normale biografische Schwellen dar, die jeweils eine bestimmte Entwicklungsaufgabe an die Person stellen, deren Bewältigung in erster Linie Zeit erfordert, aber auch eine wohlwollende und sorgfältige Hinwendung zu den entsprechenden Themen und Erlebnisweisen.

Alle drei Kriterien machen letztlich die Fähigkeit zur autonomen emotionalen Selbstregulation aus und damit die Unabhängigkeit von weiterer therapeutischer Unterstützung.

Literatur

American Psychiatric Association (2015). *Diagnostische Kriterien DSM-5.* (Deutsche Ausgabe herausgegeben von Peter Falkai und Hans-Ulrich Wittchen). Hogrefe.

Arntz, A. & van Genderen, H. (2010). *Schematherapie bei Borderline-Persönlichkeitsstörung.* Beltz.

Atkinson, B. (2005). *Emotional Intelligence in Couples Therapy: Advances from Neurobiology and the Science of Intimate Relationships.* W.W. Norton.

Bartlett, F. (1932). *Remembering: A Study in Experimental and Social Psychology.* Cambridge University Press.

Bauer, J. (2015). *Selbststeuerung: Die Wiederentdeckung des freien Willens.* Karl Blessing Verlag.

Bayerl, B. (2016). Psychiatrische Erkrankungen – Beispiel Schizophrenie. In E. Schmidt (Hrsg.), *Konzentrative Bewegungstherapie: Grundlagen und störungsspezifische Anwendung* (S. 271–285). Schattauer.

Damasio, A. (2013). *Selbst ist der Mensch – Körper, Geist und die Entstehung des menschlichen Bewusstseins.* Pantheon.

Damasio, A. R. (2005). *Der Spinoza-Effekt – Wie Gefühle unser Leben bestimmen.* Ullstein.

Germer, C. (2015). *Der achtsame Weg zum Selbstmitgefühl.* Arbor.

Gilbert, P. (2013). *Compassion Focused Therapy.* Junfermann Verlag.

Gottman, J. (1994). *Why Marriages Succeed or Fail: And How You Can Make Yours Last.* Simon & Schuster.

Greenberg, L. S. (2011). *Emotionsfokussierte Therapie.* Ernst-Reindardt-Verlag.

Harrer, M. E. & Weiss, H. (2015). *Wirkfaktoren der Achtsamkeit.* Schattauer.

Hayes, S. C., Pistorello, J. & Levin, M. E. (2012). Acceptance and Commitment Therapy as a Unified Model of Behavior Change. *The Counseling Psychologist,* 40(7), S. 976–1002.

Hayes, S., Strosahl, K. D. & Wilson, K. G. (2014). *Akzeptanz- & Commitment-Therapie.* Junfermann.

Kistenmacher, G. (2012). *Die Atemschule des Yoga.* Schirner Verlag.

LeDoux, J. (2001). *Im Netz der Gefühle.* dtv.

Levine, P. A. (1999). *Trauma-Heilung: Das Erwachen des Tigers. Unsere Fähigkeit, traumatische Erfahrungen zu transformieren.* Synthesis.

Maslow, A. (1943). A Theory of Human Motivation. *Psychological Review,* 50(4), S. 370–396.

McNally, R. (2013). Was sind psychische Erkrankungen? In F. Riffer, E. Kaiser, M. Sprung & L. Streibl (Hrsg.), *Die Vielgestaltigkeit der Psychosomatik, Psychosomatik im Zentrum* (S. 11–17). Springer.

Mischel, W. (16.09.2009). ↗http://www.youtube.com. Abgerufen am 05.09.2017 von ↗https://www.youtube.com/watch?v=Y7kjsb7iyms.

Mischel, W., Shoda, Y. & Peake, P. (1988). The nature of adolescent competencies predicted by preschool delay of gratification . *Journal of Personality and Social Psychology,* 54, S. 687–696.

Mischel, W., Shoda, Y. & Rodriguez, M. (1989). Delay of gratification in children. *Science,* 244, S. 933–938.

Neff, K. (2015). *Selbstmitfgefühl – Schritt für Schritt.* Arbor.

Neumann, A., Roediger, E., Laireiter, A.-R. & Kus, C. (2013). *Schematherapeutisch basierte Supervision.* Hogrefe.

Niebuhr, R. (vermutlich 1940er-Jahre). *Gelassenheitsgebet.* Abgerufen am 14.01.2018 von ↗ https://de.wikipedia.org/wiki/Gelassenheitsgebet.

Nissen, L. & Sturm, M. (2014). Schematherapeutische Strategien bei chronischer Emotionsvermeidung. Zum Konzept des „emotionalen Resonanzraumes". *Verhaltenstherapie & Verhaltensmedizin,* 35(3), S. 270–286.

Panksepp, J. (2010). Affective neuroscience of the emotional BrainMind: evolutionary perspectives and implications for understanding depression. *Dialogues in Clinical Neuroscience,* 12(4), S. 533–545.

Raichle, M., MacLeod, A., Snyder, A., Powers, W., Gusnard, D. & Shulman, G. (2001). A default mode of brain function. *Proc Natl Acad Sci USA,* 98(2), S. 676–682.

Roediger, E. (2016). *Schematherapie – Grundlagen, Modell und Praxis* (3. Auflage). Schattauer.

Scharfetter, C. (1999). *Schizophrene Menschen.* Beltz.

Schuchardt, J. & Roediger, E. (2016). *Schematherapie* (Handwerk der Psychotherapie – Band 7). Psychotherapie-Verlag.

Segal, Z. V., Williams, J. M. & Teasdale, J. D. (2015). *Die Achtsamkeitsbasierte Kognitive Therapie der Depression.* dgvt Verlag.

Senge, P. M. (1990). *The Fifth Discipline – The Art & Practice of The Learning Organization.* Doubleday.

Siegel, D. (2012). *Pocket Guide to Interpersonal Neurobiology.* W.W. Norten.

Siegel, D. J. (2006). *Wie wir werden, die wir sind.* Junfermann.

Tolman, E. (1948). Cognitive maps in rats and men. *Psychological Review,* 55, S. 189–208.

Tronick, E. (30.11.2009). Abgerufen am 03.09.2017 von ↗ https://www.youtube.com/watch?v=apzXGEbZht0.

Weick, K. E. (1985). *Der Prozess des Organisierens.* Suhrkamp.

Weltgesundheitsorganisation (1993). *Internationale Klassifizierung psychischer Störungen.* Huber.

Wendisch, M. (2015). *Verhaltenstherapie emotionaler Schlüsselerfahrungen: Vom kognitiven Training zur emotionalen Transformation, Wissenschaftliche Grundlagen und praktische Anleitung.* Huber.

Williams, M. & Penman, D. (2015). *Das Achtsamkeitstraining.* Goldmann.

Young, J., Rygh, J. & Weishaar, M. (2005). *Schematherapie – ein praxisorientiertes Handbuch.* Junfermann.

Zindel, V., Segal, J., Williams, M. G. & Teasdale, J. S. (2015). *Die Achtsamkeitsbasierte Kognitive Therapie der Depression.* DGVT-Verlag.

Index

C

D

E

F

G

H

I

T

U

V

W

Z